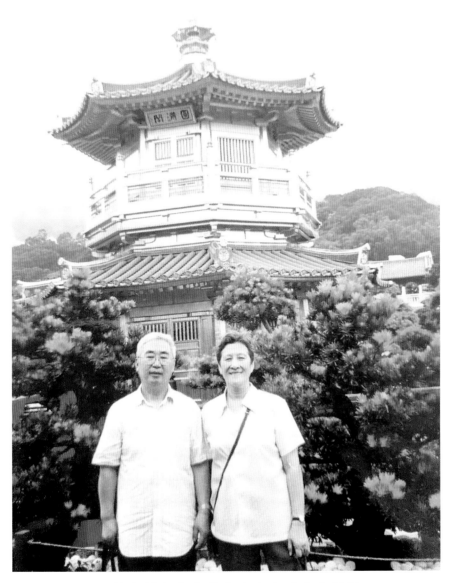

▲ 徐宜厚与夫人蔡体全女士于香港留影

徐宜厚皮肤病临证经验笔录

徐宜厚／编著

徐宜厚传承工作室／协编

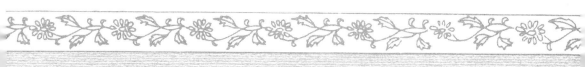

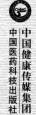

中国健康传媒集团

中国医药科技出版社

内 容 提 要

　　本书为我国著名中医皮肤科专家徐宜厚教授口传心授的笔录。全书分十章，内容既包括中医基础理论的探讨，又包含了疾病的诊疗思路，重点介绍了黏膜、手足、颜面部皮肤病以及毛发疾病的诊治，并对60首皮肤科常用效方予以浅析。全书内容丰富，理、法、方、药结合，辨证施治，其经验弥足珍贵，极具临床参考价值。本书适合中医、西医皮肤科临床工作者以及中医爱好者参考、阅读。

图书在版编目（CIP）数据

　　徐宜厚皮肤病临证经验笔录 / 徐宜厚编著 . — 北京：中国医药科技出版社，2019.5　（2024.9 重印）
　　ISBN 978-7-5214-1077-8

　　Ⅰ . ①徐…　Ⅱ . ①徐…　Ⅲ . ①皮肤病—中医临床—经验—中国—现代　Ⅳ . ① R275

　　中国版本图书馆 CIP 数据核字（2019）第 062749 号

美术编辑　陈君杞
版式设计　也　在

出版　**中国健康传媒集团** | 中国医药科技出版社
地址　北京市海淀区文慧园北路甲 22 号
邮编　100082
电话　发行：010-62227427　邮购：010-62236938
网址　www.cmstp.com
规格　710×1000mm $^1/_{16}$
印张　19
字数　282 千字
版次　2019 年 5 月第 1 版
印次　2024 年 9 月第 2 次印刷
印刷　北京京华铭诚工贸有限公司
经销　全国各地新华书店
书号　ISBN 978-7-5214-1077-8
定价　**48.00 元**

协助编著团队

（徐宜厚全国名老中医药专家传承工作室）

负 责 人　徐爱琴　曾宪玉（特约）

成　　员（按姓氏笔画排序）

王首帆　邱百怡　秦宗碧　蔡　翔

自序

　　各地名老中医的鲜活学术经验，既是中医传承的重点，又是培育和造就新一代中医英才的教本。我数十年来，一直非常重视学习和收集老中医的临床验案与用药心得，这些老中医不遗余力地奋斗在临床、教学、科研第一线，他们学识渊博，经验丰富，立法用药独具匠心，中医诊疗颇具特色，他们的著作当中，字里行间充满了对后学的启迪和振兴中医的责任感。

　　有鉴于此，我不揣简陋，也诚心诚意地将我业医50余年的一管之见，和盘托出。其内容包括以下四个方面。

　　一是对中医基础理论的求索；二是简述常见皮肤病的诊疗思路；三是对某些特殊人群进行诊疗时的注意要点；四是对常用的治疗皮肤病的六十首方剂予以浅析。我殷切希望热爱中医的各位同仁在各自不同的岗位上为培育中医人才、振兴中医尽绵薄之力。不妥之处，敬请赐教。

八旬老翁徐宜厚拙笔

2019 年元月 18 日

目录

附录　外用方药

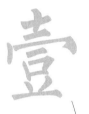

|第|一|章|

中医发展中的三大纠结

一、经方与时方之争

《论语·述而》说："加我数年，五十以学易，可以无大过矣。"大意是说假如再给我几年时间，让我在五十岁时开始研习《周易》，便没有大的过错。孔子是告诫世人，一门精深学科的研习，是需要在有了深厚的文化底蕴，并逐步培养出了辨别是非的能力和独立的思考力后才开始的，也只有这样才不会陷入迷茫。我今天再次提出经方与时方之争，冀从中得到某些感悟。

经方专指仲景之方，即说经方非经验之方，乃经典医方，仲景得此殊荣，是其组方法度严明、结构规范、用药简括、疗效可靠的缘故。

时方泛指仲景之后的医家所制方剂，补充和发展了前人未备而又有疗效的方剂。我将时方归纳为三大类：一是综合类医籍所载方剂，如《太平惠民和剂局方》载方788首，《普济方》载方约60000首，《圣济总录》载方20000余首等；二是验方类，如《验方新编》载民间验方、偏方、便方及各种疗法等6000余条；三是专科专方类，如妇科经、带、胎、产之类方剂，外科痈、疽、疔、疖之类方剂，儿科痘、麻、惊、疳之类方剂，骨科跌打损伤之类方剂，此外还有大量的瘟疫病方剂。

综合上述，一个临床医家，面对众多的方剂，该如何取舍与挑选，我的观点是精于本科方，博览群方，后者是前者的补充，千万不要以为经方是万病通治之方。罗知悌曾有一段名言："用古方治今病，正如拆旧屋凑新屋，其材木非一，不再经匠氏之手，其可用乎？于是又思许学士《释微论》曰，予读仲景书，用仲景之法，然未尝守仲景之方，乃为得仲景之心也。"

对仲景之方，历代医家褒贬不一，特别是金元之后，衍生出经方与时方之争，并从外感病的角度出发，引发了伤寒与温病之争。当今在许多场合谈经方多，论时方少，谈伤寒多，说温病少，我认为于偏执一隅之念，不利于中医学术的健康发展。以下我举出四位现代名医是如何看待这些问题的。

（一）李克绍

李克绍先生幼读经史，后改学医，在他52岁时始用自编《伤寒论讲义》授课，主张用辩证思维和逻辑思维学习中医，重点开发学生发现问题、分析问题、解决问题的能力。粗略统计，先生在伤寒论的研究中，提出的有关重大专题的质疑有 20 余项，他这种"钻进去，跳出来"的理念，曾被人肯定为伤寒学术研究的重大贡献，列为第二名（冉雪峰之后）。其突出成就有二：一是认为研究伤寒要与《内经》《难经》《神农本草经》《金匮要略》相结合，不要牵强附会；二是主张理论结合临床，不要从文字表面走过场。

（二）胡希恕

胡希恕先生就读中学时，深得国文老师王祥徽先生赏识。他在 54 岁时提出仲景书本与《内经》体系不同。《伤寒论》大都取材于《伊尹汤液经》。宋版《伤寒论》序言中说仲景本伊尹之法，伊尹本《神农本草经》，由此说明《伤寒论》与《神农本草经》一脉相承。但《伊尹汤液经》已失传，今据马继兴等人考证，在内容可见于《敦煌古医籍考释》一书中，此使今人重新看到了《伤寒论》的渊源。汉晋以前许多著名医家都看过《伊尹汤液经》，陶弘景从《伊尹汤液经》检录方剂六十首，张仲景主要据此撰写《伤寒论》，由此可见《伊尹汤液经》是《伤寒论》的原始蓝本。

胡希恕先生讲经方，用经方，并非崇古，他根据《汉书·艺文志》《针灸甲乙经》记载，认为在科学不发达的古代，著成百试百验的《伤寒论》，非一人之力可完成，因此把功劳都记在张仲景身上，称之为医圣是过誉之言。

胡希恕先生还为今人读《伤寒论》提供了一把钥匙，其内涵有四：一是有方无证处求证；二是有证无方处遣药；三是有证无脉处验脉；四是有脉无证处辨证。将理论用于临床，再从临床充实理论就会达到良法美意、始得了然的境界。胡希恕先生再三强调，古方今用，活法在人，做到细玩仲景之书，其乐无穷。

（三）任继学

任继学先生少年师从名医宋景峰，宋氏擅长治疗传染病，他侍诊其旁，目睹了老师用两剂汤药挽救垂危生命的病例。从此任继学先生跟名师诵经典，勤临床，对于危重病敢治，敢用药，并且得心应手，他深有感触地说："60 岁才是医生生涯的真正开始。"任继学先生秉承《内经》"中满者，泻之于内"的经旨，将承气汤化裁用于治疗危急病人，是经方与时方结合应用的典范。他总结 21 个承气类方剂，在临床多辨证、灵活应用。

1. 大承气汤（《伤寒论》）

[组成] 酒大黄、芒硝、枳实、厚朴。

[功效] 舒展气机，软坚润燥。

[主治] 伤寒热病，阳明腑证，痞、满、燥、实、坚全具等。

2. 小承气汤（《伤寒论》）

[组成] 大黄、姜厚朴、枳实。

[功效] 行气导滞，泻热除满。

[主治] 伤寒热病，阳明腑证，谵语便硬、潮热而喘等。

3. 调胃承气汤（《伤寒论》）

[组成] 酒大黄、芒硝、炙甘草。

[功效] 泻热润燥，和中调胃。

[主治] 谵语，潮热而喘，口渴，便秘，腹满。

4. 桃核承气汤（《伤寒论》）

[组成] 桃仁、大黄、桂枝、炙甘草、芒硝。

[功效] 活血止血，下其郁热。

[主治] 蓄血发热如狂，血瘀胃痛、腹痛、胁痛及过敏性紫癜。

5. 参归承气汤（《医门八法》）

[组成] 枳实、厚朴、大黄、党参、当归身、神曲、焦山楂。

[功效] 理气调中，消食导滞。

[主治] 大便不通，嗳气、矢气不除。

6. 三一承气汤（《宣明论方》）

[组成] 大黄、芒硝、厚朴、枳实、甘草、生姜。

[功效] 行气和中，通腑泄热。

[主治] 心下硬痛，小便赤色，大便结滞。

7. 吴氏桃仁承气汤（《瘟疫论》）

[组成] 大黄、芒硝、桃仁、归尾、牡丹皮、赤芍。

[功效] 活血凉血，泻热通便。

［主治］温病蓄血证。

8. 紫草承气汤（《证治准绳·幼科》）

［组成］大黄、厚朴、紫草、枳实。

［功效］泻热开滞，通脉透毒。

［主治］痘疮半出半未出，喘息腹胀，大便不通等。

9. 当归承气汤（《素问病机气宜保命集》）

［组成］酒大黄、芒硝、炙甘草、当归、生姜、大枣。

［功效］润燥调营，通腑泄热。

［主治］内热火郁，阳狂奔走，大便秘结等。

10. 养营承气汤（《瘟疫论》）

［组成］鲜生地、白芍、枳实、厚朴、当归、知母、生大黄。

［功效］养阴清营，润燥通结。

［主治］瘟疫热病，火燥血虚液亏，热渴未除等。

11. 陷胸承气汤（《重订通俗伤寒论》）

［组成］瓜蒌仁、枳实、大黄、半夏、黄连、玄明粉。

［功效］宣肺通痹，辛开苦降。

［主治］肺伏痰火，胸膈痞满而痛。

12. 犀连承气汤（《重订通俗伤寒论》）

［组成］犀角汁（水牛角代）、黄连、枳实、鲜生地汁、生大黄、金汁（经炮制的粪清）。

［功效］润肠解毒，清心通肠。

［主治］热结在腑，上蒸心包等。

13. 白虎承气汤（《重订通俗伤寒论》）

［组成］生石膏、生大黄、甘草、知母、玄明粉、陈仓小米（荷叶包）。

［功效］清热生津，润燥通结。

［主治］大热，大烦，大便干结，谵语发狂。

14. 解毒承气汤 (《重订通俗伤寒论》)

[组成] 金银花、生山栀、黄连、黄柏、连翘、黄芩、枳实、大黄、西瓜霜、白头蚯蚓、金汁。

[功效] 清热解毒，咸苦通痹。

[主治] 身热烦躁，神昏谵语，腹胀便结等。

15. 护胃承气汤 (《温病条辨》)

[组成] 大黄、玄参、生地、牡丹皮、知母、麦冬。

[功效] 苦甘清热，生津和胃。

[主治] 温病下后，残邪留恋于胃。

16. 宣白承气汤 (《温病条辨》)

[组成] 生石膏、大黄、杏仁、瓜蒌皮。

[功效] 宣肺化痰，通腑泄热。

[主治] 潮热便秘，痰涎壅滞。

17. 牛黄承气汤 (《温病条辨》)

[组成] 安宫牛黄丸、生大黄粉。

[功效] 辛凉开窍，通腑泄热。

[主治] 身热神昏，舌謇肢厥等。

18. 导赤承气汤 (《温病条辨》)

[组成] 赤芍、生地、大黄、黄连、黄柏、芒硝。

[功效] 泻小肠火，滋阴通便。

[主治] 小便赤痛，腹满便秘。

19. 增液承气汤 (《温病条辨》)

[组成] 玄参、麦冬、生地、大黄、芒硝。

[功效] 甘寒养阴，增液通腑。

[主治] 热病伤津，水枯脏燥，结便不下。

20. 解毒承气汤 (《伤寒温疫条辨》)

[组成] 僵蚕、蝉蜕、黄连、黄芩、黄柏、栀子、枳实、姜厚朴、酒大

黄、芒硝。

[**功效**] 泻实清热，通腑解毒。

[**主治**] 温病三焦大热。

21. 槟榔承气汤（《大黄的药理和临床应用》）

[**组成**] 大黄、厚朴、枳实、槟榔。

[**功效**] 理气通下，杀虫驱虫。

[**主治**] 绦虫。

任继学先生指出，不论是泻实还是泻虚证之实，得泻则停，不可常服。

（四）郭子光

郭子光先生出生于具有浓郁儒家文化氛围环境之中，先从其父郭治安先生，后从舅父廖济安先生学医，尽得其传。郭子光先生在 1979 年提出"病理反应层次学说"，解释伤寒六经方证，曾被认为是现代研究伤寒的新说。郭子光先生将仲景一系列看起来杂乱无章的症状、体征联系起来，形成一个一个不同的具体方证，再把这些不同的方证组成六淫病，从而体现出伤寒六经病理反应层次，用以指导分辨阴阳多少，提示掌握好病症特征及用药的二相性、固本性、整体性，从而对阴阳偏盛偏衰予以调整，以改善其反应状态。其次，郭子光先生认为太过与不及是仲景组方的二相原则，伤寒 112 方，大多是寒温并用，攻补兼施，升降两行等。

两部影视剧《大明劫》《医痴叶天士》皆从瘟疫流行的角度充分证明了伤寒与温病宜合不宜分的深刻含义。近三四十年，邓铁涛先生对传染性热病做了一个大致的盘点。1956 年石家庄暴发流行性乙型脑炎，用白虎汤治疗效果显著；1957 年北京流行性乙型脑炎流行，再用白虎汤则效果不显著，改用蒲辅周先生治疗温病之法，疗效达到 90%；1958 年，广州流行性乙型脑炎暴发，证属暑热伏湿，并发现舌苔转厚者必不死，是暑湿得以外达之故；20 世纪 60 年代，广州暴发流行性感冒，用达原饮治疗收到良好的效果；2002 年，非典型肺炎在全国流行，邓铁涛先生认为非典型性肺炎是全新的疾病，20 世纪以前未见，他根据吴又可的"戾气""厉气""杂气"学说，分析其发病一是因有流行之气的外邪，二是正气不足以拒邪，病属"春温""湿热疫病"的范畴，拟出早期、中期、极期、恢复期的不同阶段采用相应的法则与方药，此皆来自温病学，为控制非典型肺炎做出了巨大的贡献。

岳美中先生82岁时，在《慈禧光绪医方选议》一书序言中说："旧时北京医生似有喜用王孟英、吴鞠通、叶天士医方之趋向，仲景派之经方或有不被承认者，麻桂柴葛、硝黄知膏，多不应用。今据清宫旧存医案得知，宫中时方、经方兼用，实属可贵。"上海张镜人先生主张对热性病的诊疗将伤寒、温病熔于一炉，灵活运用伤寒方和温病方，可谓是深得古人之奥秘，领悟家传之要诀。

附：传染性非典型肺炎中医的辨证论治

1. 早期

发病后一至五天。症见壮热、无汗、恶寒、头痛、关节痛、腹泻，脉滑，苔白腻或黄腻。系湿热阻遏胃气，治宜宣透、化湿、清热。由于湿热与胃气偏重的不同分两型。

（1）湿热阻遏，胃气同病：方选三仁汤或生姜散加减：杏仁12g，滑石15g，通草10g，白豆蔻5g（后下），厚朴6g，生薏苡仁20g，法半夏10g，僵蚕6g，片姜黄10g，蝉蜕6g，青蒿10g（后下），黄芩10g，柴胡10g，生大黄8g。

（2）表寒内热挟湿：方选麻杏石甘汤或生姜散加减：炙麻黄6g，生石膏30g（先煎），炒杏仁10g，炙甘草6g，僵蚕10g，片姜黄9g，蝉蜕6g，薄荷6g（后下），连翘15g，金银花15g，黄芩10g，芦根15g，生薏苡仁20g。

2. 中期

发病后三至十天。症见壮热、神疲、干咳、胸闷憋气、气促、胸痛，舌质红，苔黄腻，脉滑数，治宜清化湿热，宣畅气机。根据湿热的轻重及阻滞部位的不同，分三型。

（1）血阻少阳：方选蒿芩清胆汤或小柴胡汤加减：青蒿10g（后下），竹茹10g，法半夏10g，赤茯苓15g，黄芩10g，炒杏仁10g，橘红6g（后下），生薏苡仁30g，滑石20g，青黛6g（包煎），苍术6g，郁金10g，枳实10g，甘草6g，柴胡10g。

（2）湿热壅肺：方选五虎汤、葶苈大枣泻肺汤合连朴饮加减：炙麻黄6g，生石膏30g（先煎），炒杏仁10g，炙甘草6g，绿茶15g，葶苈子10g，川连10g，厚朴10g，栀子10g，淡豆豉10g，石菖蒲10g，芦根20g，法半夏10g。

（3）湿热蕴毒：方选甘露消毒丹加减：生石膏 30g（先煎），炒杏仁 10g，茵陈 15g，虎杖 15g，白豆蔻 6g（打碎，后煎），滑石 20g，法半夏 10g，僵蚕 10g，蝉蜕 6g，苍术 6g，姜黄 10g，石菖蒲 10g，柴胡 12g，黄芩 10g。

3.极期（高峰期）

发病在七至十四天。症见呼吸困难或伴紫绀，腹胀，便秘或便溏。证属湿热毒盛，耗气伤阴，毒瘀壅肺，早期宜清热解毒，宣肺除壅，方用甘露消毒丹加郁金、生蒲黄、益母草、黄连、旋覆花、葶苈子、桔梗、枳壳；后期宜补气健脾，化痰祛湿，方用补中益气汤合五虎汤、葶苈大枣泻肺汤。

加减法：热盛加石膏、羚羊角粉；肢体冰冷，阳衰加熟附子、桂枝、小茴香；浮肿加五苓散、真武汤；热闭送服安宫牛黄丸或紫雪散；寒闭送服苏藿香丸；气阳外脱予四逆汤灌服；气阴外脱予独参汤灌服。

4.后期（恢复期）

病发在十至十四天。症见疲乏、气促、自汗、盗汗、心悸、干咳，舌质淡黯，脉细滑。证属气虚邪恋，治宜扶正透邪，根据虚实的不同与偏重分两型治疗。

（1）气阴两伤：方选生脉饮或沙参麦冬汤化裁：太子参 15g，沙参 10g，麦冬 10g，白扁豆 12g，炙甘草 3g，山药 10g，玉竹 10g，姜半夏 6g，芦根 15g。

（2）气虚挟湿挟瘀实证：方用李氏清暑益气汤，虚证用参苓白术散：太子参 15~30g，生白术 15g，茯苓 15g，扁豆 10g，生薏苡仁 30g，佩兰 10g，郁金 10g，法半夏 10g，桃仁 10g，丹参 12g，当归 10g，赤芍 12g，忍冬藤 30g。

（摘录自邓铁涛主编《碥石集·第五集》广州：广东人民出版社，2003年 10 月）

二、"阳常有余"与"阳非有余"之辨

朱丹溪在《格致余论》首次提出"阳常有余，阴常不足"的理念，三百年后张景岳在《景岳全书》说："阳非有余，阴常不足。"两者言阴甚为契合，论阳之有余与不足却有分歧，我认为这种不同学术思想的争论与撞击，是中医学术传承与创新的巨大推手，值得今人重视。

朱丹溪论"阳常有余"是基于三点事实。

一是天为阳，地为阴。整个宇宙是以太阳为中心，包括地球，这种理念与朱丹溪承袭理学家许文懿学说有关。

二是炼服石药之风，兴于汉，盛于唐，上行下效，至宋、金其风未艾，医家、病家耻言凉药，谓去热药为非。况且当时社会盛行温燥之说，将《太平惠民和剂局方》奉为圭臬。然对老人而言，"阴盛者十之一二，阳盛者十之八九。"（徐灵胎语）

三是欲念无涯，古人谓不见所欲，使心不乱。假若遇上温柔之盛于体，声音之盛于耳，颜色之盛于目，馨香之盛于鼻，谁是铁汉，心不为之动也。心动则相火亦动，动则精自走。五脏六腑应之而衰，因此圣贤教人，收心养心，其旨深矣。

张景岳论"阳非有余"，我在查阅《景岳全书》发现有三条线索。

一是脐是命之根，他说人之初生，生由脐带，脐接丹田，是气海及命门。所谓命门者，先天之生我者，由此受之，维系人之盛衰安稳。

二是基于上述，欲知生死，必须观察阳之衰与不衰，故实火为病，十不过三四；虚火为病，十常见六七。火衰之中在命门水亏。水亏其源，则阴虚之病叠出，阳虚之证迭生。

三是命门之火谓之元气，命门之水谓之元精。命门水火是十二脏之化源。心赖之，则君主明；肺赖之，治节行；脾胃赖之，仓廪富；膀胱赖之，三焦气化；大小肠赖之，传导自分。由此演化出戴阳（面赤如朱）、格阳（外热内寒）、上焦阳虚（咽喉哽咽）、中焦阳虚（吞酸反胃）、下焦阳虚（阳痿精寒）以及火脏阳虚不能御寒，土脏阳虚不能制水，木脏阳虚不能营筋，金脏阳虚不能保肺，水脏阳虚精髓内竭。凡此种种，皆由元气内伤，阳不胜阴，病在阴中之火。王太仆解释说："寒之不寒，责其无水；热之不热，责其无火。"这种无火无水皆在命门。

综观朱丹溪说"阳常有余"核心在心动，张景岳说"阳常不足"核心在命门。对此，我的态度是取其精华，尽量做到精准辨证，使之达到"阴平阳秘"的健康状态。结合临床必须处理好五个问题。

（一）辨虚实

实热者，邪火也，邪火盛，元气未衰时，可用苦寒折之，但不可过剂，过剂则伤元气。虚火者，真阴不足，当壮水之主，以制阳光，益火之源，以消阴翳，前者用钱乙六味丸，后者用仲景八味丸。张景岳认为治水治火，皆从肾气，核心在命门，主张用左归、右归为妥。

（二）阴阳互根与升降

阴寒，阳热。寒者多降，热者多升。"春夏养阳"用参芪，使得遂其生发之机；"秋冬养阴"用归地，使得降于潜伏之室，一升一降，皆有相交之义。然升降全在脾土的运行，土旺则阳升阴降，营卫周流，百骸康泰。

（三）地域差异

太阳是一个巨大的火球，给地球送来光明与温暖，哺育万物的生长，一年之中，由于太阳的直射与斜射给地球的气候带来了炎热与酷寒，诚如《灵枢》说："天有冬夏，人有寒热，此人与天地相参也，寒生水，在脏为肾；热生火，在脏为心。"在治疗中，自然出现"寒者热之""热者寒之"的基本法则。

基于上述，我参阅有关文献，结合个人体会，对阳常有余与阳非有余的常用药物归纳如下。

1. 阳常有余

朱丹溪认为，人受天地之气以生，天之阳气为气，地之阴气为血，这种天包地，体现出阳多阴少。若阳妄动更易耗阴。药用生地、五味子、百合、玉竹、黄连、栀子、灯心草、水牛角、石斛、墨旱莲、玄参、紫河车、莲子心、紫草、北豆根、苦参、女贞子、龟甲、黄柏、地骨皮、牡丹皮等。

2. 阳非有余

张景岳潜心研究《内经》三十余年，体会到阴阳乃生命之根本，而阳对人体尤为重要，明确提出补阴必须补阳，补阳必须益阴，使二者统一起来。药用肉苁蓉、巴戟天、制附片、淫羊藿、紫河车、益智仁、覆盆子、芡实、桑螵蛸、肉桂、鹿茸、仙茅、人参、菟丝子、山茱萸、炮姜、杜仲、枸杞子、肉豆蔻、川断、菟丝子、锁阳、鹿角胶、熟地黄等。

3. 水火用药

水火是生命之源，宜平不宜偏。火伤肺：玉竹、麦冬、沙参、杏仁、蛤粉、玄参、柿霜等；火伤心：胡黄连、黄连、麦冬、天冬、莲子心、淡竹叶、生地、连翘、远志、知母、酸枣仁等；火伤脾：防风、酒柴胡、升麻、山栀、葛根、石膏、知母、石斛、荷叶梗等；火伤肝胆：龟甲、玳瑁、羚羊角、牡丹皮、龙胆草、夏枯草、柴胡、青蒿；火伤肾：熟地黄、生地黄、黄柏、龙齿、龟甲、牡蛎等；火伤肠胃：生石膏、石斛、麦冬、玉竹、甘草、金橘饼等。

此外，从我国地域而分，黄河流域以北，阳非有余之证居多，张景岳长期住在北方，五十七岁后才返回南方，张氏的补阵包括气虚、精虚、阴虚、阳虚。八阵制剂补方29首，人参、熟地黄同用者8方，加减者有17方，单用熟地黄21方。在新方八阵中，用药158种，总用药频次为43.5%。其中补气、补阳和补阴、补血药大致相等，说明其组方是基于阳非有余的认识。然而补气补阳药的频次略高于补阴补血药，进一步佐证张景岳重视阳气的学术理念。我粗略统计，补虚药用了603次，占全部用药频次的31.42%，进一步还发现补益药中，补阳药为16种，使用频次为711次，补气药为11种，使用频次为297次，从而论证张景岳重视阳气的学术思想。朱丹溪世居南方，湿热为病十居八九，对此丹溪用滋阴药稍佐辛香，滋而不腻，用寒凉药稍佐温散，寒而不凝。此对丹溪推崇阳常有余而只知用苦寒之误解，得以明晰。

4. 根据年龄阶段的不同用药

《素问》说："年四十，而阴气自半也，起居衰矣。"又说："阳气者，若天与日，失其所则折寿而不彰。"还说："阴精所奉其人寿，阳精所降其人夭。"引用三段经文说明三个要点：一是阳气如天与日，对人寿命的长短至关重要；二是阴精与阳精宜藏不宜泻；三是人的衰老从40岁开始，要重振元气，否则众病蜂起。张景岳主张再振根基，贵在匡复元气，主要药物有熟地黄、枣皮、山药、菟丝子、枸杞子、杜仲、人参、当归等。在处方用药中，尽量做到"善补阳者，必于阴中求阳，则阳得阴助而生化无穷；善补阴者，必于阳中求阴，则阴得阳生而泉源不竭"，从而达到阴阳相济的妙用。

综合两位大家之说，我深刻认识了朱丹溪"阳常有余，阴常不足"以及张景岳"阳非有余，阴常不足"。这种阴阳的不足与有余，与人体禀赋有关，故其表现既有屈伸变化，又有参差不齐，然人之体质或偏于阴，或偏于阳，若如水火。两家之说虽非至理，实则补发经旨，弥补前人未备之功，故不可偏执其说，亦不可偏废其论。这是因为阴阳本无有余与不足，况且人的禀赋不一，假若不明了先天与后天、阴阳体用之理，言之有余与不足并且相抵牾，岂不更是增加后学之人的迷惑。

三、毒邪甄别论

古人云："凡人之所苦，谓之病；所以致此病者，谓之因。"剖析致病因素时，见之最多的一是毒，一是邪，两者既有共性如风毒、湿毒等，又有特性。邪有六淫，又名六邪，毒专指剧烈的致病因子，为此，有必要从不同的角度甄别毒与邪的特异性，这对于理解医籍文献与实践于临床有较大的指导意义。

（一）毒与邪的含义

1. 毒

古文"勓""壽"。毒的含义有四：一是毒，厚也，害人之草往往而生，从"屮"，毒声（《说文解字》）；二是毒，恶也（《博雅》）；三是毒，指又痛又苦之疾（《淮南子·主术训》）；四是毒，专指天下之物，莫凶于鸡毒（又名乌毒），然良医索而藏之有所用也（《庄子·胠箧》）。

综合上述，毒既是害人之毒药，用之恰当又为良药，同时还是一种表现为又苦又痛的病症。

2. 邪

邪的含义有五：一是不正也（《广韵》）；二是姱，思也，佞（《正韵》）；三是剑名，如莫邪宝剑；四是助词；五是匈奴王名，如呼韩邪单于。在中医学里，邪又称邪气，泛指各种外来的致病因子。在古代文集中，对邪分别标出七种读音，即"斜""移""徐""余""蛇""耶""左"。

（二）毒与邪的甄别

甄别一词，通常用于考核鉴定，或者审查区别，还原于本来的面貌。

1. 毒

《外科精要》云："夫痈疽疮肿之作，皆五脏六腑蓄毒不流，非独因荣卫壅塞而发也。其行也有处，其主也有归。假令发于喉舌者，心之毒；发于皮毛者，肺之毒；发于肌肉者，脾之毒；发于骨髓者，肾之毒；发于下者，阴中之毒；发于上者，阳中之毒；发于外者，六腑之毒；发于内者，五脏之毒……发于上者得之速，发于下者得之缓。感于六腑则易治，感于五脏者则难瘥。"此外，还有"苛毒"，泛指剧烈性的致病因素。这段文字提示了三个问题，一是疮疡痈疽之发，并非只是营卫壅塞，而是与脏腑关系密切；二是指明了发病的部位；三是提示了治疗的难易与预后。

从临床的角度，将毒致病的主要特征归纳为三个方面。

（1）致病之因

毒气：墓冢或枯井或煤坑毒气（《诸病源候论》），山岚瘴气（《太平圣惠方》）。

水毒：溪毒（《肘后备急方》）。

动物毒：狂犬毒（《景岳全书》），蛇虫毒（《世医得效方》），鱼类、兽类刺毒（《孙真人海上良方》）。

植物毒：包括蕈类、蔬菜、虎狼药等（《诸病源候论》）。

金石毒：包括砒霜及炼丹之类矿物或金石类的药物（《诸病源候论》）。

其他类：如蛊毒（《肘后备急方》）。

（2）病症之辨：大凡含有毒的病症众多，摘其常用的归纳如下。

①头面区域：面风毒（面部脓皮病）、飞丝毒（血管性水肿）、火痰毒（耳后淋巴结肿大）、鱼尾毒（枕后化脓性淋巴结炎）、油风毒（斑秃）、鱼鳃毒（化脓性腮腺炎）、面发毒（结节性痤疮）、珍珠毒（复发性阿弗他口腔炎）、风毒（植物日光性皮炎）。

②四肢区域：瘟毒（气性坏疽）、鱼脐疮毒（皮肤炭疽）、斑毒（暴发性紫癜）、委中毒（腘窝急性淋巴结炎）、湿毒流注（硬红斑）、粪毒病（钩虫皮炎）、天蛇毒（化脓性指头炎）、手心毒（手掌深部间隙感染）、穿腮毒（面颈型放线菌病）、毒虫蜇伤（虫咬皮炎）、毒刺蜇人（毒鱼刺伤）、揭著毒（指疔）、青蛇毒（急性血栓性静脉炎）、水毒病（血吸虫尾蚴性皮炎）、穿拐毒（脚跟脓肿或溃疡）、时毒暑疖（疖病或汗腺周围炎）、疖毒（浅表性毛囊炎）、丹毒。

③躯干区域：乳毒（急性乳腺炎）、便毒（腹股沟肉芽肿）、杨梅结毒（梅毒）。

④发无定处：疔毒走黄（败血症或菌血症）、石药中毒（药疹）、食鱼蟹

中毒（中毒性红斑）、漆毒（漆性皮炎）、遗毒烂疮（先天性梅毒）。

（3）方剂之辨：治毒方剂按其使用频率或者功效程度归纳为十九类："消毒""解毒""败毒""化毒""祛毒""追毒""驱毒""散毒""除毒""宣毒""抗毒""缩毒""回毒""破毒""捣毒""浴毒""敷毒""退毒""辟毒"等。

◆ 消毒类

二角消毒散（《种福堂公选良方》）

[组成] 雄羊角、血余炭、穿山甲、角刺炭。

[功效] 凉血解毒，活血消肿。

[主治] 便毒、梅毒等。

木香消毒汤（《圣济总录》）

[组成] 木香、生大黄、独活、竹叶、栀子仁、连翘。

[功效] 解毒散结。

[主治] 瘰疬性皮肤结核。

五味消毒饮（《医宗金鉴》）

[组成] 金银花、野菊花、蒲公英、紫花地丁、紫背天葵。

[功效] 清热解毒。

[主治] 各种疔毒。

化淫消毒汤（《洞天奥旨》）

[组成] 白芍、金银花、当归、土茯苓、炒山栀、苍术、青黛、生地、生甘草。

[功效] 清血解毒。

[主治] 梅毒、下疳。

升麻消毒饮（《余奉仙医方经验汇编》）

[组成] 牛蒡子、玄参、人中黄、菊花、桔梗、浮萍、黄连、连翘、薄荷、僵蚕、荷叶。

[功效] 疏风散邪，清热解毒。

[主治] 重症大头瘟。

攻里消毒饮（《证治准绳》）

[组成] 全瓜蒌、连翘、炒牛蒡子、当归、白芍、大黄、芒硝、甘草。

[功效] 清热解毒，和里通便。

[主治] 小儿疮疡，痛甚便闭。

消毒丸（《疡科选粹》）

［组成］大黄、牡蛎、僵蚕。

［功效］通腑散结。

［主治］时疫疙瘩。

清咽消毒饮（《疫喉浅论》）

［组成］金银花、连翘、栀子、玄参、板蓝根、人中黄、绿豆衣、黄连、马勃、薄荷、犀角。

［功效］清热消肿，利咽解毒。

［主治］面赤项肿，咽喉腐烂。

通圣消毒散（《证治准绳》）

［组成］防风、青木香、桔梗、荆芥、连翘、当归、黄芪、栀子、黄柏、大黄、牛蒡子、玄参、大青叶、薄荷、麻黄、黄连、甘草、生石膏、朴硝。

［功效］解表清热，泻火通便。

［主治］湿热肿痛。

◆ **解毒类**

化斑解毒汤（《外科正宗》）

［组成］玄参、知母、石膏、人中黄、黄连、升麻、连翘、牛蒡子、甘草。

［功效］疏风散热，解毒化斑。

［主治］风热所致红皮病。

九味解毒汤（《明医杂著》）

［组成］黄连、金银花、连翘、漏芦、山栀、白芷、当归、防风、甘草。

［功效］清热解毒，疏风活血。

［主治］风热瘙痒或热毒肿痛。

马齿苋解毒方（《北京中医药大学学报》）

［组成］马齿苋、大青叶、紫草、败酱草、黄连、酸枣仁、煅龙牡（或磁石）。

［功效］清热利湿，凉血解毒。

［主治］带状疱疹。

从革解毒汤（《续名家方选》）

［组成］金银花、土茯苓、川芎、莪术、黄连、甘草。

［**功效**］散风清热，利湿解毒。

［**主治**］疥疮。

黄连解毒汤（《外科正宗》）

［**组成**］黄连、黄芩、黄柏、山栀、连翘、甘草、牛蒡子。

［**功效**］清热解毒。

［**主治**］脓毒血证。

利咽解毒汤（《赤水玄珠》）

［**组成**］山豆根、麦冬、牛蒡子、桔梗、玄参、甘草、防风、绿豆。

［**功效**］祛风清热，解毒利咽。

［**主治**］风热所致玫瑰糠疹、传染性红斑、猩红热样药疹、口腔炎等。

六物解毒汤（《霉疠新书》）

［**组成**］土茯苓、金银花、川芎、生薏苡仁、木瓜、熟大黄。

［**功效**］清热解毒，除湿通痹。

［**主治**］梅毒性关节痛。

银花解毒汤（《疡科心得集》）

［**组成**］金银花、紫花地丁、犀角、赤茯苓、连翘、牡丹皮、黄连、夏枯草。

［**功效**］清热除湿，泻火解毒。

［**主治**］湿热型荨麻疹、丹毒，急性发热性嗜中性皮病、带状疱疹等。

肾囊解毒汤（《张赞臣临床经验选编》）

［**组成**］龙胆草、连翘、生地、泽泻、黄芩、黄连、当归、甘草、黑山栀、车前子、木通、赤茯苓。

［**功效**］清泻湿热。

［**主治**］阴囊湿痒。

解毒泻脾汤（《外科正宗》）

［**组成**］防风、牛蒡子、山栀、生石膏、黄芩、苍术、甘草、木通。

［**功效**］疏风解毒，清热利湿。

［**主治**］汗疱疹、脚癣。

解毒通脉汤（《中医入门指要》）

［**组成**］金银花、紫花地丁、蒲公英、连翘、熟地黄、当归、赤芍、川牛膝、丹参、红花、玄参、石斛、甘草。

［功效］清热解毒，养血通脉。

［主治］血栓闭塞性脉管炎。

鼠粘子解毒汤（《张氏医通》）

［组成］炒牛蒡子、桔梗、升麻、黄芩、花粉、玄参、山栀、连翘、葛根、白术、防风、生地、青皮、甘草、黄连。

［功效］清热解毒。

［主治］酒性红斑。

搜风解毒汤（《医宗金鉴》）

［组成］土茯苓、防风、白芷、皂角刺、薏苡仁、木瓜、白鲜皮、金银花。

［功效］清热解毒，排脓消肿。

［主治］各种痈疽肿毒。

连翘解毒汤（《冯氏锦囊秘录》）

［组成］牡丹皮、牛膝、木瓜、金银花、桃仁、花粉、连翘、甘草节、僵蚕、薏苡仁。

［功效］解毒通络，祛湿消肿。

［主治］手足湿疹或汗疱疹。

◆ **败毒方**

二十四味败毒散（《景岳全书》）

［组成］当归、川芎、生地、熟地黄、芍药、牛膝、防风、荆芥、白芷、防己、金银花、桔梗、羌活、独活、白鲜皮、薏苡仁、连翘、木通、陈皮、甘草、黄柏、知母、栀子、黄连。

［功效］解毒利湿，祛风活血。

［主治］梅毒。

连翘败毒饮（《伤寒全生集》）

［组成］连翘、栀子、羌活、玄参、薄荷、防风、柴胡、桔梗、升麻、川芎、当归、黄芪、赤芍、牛蒡子、红花。

［功效］清热解毒，疏风消肿。

［主治］急性化脓性腮腺炎。

人参败毒散（《太平惠民和剂局方》）

［组成］柴胡、前胡、川芎、枳壳、羌活、独活、桔梗、人参、茯苓、

甘草、生姜、薄荷。

[功效] 散风祛湿。

[主治] 急、慢性荨麻疹。

解暑败毒饮（《洞天奥旨》）

[组成] 香薷、蒲公英、青蒿、茯苓、甘草、归尾、黄芩、黄连、大黄、花粉。

[功效] 消暑解毒。

[主治] 暑疖。

荆防败毒散（《摄生众妙方》）

[组成] 荆芥、防风、羌活、独活、柴胡、前胡、茯苓、甘草、薄荷、枳壳、桔梗、川芎。

[功效] 祛风止痛。

[主治] 腮腺炎、荨麻疹。

清瘟败毒饮（《疫疹一得》）

[组成] 生石膏、生地、犀角、黄连、栀子、桔梗、黄芪、知母、赤芍、玄参、连翘、甘草、牡丹皮、竹叶。

[功效] 清热解毒，凉血救阴。

[主治] 系统性红斑狼疮、红皮病性银屑病。

◆ **化毒方类**

凉血化毒汤（《景岳全书》）

[组成] 归尾、赤芍、生地、木通、连翘、红花、牛蒡子、紫草、桔梗、山豆根。

[功效] 清热凉血，化毒透疹。

[主治] 麻疹样药疹、变应性亚败血症等。

五福化毒丹（《寿世保元》）

[组成] 犀角、桔梗、生地、赤茯苓、牛蒡子、甘草、朴硝、连翘、玄参、青黛。

[功效] 清热解毒，凉血消肿。

[主治] 丹毒、中毒性红斑、手足口病、多形红斑。

二苓化毒汤（《辨证录》）

[组成] 茯苓、土茯苓、金银花、当归、紫草、甘草。

［功效］利湿化毒。

［主治］梅毒。

五宝化毒丹（《张赞臣临床经验选编》）

［组成］西黄、珍珠粉、人中黄、琥珀、川贝。

［功效］清热解毒。

［主治］疮疖热毒、鹅口疮。

◆ 祛毒方类

祛毒散（《洞天奥旨》）

［组成］白芷、甘草、夏枯草、蒲公英、紫花地丁、白矾。

［功效］解毒消肿。

［主治］蛇咬伤。

祛毒牛黄丸（《证治准绳》）

［组成］牛黄9g，人参、琥珀、犀角屑、桔梗、生地、硼砂各15g，飞雄黄30g，玄参、升麻各12g，蛤粉120g，煅寒水石20g，飞朱砂18g，铅霜、冰片各3g。

［功效］解毒利咽。

［主治］口舌生疮。

祛毒化肿汤（《杏苑生春》）

［组成］连翘、花粉各3g，当归、贝母、酒炒黄芩各2.1g，甘草节、桔梗、柴胡、昆布、海藻各1.5g，瓜蒌2.4g。

［功效］清热化痰，散结消肿。

［主治］甲状腺肿。

◆ 追毒方类

五香追毒丸（《疡医大全》）

［组成］乳香、血竭、巴豆霜、老君须（又名徐长卿）、母丁香、连翘、没药、沉香、木香、苦丁香。

［功效］泻热祛毒，消肿定痛。

［主治］无名肿毒。

内托追毒饮（《古今图书集成医部全录》）

［组成］人参、黄芪、厚朴、甘草、桔梗、枳壳、黄连、金银花、乌药、当归、芍药、白芷、川芎、防风。

［功效］清热解毒，托毒透脓。

［主治］臀部脓肿。

神仙追毒丸（《是斋百一选方》）

［组成］五倍子、大戟、山慈菇、千金子、麝香。

［功效］辟秽解毒，消肿定痛。

［主治］一切药毒、血毒、食毒、蛊毒、瘴气、疫气等。

追风毒锉散（《仁斋直指方论》）

［组成］羌活、槟榔、防风、郁李仁、桑白皮、大黄、黑豆。

［功效］疏风泻毒。

［主治］足癣。

追毒散（《活人心统》）

［组成］穿山甲、当归、大黄各9g，玄明粉、僵蚕、乳香、没药各4.5g，白芷6g。

［功效］泻火追毒，消肿止痛。

［主治］梅毒性腹股沟淋巴结炎初期。

◆ 驱毒方

驱毒散（《杏苑生春》）

［组成］土茯苓、白花蛇舌草、防风、荆芥、薄荷、猪牙皂角、金银花、皂角刺、白鲜皮、川芎、当归、薏苡仁、人参、黄芩、牛膝、木通、甘草。

［功效］祛风解毒，调和气血。

［主治］梅毒初期。

驱毒保脱汤（《重订通俗伤寒论》）

［组成］当归30g，煅羊胫骨9g，桂心、生甘草各3g，炮黑姜、麻黄、乳香、没药各1.5g。

［功效］活血和阳，驱解阴毒。

［主治］血栓闭塞性脉管炎（虚寒型）。

◆ 散毒方

升麻散毒汤（《外科活人定本》）

［组成］白芷、升麻、葛根、芍药、桂枝、连翘、羌活、桔梗、当归、荆芥、甘草。

［功效］清热祛风，凉血解毒。

[主治] 寻常型痤疮、神经性皮炎。

◆ 除毒方

除毒散（《杨氏家藏方》）

[组成] 白芷。

[功效] 祛风消肿止痛。

[主治] 蛇咬伤。

◆ 宣毒方

宣毒散（《普济方》）

[组成] 全蝎、僵蚕、蝉蜕、石燕。

[功效] 利湿解毒，祛风止痒。

[主治] 阴囊湿疹。

◆ 抗毒方

抗毒丸（《赵炳南临床经验集》）

[组成] 金银花、连翘、紫花地丁、花粉、生地、桔梗、大青叶、板蓝根、龙胆草、蒲公英、没药、朱砂、青黛、寒水石、黄连、梅片、牛黄。

[功效] 清热解毒，凉血止痛。

[主治] 痈、疔、疖等。

◆ 缩毒方

缩毒金粉散（《普济方》）

[组成] 郁金、白芷、花粉、甘草、川芎、葛根。

[功效] 解毒活血，散结消肿。

[主治] 痈疽疮肿。

◆ 回毒方

回毒银花汤（《杂病源流犀烛》）

[组成] 金银花、甘草、黄芪。

[功效] 扶正解毒。

[主治] 菌血症或败血症初期。

◆ 破毒方

破毒散（《东垣试效方》）

[组成] 滑石9g，斑蝥3个（炒，去头、翅、足为末）。

[功效] 拔毒利尿，消肿散结。

［主治］梅毒性腹股沟淋巴结炎。

破毒雄黄丸（《世医得效方》）

［组成］雄黄、朱砂各9g，斑蝥28枚（去头、足、翅。糯米拌炒，米黄为度），水银6g。

［功效］攻毒散结，逐瘀消疬。

［主治］瘰疬久发不愈。

◆ **捣毒方**

捣毒散（《洞天奥旨》）

［组成］大黄90g，朴硝120g，白及60g。

［功效］清热束毒，消肿定痛。

［主治］疮疡肿痛（阳证）。研末井水调搽。

◆ **浴毒方**

浴毒汤（《御药院方》）

［组成］艾叶15g，何首乌30g。

［功效］活血温经，解毒消肿。

［主治］诸疮疼痛，坚硬不消。水煎热敷。

◆ **敷毒方**

神仙敷毒失笑饼（《疡医大全》）

［组成］黄泥一大块（煨熟），连须葱一大把，蜂蜜50ml，雄黄1g。

［功效］解毒散结。

［主治］一切痈疽大毒初起。上药捣烂做饼，趁热敷之。

◆ **退毒方**

退毒散（《仁斋直指方论》）

［组成］木鳖子（去油）、天南星、生半夏、赤小豆、白芷、草乌（连皮煎）各等份。

［功效］解毒消肿，散结止痛。

［主治］痈疽。上药研末，醋调敷之。

◆ **避毒方**

祛风辟毒汤（《寿世保元》）

［组成］黄连、黄芩、黄柏、白芍、枳壳、炒槐花、连翘、大黄、苦参。

［功效］清热解毒，活血消肿。

[**主治**] 肛周脓肿。

总之，毒的证治核心有三：一是重视临床特征，如骤然发病，壮热持续不退，以急危笃证居多，皮肤上出现弥漫性红斑，或者地图状风团，或大小不一的脓疱、水疱、血疱、糜烂、溃疡甚至坏死等；二是波及脏腑，毒陷于心，症见神昏谵语，毒陷于肝，症见四肢瘈疭，毒陷于脾，症见下利脓血，毒陷于肾，症见尿血癃闭；三是熟谙药性，选方用药既要清热，又要解毒，既要辨虚实，又要扶正气，特别是某些特殊性的方药，更应该及时选用，包括犀角（以水牛角代替）、羚羊角、玳瑁、天然牛黄或体外培育牛黄、麝香（以白芷代替）、紫雪丹、至宝丹、安宫牛黄丸等。

此外，在《本草纲目》一书中分别记载有解诸毒的方法，如解羊、猪、马、牛、狗等毒（详见卷50）；解诸鱼毒（详见卷44）；解诸鸟毒（详见卷49）；解诸果毒（详见卷33）；解诸水毒（详见卷6）。

总之，解毒方必须遵循一条非常重要的原则：大毒治病，十去其六，常毒治病，十去其七，小毒治病，十去其八，无毒治病，十去其九；谷肉果菜，食养尽之，无使过之，伤其正也。

2. 邪

《素问·阴阳应象大论》曰："天之邪气，感则害人五脏。"杨注《黄帝内经太素》解释"邪"为虚邪，最合经旨。《内经》谓风雨寒暑，不能独伤人，必因于天虚邪，与其人虚两虚相得，乃客其形。由此可见外来之病，无不挟虚邪。《内经》所言之邪，是对自然界的正常气候而言，《难经》言邪，凡见一切病人之气为邪，如心邪、肝邪等脏腑之邪及饮食之邪，皆不必是虚邪，邪是对人体正气而言。后世医籍将邪演化为大邪、小邪、清邪、浊邪、谷饪之邪（张仲景）；隋代巢元方有风惊邪（体虚风邪伤于心经）、风邪（风气伤于人致病的总称）、鬼邪（邪气鬼物所为病，类似于精神病的表现）、邪注（人体虚，为邪所伤，贯注经络，留滞脏腑，令人神志不定）、风邪惊悸（风邪侵犯心脏之病）等论，《外台秘要》衍为"惊邪"之名，《千金》则有邪思泻痢证等。

（1）致病之因：大凡邪之致病，其核心为邪之所生，或生于阴，或生于阳，其生于阳者，得之风、雨、寒、暑，其生于阴者，得之饮食居处，阴阳喜怒，病变的部位或在皮肉，或在筋骨，或在经络，或在脏腑，大抵名称，随时而改。因此，对邪要通其意，不要拘其文。由此可见，发病的急性与慢性与人体正气盛衰关系密切，一般而论，由表及里相对缓和，在发病的过程中，常常经历八纲、六经、三焦的过程，但并非排序明显。

（2）病症之辨：以邪为病名者甚少，只能从病症的角度归纳为三个方面剖析之：①邪留三焦，外邪困扰三焦，使三焦气化功能失调，出现水液代谢障碍的病变，主症有胸胁胀满、下腹窘急、小便不利等；②邪恋心包，邪气侵犯心经或心包络，主症有昏迷惊厥，持续多天不醒的症候群；③邪害空窍，指邪气侵犯口、鼻、耳、目等五官所发生的病症。

（3）治疗法则：《素问》说："邪风之至，疾如风雨，故善治者治皮毛，其次治肌肤，其次治筋脉，其次治六腑，其次治五脏。治五脏者半死半生也。"根据《素问》之言，将治邪的法则归纳为四个方面：一是虚，邪之所凑，其气必虚；二是存，五疫之至……不相染者，正气存内，邪不可干，避其毒气；三是避，虚邪贼风，避之有时（注：《难经》云：从所不胜来者，为贼风）；四是夺，邪气盛则实，精气夺则虚。

由此可见，治疗邪风之疾首当扶正，包括气、血、阴、阳、精、液、津等。总之，正气与邪气之争，决定疾病的预后，一般来说，疾病发展阶段是邪正相争的剧烈过程，若正气战胜邪气，则疾病趋于缓解，乃至痊愈，反之正气损邪气盛，则表明病情加重，甚者危及生命。

（4）方剂举例

散邪败毒至神丹（《石室秘录》）

［组成］金银花、玄参各 30g，当归、白芍各 30g，生甘草 15g，白矾、连翘、白芥子各 6g，炒栀子、荆芥各 9g。

［功效］解毒清热，散血化毒。

［主治］胸胁、乳房、手背生疮。

驱瘟避邪方（《疫痧草》）

［组成］生大黄 60g，茵陈、降香各 30g，苍术 15g。

［功效］驱瘟解毒。

［主治］瘟疫。将方中药物捣末，烧烟熏之。

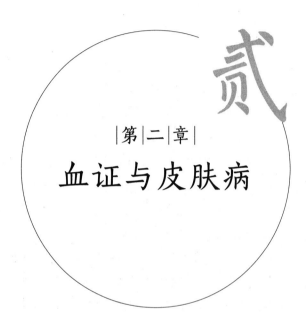

贰

|第|二|章|

血证与皮肤病

所谓血证，泛指一切出血性疾病及其合并症的总称。诸多皮肤病与血证有关，其中以血溢肤腠和血滞血管内最为常见。我对上述皮肤病的诊疗，主要宗两家学说，一是唐容川的《血证论》，二是王清任的《医林改错》。

一、水火论

唐容川先生对血证的治疗归纳有以下四法。

一是止血法：急性重症采用釜底抽薪、降气止血方剂如泻心汤、凉膈散；少量血证若出现手足清冷、六脉微弱则用救护其气的独参汤。

二是消瘀法：凡出血在肌肉、腠理、脉络之间，积存不去时，必须及时去除才能使瘀血去，新血生，在上焦用血府逐瘀汤，在中焦用甲己化土汤，在下焦用归芎失笑散。

三是宁血法：因气冲逆乱而导致血海不安，虽然止血与消瘀尚能取得临时效果，但数日之后又可复发，此时务必使冲气安和不再复发，当用宁血法，我建议用四磨汤、犀角地黄汤、龙胆泻肝汤、清燥救肺汤等。

四是补虚法：大凡出血后相继出现一系列虚损变证，补虚法应列为治疗血证的善后法。若妄用补阳则会大热伤阴。血证后期补肺用生脉散、辛字润肺膏；补肾用六味地黄汤；补脾用归脾汤；补肝用滑氏补肝散等。

同时唐先生对血证的用药禁忌提出了重要的看法：血证以补阴的最多，约占十分之八九；宜补阳者很少，仅占十分之一二。同时他还告知后学，补法的施行一定要在邪气尽去和瘀血已除之后，否则会产生关门逐贼的后果。

二、血瘀论

王清任先生对瘀血证的辨证，是以气虚血瘀为核心，自拟活血方时遵守三个要素。

一是以膈分上下。

二是以桃红四物汤为基方。

三是根据血瘀的部位不同加入相应的理气药。

三、心得论

唐容川与王清任从不同的角度对血证的论述给我们提供了以下思路：一是虚与实，虚性血证以滋阴扑火为出发点，药性以甘寒为主，使之水火平衡；实性血证则应以理气化瘀为出发点，气旺则血畅；再者，病之初期宜化瘀，病之后期宜扶正，虚实并存宜攻补兼施。

唐容川先生提出用药宜忌六大要点：一是血证气盛火旺十居八九当清滋，不可遏正，宜下之以折其势，下之正是救阴；二是和法是血证的第一良法，在表和其肺气，在里和其肝气，并照顾脾肾之气，或者补阴以和阳，或者损阳以和阴，或者逐瘀以和血或者泻水以和气，或者寒热互用；三是邪气不去而补之，是关门逐贼，瘀血未除而补之，是助贼为殃；四是血证之补，补脾者十之三四，补肾者十之五六，补阳者十之二三，补阴者十之八九；五是凡失血者如火未发，补中则愈，如火已发若用寒凉，则伐五脏生气，若用温补则伤两肾之阴，惟以甘寒滋其阴而养其阳，才可使血归其位；六是血证用药最忌动气。

唐容川先生说王清任《医林改错》论多粗舛，而观其一生所长只善治瘀血。唐氏之言似有偏见，但从一个侧面说明王清任先生的学术理念是元气既虚，必不能达于血管，血管无气，必停留而瘀。书中列举二十种气虚证、五十种血瘀证，这些众多的病症多数是处于血瘀实证阶段，立法用药皆遵循"血实宜决之，气虚宜掣引之"的原则，然后根据血瘀的部位选用相应的方药。如通窍活血汤治疗头、面、四肢、周身血管的血瘀证；血府逐瘀汤治胸中的血瘀证；膈下逐瘀汤治肚腹血瘀证；少腹逐瘀汤治少腹积块或妇人月经病；身痛逐瘀汤治血瘀血管，痛在筋骨的痹证。如此等等不胜枚举。

唐容川与王清任两位先生在治疗血证的过程中，我发现有许多方药特色，简介如下。

唐容川说："泻心即是泻火，泻火即是止血。"补血总以补肝为要。四物汤、逍遥散是治血证的重要方剂。由此引申天王补心丹的二冬、归脾汤中的酸枣仁、炙甘草汤中的二冬和阿胶均含有清火的含义。唐容川先生特别推崇大黄，他认为大黄能推陈致新，能损阳和阴，凡瘀血之象在筋脉、肌肤、躯壳，属气逆于血中，皆可用大黄，这是因为大黄药气最旺，能克而制之，使之气逆者，不敢不顺，该药既有下降之势，又无遗留之邪，实证用之立效。花蕊石化血从小便出，火盛用犀角，脾阴不足用人参、花粉，此均为要药。阿胶、炒山栀、陈棕炭、血余炭均能解郁清火，凡心脾思虑所伤之血证投之应手而效。另外，以汗证为例，唐容川先生也提供了诸多供后人学习与借鉴的经验。如头汗用小柴胡汤解其郁，则通身得汗而愈；全身汗出用白虎汤加当归、蒲黄、蝉蜕；手足汗出用玉烛汤（生地、当归、川芎、白芍、朴硝、大黄、生姜）加枳壳、厚朴；睡中盗汗用当归六黄汤或地骨皮散（生地、当归、川芎、白芍、牡丹皮、地骨皮）加酸枣仁、知母、茯苓、五味子、黄芪、黄柏；若大汗亡阳首用参附汤，继用独参汤养之。

王清任先生治疗瘀血证是其所长，其要点是一个主方随证加减，上述逐瘀汤中均重用桃仁、红花、赤芍等，但瘀血部位不同又略有变化。瘀在胸中重用赤芍、川芎佐以柴胡、青皮；瘀在脘腹重用桃仁、红花、乳香、没药、乌药、香附；瘀在下肢重用牛膝、桑寄生；瘀阻、肺气上逆加三七、旋覆花；瘀在肝、肿胀胁痛加丹参、郁金、䗪虫、九香虫；瘀积肝脾，肿硬加三棱、莪术、制大黄或水蛭、虻虫；瘀在少腹加蒲黄、五灵脂、小茴香、官桂等。

另外我对王清任先生治疗瘀血证的用药提炼出四个亮点：亮点一，黄芪重用可数倍于治血化瘀之药；亮点二，刺猬皮性味苦平，能收涩止血，祛瘀止痛，治遗精确有疗效；亮点三，麝香药少价贵，建议用白芷代替，我常用石菖蒲和蔓荆子代之，此仅供参考；亮点四，辨瘀血之证，舌脉尤为重要，大多为舌质紫黯，脉紧涩，持久不愈。王清任同时告诫我们要"病去药止，不可多服"。特别值得一提的是，王清任先生在自述中提醒后学："不善读者，以余之书为全书，非余误人，是误余也。"

综合两位先生的精辟论述，我治疗三大类皮肤病均采用以上血证中所提及的诸多辨证思考方法，以下简述之。

一是治疗过敏性紫癜，初期用宁血法，方选犀角地黄汤，然其组成药物又有所变通。如重用水牛角代替犀角，或者用紫草、大青叶代替亦可；出血既量多且色红，常加入生地炭、金银花炭、黄芩炭；若皮损暗红，则加三七、制水蛭、丝瓜络等。后期用补虚法，方用归脾汤加阿胶珠、仙鹤草、大枣、代赭石等。

二是治疗血管性皮肤病，初期用消瘀法，方用血府逐瘀汤，若红肿剧痛加服西黄丸；结块成圆状加青皮、僵蚕、浙贝母；硬结如条索状加路路通、大黄炭、丝瓜络、川牛膝等。

三是治疗红斑性肢痛症，法宜化瘀与宁血合用，方用膈下逐瘀汤、六味地黄汤合裁。其他血管性疾病如血栓闭塞性脉管炎、大动脉炎、变应性血管炎、雷诺氏病、白色萎缩、指端青绀证、网状青斑等均可以水火既济或气虚血瘀为辨证立法、用药的准则。

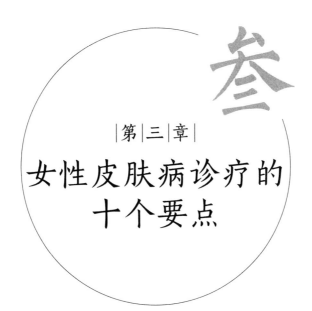

|第|三|章|

女性皮肤病诊疗的十个要点

叁

女性在人生的长河中，以 7 年为一个年龄段，相继出现许多直观的现象，如 7 岁齿更发长，14 岁月经始潮，具有生育能力，21 岁真牙长而头发黑而密长，28 岁身体处于极盛期，35 岁面始憔，发始落，42 岁面色进一步憔悴，头发开始渐白，49 岁经绝，形体始见老态。导致上述的基本特征，其原因有二：一是不可抗拒的生理变化；二是绝大多数女性均要经历月经、妊娠、产褥、哺乳四个阶段，这些内在的和外在的变化均与肾、冲脉、任脉、阳明脉、太冲脉、三阳脉有密切的关系，因此在临床中一定要重视这些有形或无形的变化，我结合个人多年的临床体会，对女性皮肤病的诊疗归纳为十个要点，仅供参考。

一、皮疹辨别

中医学主要辨证方法有八纲、脏腑、经络、三焦、卫气营血等，然而在皮肤科的诊疗中，皮肤损害的辨证具有独特的重要性，不可小觑。

（一）原发性皮肤损害

皮肤损害，是指可以被他人用视觉或触觉检查出来的皮肤黏膜上所呈现的病变。熟悉各种皮肤损害的形态、光泽、色调、硬度、排列和分布等，再结合其他症状和检查的结果，则可对大多数皮肤病做出正确的诊断。皮肤损害常分为原发性与继发性两种，但两种有时不能绝然分开。如色素沉着斑既可是原发性损害，又可以是继发性损害等。

在病变过程中直接发生或初次出现的皮损，称之为原发性损害。

1. 斑疹

斑疹为皮肤限局性的色素改变，既不高起，也不凹下，其范围多数限局在 1~2cm 左右。红斑压之褪色为血分有热，压之不褪色为血分有瘀；紫斑为热瘀阳明；黑斑为热毒之极或肾虚本色外露；白斑为气滞或气血不调。

红斑在气分：治宜从胃，药用生石膏、大青叶、绿豆衣、知母、白茅根、金莲花、洛神花、黄芩等。

红斑在血分：治宜从心，药用红花、桃仁、白茅根、仙鹤草、芦根、紫草、绿豆衣、犀角、水牛角、生地炭、金银花炭、天然牛黄、玳瑁等。

紫斑：药用紫草、茜草、豨莶草等。

黑斑：治宜从肾，药用制附块、上肉桂、菟丝子、巴戟天、熟地黄。

白斑：治宜从肝，药用柴胡、当归、白芍、乌药、白蒺藜、白附子、川楝子等。

2. 丘疹

丘疹为一限局性隆起皮面的实质性损害，形如丘形的小粒疹子，触之碍手，仔细观察还会发现丘疹顶部可以是尖的、圆的、扁平的或中间凹陷如脐窝等。在多数情况下，病位在肺、在脾。色红者多属血热；渗水者多属湿热；发痒者属于风热等。

在肺者：荆芥、防风、蝉蜕、蛇蜕。

在脾者：炒薏苡仁、炒白术、炒枳壳、赤小豆、炒扁豆、山药等。

红色丘疹：不论病发新旧，皆从肺治，药用野菊花、金银花、蒲公英、金莲花、洛神花、荆芥炭、防风等。

丘疱疹，伴有渗出：冬瓜皮、茯苓皮、紫草、泽泻、苍术、猪苓等。

丘疹发痒者：防风、浮萍、荆芥炭、益母草、制乳香、蝉蜕等。

3. 结节

结节为一可触及的，圆形或椭圆形的限局性、实质性损害，大小、形态、颜色不一。它与丘疹的主要不同点是其病变范围比丘疹深而大，深陷皮下，小者如豆，大者如桂圆，或者渐长出皮面。皮色红而可触及核者为气滞血瘀；皮色如常，按之有核，为痰湿凝聚或痰瘀互结；风湿结聚，风胜则痒，如马疥（结节性痒疹）等。

痰湿凝聚者：姜半夏、槟榔、苍术、青皮、僵蚕、茯苓、橘红等。

痰瘀互结者：杏仁、桃仁、胆南星、青礞石、苏木、制乳香、制没药。

风湿结聚者：威灵仙、苦参、路路通、秦艽、丝瓜络、橘络。

4. 风团

风团为一限局的、水肿性圆顶隆起的皮肤损害。存在的时间短暂，可在数小时内消失。直径大小不一，小者 3~4cm，大者 10~12cm，数目多少不一，形态各异。风团色红者属风热；色白者属风寒或阳气虚弱；亦有为内中药毒,毒热入营,热盛生风所致者。

红色风团:金银花、连翘、炒牛蒡子、紫草、茜草、凌霄花、金莲花等。

毒热入营所致弥漫性大如地图状风团:绿豆衣、紫草、大青叶、水牛角、犀牛黄。

白色风团:制附块、黄芪、煅龙骨、煅牡蛎、阿胶珠、九香虫、佛手片等。

5. 水疱与大疱

水疱与大疱为限局性、空腔含液体的高起损害,水疱直径一般小于1cm,超过1cm者称为大疱。水疱可以变成脓疱或大疱,疱内可含血液、血清或淋巴液,其颜色随疱内所含液体而异,形状可以呈半圆形、圆锥形、扁平状或不规则形,有的中央有脐窝。疱壁薄而易破,破后呈糜烂面。小疱系酷暑时令,火邪入肺伏结;大疱系心火妄动;脓疱系热甚成毒;血疱系热毒波及血分,逼其妄行;此外,深在性水疱系脾阳亏虚、寒湿不化所致。

小水疱:赤小豆、炒扁豆、车前子草、竹叶、茯苓皮。

大水疱:炒薏苡仁、泽泻、猪苓、赤小豆。

深在性水疱:赤石脂、蚕沙、苍术、槟榔、萆薢。

脓疱:野菊花、金银花、蒲公英、紫花地丁、白花蛇舌草、龙葵。

血疱:紫草、茯苓皮、白茅根、赤小豆。

6. 脓疱

脓疱为一限局性的皮肤隆起,内含脓液。脓疱大小不一,可呈圆形、球形、圆锥形或中央呈脐窝状。脓疱浅者不留瘢痕,深者可留瘢痕。脓疱既可是原发疹,又可从丘疹或水疱演变而来。多因热毒或火毒炽盛所致。

热毒所致者:金银花、紫花地丁、连翘、绿豆衣、白花蛇舌草等。

火毒所致者:金银花炭、天然牛黄、黄芩、黄连、生地炭、蒲公英、野菊花、天葵、玳瑁、水牛角。

7. 肿瘤

肿瘤为发生于皮内或皮下组织的肿块,小者如黄豆,大者如鸡蛋或更大,可呈圆形、蒂形或不规则形,或软或硬,或高出皮面或仅触及。有的是良性的,有的是恶性的,可持续存在,或逐渐扩大,或破溃而形成溃疡,自行消退者罕见。多由瘀血、痰滞、浊气等留滞于组织之中所致，若邪自内溃，脏腑气血败坏则危及生命。

因瘀血致者：田三七、制水蛭、苏木、桃仁、花蕊石、丹参。

因痰滞致者：胆南星、僵蚕、青礞石、蛤粉、连翘、夏枯草。

因浊气致者：香附、乌药、川楝子、郁金、广木香、沉香、檀香。

8. 囊肿

囊肿为一含液体或半固体物质（液体、细胞或细胞产物）的囊形损害，呈球形或卵圆形，触之有弹性感。多由痰凝液留或瘀血、湿热互结所致。

痰凝液留所致者：连翘、夏枯草、茯苓、昆布、海藻、泽泻、积雪草等。

瘀阻湿热互结所致者：王不留行、苏木、三棱、莪术、苍术、黄柏等。

（二）继发性皮肤损害

由原发性损害转变而来，或由于治疗或机械性损伤（如搔抓）而引起的另一种皮肤损害。

1. 鳞屑

鳞屑又称为皮屑，是脱落的表皮细胞。正常表皮细胞每隔3~4周完全更换一次，其最后产物为角质层，经常在不知不觉中脱落。临床上可分糠秕状鳞屑、落叶状鳞屑、鱼鳞状鳞屑；就其性质可分为干性和油腻性两大类。干性鳞屑系血虚风燥，肤失濡养而起；油腻性鳞屑系湿蕴肤表所致。此外，还可从肤底色泽而辨，如肤底红而起屑为血热，肤底淡红而屑多为血燥。

干性鳞屑：制首乌、玉竹、天冬、麦冬、耳环石斛、杏仁、桃仁、百合、冬瓜仁。

湿性鳞屑：茯苓皮、赤小豆、炒薏苡仁、炒白术、茵陈、赤苓皮、蚕沙、五加皮、土茯苓。

糠秕状鳞屑，偏于风燥者：制首乌、桑白皮、天麻、杭菊花、白附子、防风；偏于血燥者：熟地黄、百合、鸡血藤、天冬、麦冬、巨胜子、楮实子。

落叶状鳞屑：耳环石斛、玄参、天麻、杏仁、茯苓、黑芝麻等。

鱼鳞状鳞屑，因血瘀经络者：杏仁、桃仁、苏木、红花、三棱、莪术。

因气血两虚者：黄芪、党参、当归、丹参、川芎、制首乌、黑芝麻。

2. 表皮剥脱或抓痕

表皮剥脱或抓痕是表皮的浅表缺失。因搔抓而引起多呈线状；有血清或血渗出者，干燥后有黄痂或血痂。若抓破表皮后复结血痂者为血热生风；抓后遗留白线者为风胜或内燥；皮色如常，搔破出血为血虚生风。

抓后留有血痂者：生地、牡丹皮、地骨皮、白鲜皮、紫草、茜草。

抓后留有白线者：防风、威灵仙、蝉蜕、蛇蜕、荆芥、苦参。

抓后破皮渗血者：黄芪、白茅根、芦根、茯苓皮、仙鹤草、鸡血藤、桑椹子。

3. 浸渍

浸渍是皮肤长时间泡入水中或处于潮湿状态（如湿敷较久，指缝或趾缝经常潮湿等），皮肤变软变白，甚至起皱，称为浸渍。多为湿毒侵肤或湿热下注。

湿毒侵肤者：苍术、赤石脂、白鲜皮、木瓜、青皮、黄柏、槟榔、蚕沙。

湿热下注者：萆薢、槟榔、薏苡仁、地肤子、黄柏、苍术、花蕊石。

4. 糜烂

糜烂是由于水疱、脓疱或浸渍后表皮脱落，或丘疹、小结节表皮的破损（抓擦或其他伤害）而露出潮湿面，称为糜烂。若渗水湿烂为脾湿；黄水淋漓而烂为湿热俱盛；指（趾）缝、臀腿之隙浸渍湿烂则为湿热化毒所致。愈后不留瘢痕。

渗水糜烂者：猪苓、茯苓、泽泻、炒白术、赤小豆、蚕沙。

湿热俱盛者：苍术、黄柏、青皮、木瓜、赤茯苓。

湿热化毒者：忍冬藤、马鞭草、败酱草、车前草、鱼腥草、野菊花。

5. 皲裂

皲裂是皮肤出现线状裂隙，常发生于手掌、足跟、口角和肛门周围等处。既与寒燥有关，如"燥胜则干，寒胜则裂"，又可为日久阴津耗伤，肤失濡养所致。

寒燥而裂者：桂枝、制附块、熟地黄、白芍、姜黄、血竭、白及、白蔹。

津耗而裂者：制首乌、天冬、麦冬、白及、玉竹、耳环石斛、黄精、黄芪、沙参。

6. 苔藓

苔藓为角朊细胞及角质层增殖和真皮炎症细胞浸润而形成的斑块状结构，表现为皮肤浸润肥厚，纹理加深，呈象皮革或树皮状。多由寒湿或顽湿郁阻肤腠，或因反复搔抓、摩擦所引起。

寒湿者：桂枝、白芍、苍术、薏苡仁、蚕沙、赤石脂、代赭石、麻黄。

顽湿者：苍术、乌梢蛇、全蝎、蚕沙、海金沙、苦参、赤石脂、益母草。

7. 硬化

硬化为限局性或弥漫性的皮肤变硬，触诊比视诊更易察觉。多由于元气虚弱，寒、湿、痰、瘀阻隔经络所致。

寒湿阻络者：鹿角片、羌活、独活、桑寄生、桂枝、桑枝、海桐皮、石楠藤、海风藤、制附块。

元气虚弱者：高丽参、黄芪、党参、丹参、甲珠、地龙、路路通、鹿角霜。

8. 痂

痂是疱液或脓液干燥后凝结而成。痂可薄可厚，柔软或脆。带有脓性的痂叫脓痂，为热毒未清；带有血性的痂叫血性痂，为血热未除；橘黄色的痂叫浆痂，多为湿热俱盛。

脓性痂：金银花、连翘、野菊花、蒲公英、紫花地丁、龙葵、白花蛇舌草。

血性痂：紫草、茯苓皮、红花、凌霄花、白薇、白蔹、血余炭。

浆性痂：茵陈、青蒿、白茅根、山楂、荷叶、冬瓜皮、茯苓皮。

9. 溃疡

皮肤缺损或破坏达真皮或真皮以下者称为溃疡。主要由结节或肿瘤溃破或外伤而成。多因热胜肉腐或正气未复所致。

热胜肉腐阶段：治宜清热解毒，药用金银花、黄芪、蒲公英、紫花地丁、皂角刺、浙贝母。

正气未复阶段：治宜扶正生肌，药用黄芪、党参、金银花、甘草。

10. 萎缩

萎缩可发生于表皮或真皮，或两者同时累及，甚至累及皮下组织。表皮萎缩，正常皮肤纹理可保持或消失，多由气虚所致；老年皮肤萎缩，仍保持正常的皮肤纹理，伴有轻度皱纹，为肺虚或阴血不足，肤失滋养所致。

肺气虚者：南北沙参、太子参、百合、天冬、麦冬、山药、冬虫夏草、蛤蚧。

阴血不足者：燕窝、鸡血藤、紫河车、干地黄、黄精、桑椹子。

11. 瘢痕

瘢痕是外伤或虫咬或生疮后，遗留的一种表面光滑、缺少正常皮纹的继发性损害。若见红色或蔷薇色为新鲜瘢痕；高于皮肤表面者为增生性瘢痕。多与体质有关。

新鲜瘢痕：丹参、土鳖虫、苏木、僵蚕、浙贝母、胆南星、三七。

增生性瘢痕：金头蜈蚣、黑醋、田三七、土鳖虫、制水蛭、乌梅。

12. 色素异常

色素异常包括继发性色素沉着和继发性色素减退或消失。前者多与气血不和有关，若色泽淡褐多属血弱失华，色泽黑褐或为肾、为瘢痕，或为肾虚而本色显露于外。后者色素减退或消失，常为风淫、血瘀和脏腑病变所引起的一种外观表象。

色素减退者：治宜从肺、从风，药用防风、白芷、白蒺藜、白花蛇舌草、浮萍。

色素加深者：治宜从肾、从血，药用熟地黄、黑芝麻、桑椹子、鸡血藤、当归、紫河车、楮实子。

二、部位辨证

女性皮肤病的部位辨证包含脏腑、经络、奇经八脉等内容，在临床诊疗中，女性比较隐秘的部位如乳房属足阳明胃，乳晕、乳头属肝经。古人对脐尤为重视，书中云脐大而没陷，表明相貌娇媚，而且为健康之相，脐属脾经所主。前阴与肝肾以及冲、任、督三经关系密切，后阴与大肠、肺相关。总之，上述这些部位与脏腑、经络的关系常是立法用药的依据，不可不知。

三、月经调理

唐容川说："女子胞中之血，每月换一次，除旧生新。旧血即是瘀血，此血不去，便阻生机。"由此可见，女子一月一潮是正常的生理现象，然而在患有皮肤病的情况下，其月经失调病情有的变轻，有的加重，两者相比，加重者居多。我一向主张对女性皮肤病的诊疗分两个阶段，一是月经调摄，二是针对皮肤病的诊疗。前者按女性的生理特征，分三个时期选方治疗：室女期用四物汤为基方，婚后前期用逍遥散或益母胜金汤，婚后后期用二仙汤为基方加减变化。其中加减变化如下：月经提前以血热居多，加玄参、白芍、麦冬、地骨皮，专于补水，水足而火自消；月经推迟或量少，与寒邪有关，加肉桂、制附块、炒蛇床子、川断以温散寒邪；月经不定期或经水或续或断，或前或后，这种错乱之象，大多与肝肾有关，加白芍、山药、枣皮、柴胡、金橘叶、鸡血藤、桑椹子等。

另外，少数病人月经两月一潮为并月，三月一潮为居经，一年一潮为避年，多数与禀赋有关，对此傅青主先生主张用助仙丹：菟丝子、茯苓、陈皮、白术、白芍、山药、杜仲、甘草等。

四、妊娠事项

妊娠对女性而言既美好而神圣，又是一个完美女性的象征。然而在妊娠后期，部分孕妇在腹部乃至全身出现针尖大小的丘疹，自觉刺痒难忍，这种现象称之为妊娠痒疹，应及时而正确地处理，否则有死胎的可能性。我主张外洗：楮桃叶、威灵仙、白薇、白蔹、马齿苋、绿豆衣，浓煎取汁，外搽患处，每日两到三次，五至七天后则会渐趋渐好，无需内服药治疗之。

五、癥瘕辨别

女性病人在就诊皮肤病时，常会递上一些超声之类的检查报告，对于常见的西医病名，我提出分别处置的方法，仅供参考。

（1）盆腔炎：急性期为下焦毒热，药用蒲公英、白薇、丹参、牡丹皮、赤芍、黄柏、青皮、川楝子等；慢性期为气滞血瘀，药用丹参、赤芍、乌药、沉香、荔枝核、香附、桃仁等。

（2）输卵管堵塞：药用青皮、路路通、王不留行、三棱、莪术、黄芪。

（3）子宫肌瘤：实证予以消散，不可骤攻，只可缓图，经前三至五天用益母胜金丹，经净用桃红四物汤。

（4）子宫内膜薄，表现为月经推迟或者量少，选用五子衍宗丸；子宫内膜厚，选用桃红四物汤。

（5）子宫内膜异位：选用膈下逐瘀汤。

（6）多囊卵巢综合征参照子宫肌瘤之法治之，或用鳖甲、浙贝母、生薏苡仁、香附等。

（7）子宫发育不良用熟地黄、菟丝子、鹿角胶、枸杞子、仙灵脾、鸡血藤、香附、泽兰、茯苓等。

六、带分五法

白带又名带下白，始见于《千金要方》，专指妇人阴道流出的白色黏液，绵绵如带。对此古人分为五个层次而论之。

一是女性阴道分称三门，已产为胞门，未产为龙门，未嫁属玉门。当女性发育成熟时，肾气充盛，任脉畅通，从胞门或龙门溢出津液属正常现象，非疾病之兆，未嫁少女少见。

二是带下病定位在肝、脾、肾，脾气虚，肝气郁，肾气亏，湿气浸，热气逼而带下并生。

三是带下病从色分五即白、青、黑、赤、黄；从质分有四即稀、浊、清、稠。稠浊多湿、多热；清稀多虚、多寒。从气味分，气腥多寒，气臭多热，臭秽难闻多由湿热化火化毒所致。

四是带下致病的因素主要有湿、热、寒，然其重点在湿邪。

五是带下防治的重要性，王肯堂曾告诫说："妇人有白带者，乃是第一等病，令人不能产育，宜急治之。"

在临床中以白带、黄带居多。白带多为湿盛火衰，选用完带汤；黄带多由任脉湿热为患，选用易黄汤；赤带侧重肝火，选用清肝止带汤；青带多由湿毒所致，方选逍遥散；黑带分虚证与实证，虚证为精液不守，方选寿脾煎，实证为湿热下注，方选利火汤。

七、情志变化

情志主要指人的七种复杂而重要的生理活动，即喜、怒、忧、思、悲、恐、惊。一个人情绪的好坏，在疾病的发生发展与转归过程中有着极其重要的影响，这是因为情志失常导致脏腑、经络、气血、阴阳、形体百骸皆受损而引起多种多样的疾病，在皮肤病中主要有白癜风、神经性皮炎、瘙痒病、干燥综合征、荨麻疹、湿疹、过敏性紫癜、头发早白、限局性或全身性多汗症等。现按七情为病的主要特征分述之。

1.喜

北齐《刘涓子鬼遗方》一书中有段精辟的描述："人心喜则笑，笑则乐，乐则口欲歌之，手欲鼓之，足欲舞之。"说明喜出于心，心主血脉，故喜能促使气血和调，精神振奋，重病转轻，轻病消失，不过不可过度，过度则伤心，产生许多精神和神志方面的症状。

2.怒

怒指人受到欺骗、侮辱、违抗时所表现出的一种精神紧张和发泄，按其程度分为不满、生气、小怒、大怒、愤怒、暴怒等。中医学认为愤怒表现为愤愤不平、愁眉苦脸，暴怒表现为横眉竖眼、咬牙切齿、面红耳赤，这种怒伤肝的病症也不少见。

3. 忧

忧者愁也，两者往往相提并论，忧愁的表现多种多样，大到为国家，忧国忧民，小到为家庭，包括旷夫怨妇的情仇、游子思乡的离愁、昔日遗憾的愧愁、前途担心的虑愁。这类忧愁疾病多与肺有关。

4. 思

思有广义与狭义之分，狭义指思虑、思念，广义指悲、忧、哀、愁、怨等情感内容。病位在脾。

5. 悲

悲往往伴有哀思、痛苦、烦恼等，古人认为心气虚则悲，同时与肺也有密切关系。

6. 恐

恐指害怕，若恐惧情绪过于剧烈或者持久就会导致脏腑气血功能的紊乱，出现多种病症。病位在肾。

7. 惊

惊指猝然遇到非常事变而致精神上的突发性紧张，如突闻巨声、目睹异物、骤遇险境等，张子和说："惊者为自不知也，恐者自知也。"

情志之疾，心理疗法至关重要，但也应该适当配合药物治疗，归纳药物治疗大法有七。

一是安神：以重镇安神和滋养安神为主。重镇安神药物有磁石、朱砂、龙齿、珍珠母，代表方剂为朱砂安神丸；滋阴安神药物有酸枣仁、柏子仁、五味子、麦冬、浮小麦、生地等，代表方剂有酸枣仁汤。不过脾胃虚弱者应与补脾和胃药同用之。

二是开窍：痰热阻于心包，出现壮热、神昏、谵语等症，按轻重而治疗之，轻者用至宝丹，中度用紫雪丹，重者用安宫牛黄丸。

三是理气：专指理气为主，其中分行气与降气，行气药有陈皮、厚朴、枳实、川楝子、乌药、香附、小茴香、橘核等，代表方剂为半夏厚朴汤。降气药有丁香、柿蒂、旋覆花、沉香，代表方剂为四磨饮。但是行气、降气药皆力猛势峻，适用于体壮气实者，治疗的过程中要治实防虚，以邪正兼顾为佳。

四是调肝：指用药以理气舒肝或养血活血为主，常分三类治疗。虚证多因肝阴不足，肝失濡养，易致心情急躁，代表方剂为一贯煎；实证多因肝气有余，肝阳妄动所致，代表方剂有龙胆泻肝汤；郁结证，常因肝脾不足，导致月经不调等，代表方剂为逍遥散。

五是祛瘀：指用活血调血药物为主，主要有两类。活血祛瘀适用于情志内伤，波及血分，代表方剂有桃红四物汤；行气祛瘀，适用于血行不畅，痛在定处，代表方剂为丹参饮。

六是豁痰：用于痰湿较重的各种痰证，分两类。脾失健运，湿积生痰，代表方剂为二陈汤；痰蒙清窍，扰动心神，代表方剂为定痫丸。

七是缓痉：当情志压抑过久，出现手足抽搐，当用息风止痉法，代表方剂为镇肝息风汤。

此外还可对症予以针刺治疗，常用穴位有手少阴心经的灵道、通里、阴郄、神门；手厥阴心包经的大陵、内关、间使、劳宫；足厥阴肝经的行间、太冲、曲泉。

综合七情与五脏的特应性，七情分属五脏，名为五志，如喜为心志，怒为肝志，思为脾志，悲、忧为肺志，惊、恐为肾志，这样为临床诊疗提供了三个思路：一是心为肝、脾、肺、肾之主宰；二是病程既有长而多虚的一面，又有暴喜、奎怒、大惊等实证；三是分别阴阳，阳多指外感疾患，多实证，阴多指内伤，多虚证。

八、职业影响

在大多数家庭中，成年女性在外要勤劳工作，奋斗在职场，在内要为老少操持家务，双重压力除了精力消耗外，还会发生一些难以避免的皮肤病如主妇手、冻疮、手足皲裂、化妆性皮炎、染发皮炎等，此在女性皮肤病诊疗中亦应引起重视。

九、重视保养

女性皮肤病病人，往往伴有众多兼证，应予重视。

1. 神疲乏力

一天下来，自觉精力不够，疲倦乏力，这种亚健康状态，建议用西洋参50g，仙鹤草15g，乌鸡750g，慢炖浓汤，分次食之。

2. 手部清洁

洗蔬菜瓜果时建议内层带棉纱手套，外层带塑料手套，避免农药或其他酸碱类化学物质对手部的刺激。

3. 保护颜面

建议做完饭菜后立即用温水清洗面部皮肤，减少油膜、油垢之类对面部皮肤的损伤，然后再适当涂上护肤霜，使面部和手部皮肤得到保养。

4. 头发焦脱

建议用杨木梳或水牛角梳或十个手指，从额前向脑后方向梳49次，早晚各一次。洗头发建议用桑叶50g（鲜品100g），浓煎取汁洗头。春夏两至三日一次，秋冬三到五日一次。

十、饮食习惯

为了家人和自己的身体健康，建议参阅烹饪书籍。这里从普通老百姓的角度，推荐几种蔬菜和水果：常吃香蕉能健脑，空腹吃梨治便秘，洋葱可抗癌护心。女性多吃大白菜，可防乳腺癌，冬瓜是降脂减肥的好帮手，莴笋能抗衰老，白萝卜能消食顺气，香菜能开胃解毒，山药能补益强身。总之，民以食为天，每个人均要培养健康和良好的饮食习惯，此将有利于一生的身心健康。

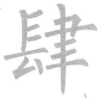

|第|四|章|

子类药治疗色素障碍性皮肤病

一、子类药

子的原意，《说文解字》说，子为地支的第一位，十一月的月建为子，其卦为复。其时一阳发动，万物始萌，滋生于下。子本为阳气动万物滋之称，人们借用它来称呼自己的小孩。《辞海》进一步将其原意外延，指动物的卵或植物的种子果实。由此可见，子既包含有原始的物质，又有繁衍下一代的特殊含义。这是因为子中脂膏最足，十分类似人类之精。

子类药包括种子、成熟的果实或者内核以及果仁。然而有部分药物虽名曰"子"，但不属子类药，而是根茎或块茎，如附子（子根）、白附子（块茎）、黄白药子（块茎）、香附子（专指莎根）等。我查阅《医方集解》一书，粗略统计119方，含子类药占10%左右，说明子类药有许多特殊的药效，素为临床医家所器重，将含子类药的方剂按主治与药效归纳为八大类。

（1）温阳补肾类：如五子衍宗丸、七宝美髯丹等。

（2）养心安神类：如天王补心丹、养心汤等。

（3）泻热利湿类：如八正散等。

（4）润肠通便类：如麻仁苏子粥、通幽汤、润肠丸等。

（5）降气化痰类：如三子养亲汤、苏子降气汤、顺气消食化痰丸。

（6）温肝逐寒类：如橘核丸、疝气丸。

（7）行水泻湿类：如禹功散等。

（8）化瘀散结类：如抵挡汤等。

李时珍对药用的部分分为用根（羌活）、用茎（木通）、用花（款冬花）、用实（葶苈子）、用苗（败酱草）、用叶（大青叶）、用皮（大腹皮）、用核（郁李仁）、用节（沉香）、用肌（苏木）、用膏（龙脑）等。同时他还指出，有的是兼用，或者全用，或者一物两用，或者春夏用苗、秋冬用根。根据李时珍所说，子类药应该是成熟的果实或者是果实内的核、仁。

二、色素障碍性皮肤病

色素障碍性皮肤病是临床中最为常见而又不易治愈的皮肤病，常为病人和医者所困扰，一般而论白癜风容易诊断，但治疗困难，各家学说纷争，莫衷一是。而中医文献记载中往往将黄褐斑、黑变病、雀斑相互混合而谈，在治疗上也是从肾、从肺者居多，仅在处方上有所增减。为了将文献记载中几种疾病进行准确辨别，首先对文献中出现的属于现代黄褐斑、黑变病、雀斑范畴的各种病名加以厘正。

在现代中医皮肤病学的专著中，先后出现的病名有"面尘""面始焦""黧黑斑""面黚""黑黚""面色黧黑""黚黯""黧黑斑"等。为了了解其原意，必须进行三个方面的诠释。

其一，探究字的原始含义。我依据《说文解字》《康熙字典》《中华辞典》三部权威性著作，对字的原始含义分述如下。

"尘"，（音陈）《尔雅·释诂》："久也，谓尘垢"。

"黧"，（音黎）《广韵》："黑而黄也。"

"焦"，（音蕉）《玉篇》："火烧黑也。"

"黚"，（音干）《玉篇》："黑也"；《广韵》与䵟同，面黑；《集韵》面黑气。

"黯"（音增）《集韵》："面黑气。"

"䵟"，（音干）《说文解字》："面黑气。"

"黯"，（音案）《说文解字》："深黑也。"

其二，厘清面部色素沉着的深浅。《灵枢·经脉》提出了四个不同的层次与描述，原文说："胃足阳明之脉……颜黑；肾足少阴之脉……面如漆柴；胆足少阳之脉……面微有尘；肝足厥厥之脉……面尘脱色。"据《灵枢经校释》一书解释："颜黑"，指额部暗黑；"面如漆柴"指面色晦暗无华，且消瘦；"面有微尘"指面部像有灰尘蒙罩，暗无光泽；"面尘脱色"指面部蒙上灰尘，暗无光泽。由此可见颜面区域色素沉着的变化，包括有三个部分的内容，一是色素沉着的深浅，二是色素沉着的明晦与荣枯，三是色素沉着与全身疾病的关系。

其三，从后世医籍的原始描述也能查到一些端倪。葛洪《肘后备急方》

说："面多黚黵，或似雀卵色者。"显然此处描述黄褐斑与雀斑同时并存。巢元方《诸病源候论》也有类似描述："面黚者，人面皮上或有如乌麻，或如雀卵之色是也。"祁坤《外科大成》说："黧黑斑，初起色如尘垢，日久黑似煤形，枯暗不泽，大小不一，小者如粟粒、赤豆，大者似莲子、芡实，或长，或圆，与皮肤相平。"此处描述了黄褐斑与黑变病共存。

我将从命门学说入手，对白癜风、黄褐斑、黑变病、雀斑分述如下。

（一）白癜风

白癜风在中医文献中多有记载。《医宗金鉴·外科心法要诀》曰："风邪相搏于皮肤，致令气血失和。"《证治准绳》记载："夫白驳者，是肺风流注皮肤之间，久而不去之所致也。"《太平圣惠方》言："夫肺有壅热，又风气外伤于肌肉，热与风交并，邪毒之气，伏留于腠理，与卫气相搏，不能消散。令皮肤皱起生白斑点，故名白癜风也。"《千金要方》言其乃风湿搏于皮肤，气血失和所致。此外，对于其病机，《医林改错》提出血瘀于皮内，《诸病源候论》《医学入门》均认为乃气血不和所致。

综合上述，白癜风的病位应该在皮肤和腠理，造成的原因与气血不和以及失和有关，脏腑定位在肺，鉴于白癜风主要是局限性的皮肤色素脱失，我从《道德经》一书中悟出这种变化是内在因素而产生的，道是产生天地万物的根源，这种道可谓是万物之母，道的初期以混乱一体存在，再由元气分化两种相互对立的阴阳，阴阳二气对立而统一产生冲气，最后导致芸芸万物。白癜风的定性定位颇合老子所言之道。它既不是阴证又不是阳证，更不在寒、热、虚、实、表、里六要之列。只是黑与白在皮肤上的差异表现。色素减少则为白癜风，反之则为色素加深，因此立法用药应从三个方面入手：一是皮肤变白或者变黑；二是病位在皮肤、腠理；三是脏腑辨证中肺为首位。中医有言"善治肺者治其肾，肾旺必感于肺""久病必穷于肾""金水相生"，因此对色素障碍性皮肤病的治疗重点从肺、从肾着手。

白癜风是一个古老的皮肤病。中国《五十二病方》就有记载，古罗马、古埃及也出现过"白斑病"的描述，特别是埃及人，应用大阿美种子制成外用药治疗白癜风。近些年来，我看到一篇文献报告，采用胎盘提取物外涂鼠的皮肤表面，经过组织学检查发现有新的黑素小体及毛囊生长，进而引起黑色素合成的增加，使白斑复色。

受此启发，我运用中医命门学说作为指导探讨白癜风治疗的理念，于是选用五子衍宗丸作为切入口，五子衍宗丸起源于唐代，《悬解录》中记载的张果献给唐玄宗的五子守仙方，即是五子衍宗丸的雏影。五子衍宗丸首载于《摄生众妙方》，王肯堂称之为"繁衍宗嗣种子第一方"，以补肾为依据，选用子类药为主，用于治疗白癜风，经过临床观察，不仅对白癜风有明显的治疗作用，而且对部分色素沉着性皮肤病也有明显的治疗效果，意外地取得了皮肤色素改变的双向调节效果。

"命门"一词，首见于《素问·阴阳离合论》，命门学说源于《难经·三十六难》所说"左者为肾，右者为命门"，其生理功能一是机体生命活动的原动力，二是男女生殖功能的基础。金元时代认为命门为相火之源，天地之始，藏精生血，主三焦元气，此认识进一步提升了命门的重要性。明代赵献可提出"君主命门"，是主宰十二官的真君真主。孙一奎创立命门为肾间动气说，其含义是命门乃两肾之间的动气，非水非火，乃造化之枢纽，阴阳之根蒂。张景岳对命门提出了独到的见解，他说："女子产门，男子精关，即是命门。"身形未生之初，父母交会之际，男子施由此门而出，女子摄由此门而入，及胎元既足复由此门出，其出其入皆由此门，他在《类经附翼》一书中，进一步说脐是命之根，认为："人之初生，生由脐带，脐接丹田，是气海，即命门也。所谓命门者，先天之生我者，由此而受，后天之我生者，由此而栽也。"命门常有元精、元气，是十二脏腑的生化来源。心赖之则君明；肺赖之治节行；脾胃赖之仓廪富；膀胱赖之，三焦气化；大小肠赖之，传导自行。由此可见，张景岳将阴、阳、水、火、精、气等理论与命门学说有机结合，对临床具有重大的指导意义。

在生物界，多数生物是由种子繁殖与发展而来的，说明种子内含有特殊的成分，种子包括动物的卵、植物的种子，在特定的环境下，萌繁万物，遂将种子列为治病的药物，如五子衍宗丸等。我结合张景岳之论，推测子类药含有特殊的成分，可能是元精、元气。对此，我将子类药用于治疗白癜风，方为多子培元方。该方分成三大块剖析之。

【多子培元方】山茱萸 10g，韭子 6g，覆盆子 12g，菟丝子 15g，潼蒺藜 10g，甘枸杞子 10g，桑椹子 15g，金樱子 10g，五味子 6g，炒蛇床子 6g，巨胜子 12g，楮实子 12g，黑大豆 15g，白花蛇舌草 1g，黑附块 3g。

说明 1：剂型有三种，一是汤剂，二是膏剂，三是丸剂。

说明 2：白花蛇舌草治疗白癜风仅有两家提及，一是李时珍引用甄权治白癜风，并云："内走脏腑，外彻皮肤，无处不到。"明代张石顽也有同样说法。其剂量宜每日 0.5g 为妥，亦可用蛇蜕代替，每日剂量为 1~3g。张景岳将黑附块誉为"治乱良将"，附块专入命门，通行十二经，无处不至。行补气药，追复失散元阳；行补血药，滋养不足之真阴；引发散药，驱逐在表之风寒；引温暖药，驱除在里之冷寒。总之为补先天命门真火的第一要药。其剂量为每日 3~6g，古人谓缓证宜少，是也。

说明 3：《内经》说："春夏养阳，秋冬养阴。"在春夏培元精与培元气的比例为 3:7，秋冬时比例为 8:2，这种配伍是遵循古人所谓"亢则害，承乃制"之意。

（二）黄褐斑

1. 黄褐斑病因探微

血瘀说：《灵枢·经脉》说："手少阴气绝则脉不通，脉不通则血不流，血不流则髦色不泽，故其面黑如漆柴者，血先死。"

天癸说：《素问·上古天真论》说："女子七岁，肾气盛，齿更发长，二七而天癸至，任脉通，太冲脉盛，月事以时下……五七，阳明脉衰，面始焦，发始堕……"对天癸的含义，历代有多种解释。马玄台说："天癸者，阴精也。盖肾属水，癸亦属水，由先天之气蓄积而生，故谓阴精为天癸也。"张景岳说："元阴者，即无形之水，以长以立，天癸是也。"罗元恺说："天癸是男女达到青春发育期产生的一种与性、生殖功能直接相关的微量物质……它的盛衰关系到人体的生长发育与衰老，体质的强弱和生殖功能的有无……天癸相当于性腺轴的内分泌素。"

痰饮说：《诸病源候论·卷三十九》说："面黑皯者，或脏腑有痰饮，或皮肤受风邪，皆令气血不调，致生黑皯。"这是由于痰饮渍于脏腑或腠理，受到风邪侵袭，使之气血不和，或涩或浊，不能荣于皮肤，故变生黑皯。

肾虚说：《三因极一病症方论·卷十三》说："肾主藏精，黑色属肾，肾精不足，肾虚则黑色上泛生黧黑。"

抑郁说：《医宗金鉴·外科心法要诀》说："黧黑斑……由忧思抑郁，血弱不华，火燥结滞而生于面上，妇女多有之。"

胃虚说：《医碥》说："面黑，有胃阳虚，肾寒侮土，故黑色见于面唇。"

2.黄褐斑辨证施治概要

美国学者认为，黄褐斑的典型皮损位于颧部的突出部位和前额，有三种临床模式，一是面中部型，二是颧骨型，三是下颌型。然而在中医文献里对其记载更趋完整，认识包括以下四个方面。一是五官内应五脏，认为肺之官在鼻，肝之官在目，脾之官在口唇，心之官在舌，肾之官在耳。二是经络在面部分布，认为前额区正中属督脉，旁开属膀胱经，颧部属胆、三焦经，口鼻属胃经环绕，任脉上贯之。三是面部区域分隶五脏，如沈金鳌所说："额为天庭，属心；颏为地阁，属肾；鼻居面中，属脾；左颊属肝；右颊属肺。"四是论面部肤色的辨识，在一般的情况下，面色萎黄，主脾虚、血虚；灰暗而黄主脾肾两虚，尤以肾虚为主；眼眶黯黑主肾虚；面颊、眼眶或额部黯斑主肾虚；面颊黑斑主脾肾虚；环口黯斑主肾虚、冲任亏损。

综合上述，我认为对黄褐斑的辨证施治，既要重视脏腑在面部区域的界定，又要注意色泽的深浅与晦明。为此，我归纳其病涉及三脏，即肾、肝、脾，证分七型，分别为肾阳衰微、肾寒侮上、肾水虚怯、肝气郁结、肝寒血滞、心脾两虚、痰湿阻隔。分述如下。

（1）肾（冲、任）：《医贯》说："五脏之真，惟肾为根。"肾有阴阳，肾阴包括所藏之精，或所主之体液，是其活动的物质基础；肾阳是其生理功能的动力，也是人体生命活动力的源泉。冲任皆起于胞中，为经络之海，血之所生，胎之所系，经带之病全属冲任。总之，肾、天癸和冲任，彼此协调，则经孕正常，否则为病。结合黄褐斑的临床归纳为三证。

肾阳衰微证：主症有色素沉着集中在面颊、环口唇及前额处，严重时还会波及到眼眶区域，肤色为黯斑，以黑色为主，晦暗不明。伴症有多见于中年以上、产育过多的女性，如形体虚弱，神疲乏力，四肢不温，腰酸腹冷，小便清长，夜尿多，大便稀溏，性欲淡漠，月经不调。舌淡嫩，苔白润，脉沉迟或沉细无力。治宜温肾扶阳，方选斑龙丸加减：鹿角胶、鹿角霜、菟丝子、枸杞子、沙苑子、龟甲、党参、山药、紫石英、川芎、炒杜仲、山茱萸。

肾寒侮上证：主症有常在前额、耳前区、口周及下颌，甚者颈侧相继出现深褐色或暗褐色的色素沉着。伴症有月经不调，带下清稀，性欲下降，毛发枯槁或脱落，乳房不丰或兼有癥瘕。舌淡黯，苔少，脉沉细无力。治宜温阳散寒，方选毓麟珠加减：菟丝子、炒杜仲、鹿角霜、党参、熟地黄、炙甘草、当归、白术、白芍、川椒、川芎、炮姜。

肾水虚怯证：主症有面颊、口唇及其颈项部可见暗褐色而憔悴的色素沉着。伴症有多见于中年以上或多产女性，形体瘦削，神疲乏力，心烦舌燥但不思饮。舌质淡红，苔少，脉细弱。治宜滋养肾阴，益精填髓，方选龟鹿二仙加减：龟甲胶、鹿角胶、枸杞子、生晒人参、熟地黄、菟丝子、肉苁蓉、山萸肉。

（2）肝（胆）：北京名医刘奉五说："肝为血脏，功能储藏和调节全身的血量。五脏六腑、四肢百骸、各器官组织都赖血以养；肝又能疏调气机，使之气血流畅，经络疏峻，脏腑功能和调，四肢关节健利，诸窍开合正常，从而使整体机能健壮，精力充沛，情绪舒畅，耐受疲劳，能抵御外邪。所以，肝能生养五脏六腑，这些都是肝对五脏六腑极其有利的一面。"然而肝的功能失常，常能导致肝气、肝火、肝寒等，使脏腑受其贼害。

肝气郁滞证：主症有在颧部甚者波及面颊和眼周，可见青褐色的色素沉着，略带干枯而无光泽。伴症有心情抑郁，情绪低落，多疑多虑或烦躁易怒，月经不定期或者经前乳胀明显，少腹胀痛，夹有瘀块。舌质黯红，苔薄白，脉弦数。治宜解郁理气，养血悦色，方选得生丹加减：当归、白芍、柴胡、川芎、木香、羌活、益母草、玫瑰花、绿萼梅、熟地黄。

肝寒血滞证：主症有在颧颊区域可见青褐色色素沉着，甚者状如烟煤，色泽晦暗。伴症有月经推迟，量少，夹有瘀块，腰酸。舌淡红，苔薄白，脉紧涩。治宜暖肝散寒，理气化瘀，方选暖宫定痛汤加减：橘核、荔枝核、小茴香、葫芦巴、延胡索、川楝子、当归、香附。

（3）脾（胃）：脾与胃，位于腹中，一脏一腑，互为表里，是机体升降的枢纽。况且脾喜燥，胃喜润，燥气太过，反伤脾之阳气，耗其津液，滋润太过，反伤胃之阳气，相继出现虚实二证。

脾心两伤证：主症有以鼻区为中心，上则放射到额，下则环绕唇口，可见淡褐色色素沉着，兼有萎黄少华之兆。伴症有思虑过度，失眠健忘，肢软乏力，经量少或闭经。舌质淡红，苔薄白，脉象虚细。治宜养心滋脾，方选归脾汤加减：炙甘草、党参、炙黄芪、茯神、熟地黄、炒白术、广木香、炒白芍、当归。

痰湿阻肤证：主症有在眼睑区域，可见略带烟煤色的色素沉着，晦暗不明。伴症有形体丰硕，痰多，懒散，体毛浓密，不孕。舌胖嫩，苔薄白，脉弦滑。治宜化痰燥湿，健脾养血，方选苍附导痰丸加减：法半夏、胆南星、陈皮、苍术、茯苓、枳壳、香附、神曲、甘草、生姜、鸡血藤、丹参、刘寄奴。

加减法

子宫发育不良：加菟丝子、桑寄生、川断、黄精、金樱子、仙灵脾、鹿角胶。

输卵管不通者，实证加丹参、鸡血藤、麦芽、路路通；虚证加菟丝子、桑寄生、路路通。

子宫肌瘤：加橘核、荔枝核、卷柏、生龙骨、生牡蛎、鳖甲、夏枯草、浙贝母。

卵巢功能下降：加菟丝子、熟地黄、熟附子、淫羊藿、巴戟天。

卵巢囊肿或输卵管积液：加荔枝核、昆布、海藻、夏枯草、瞿麦、萹蓄、青礞石。

盆腔炎急性期加金银花、蒲公英、败酱草、冬瓜子、赤小豆；慢性期加蒲公英、败酱草、瞿麦、萹蓄、五灵脂、延胡索、香附。

多囊卵巢综合征：加鳖甲、浙贝母、生薏苡仁。

功能失调性子宫出血（简称功血）：按年龄段分成青春期功血和更年期功血，前者治在脾；后者治在肾。主要用药有生地黄、熟地黄、墨旱莲、百合、山药、乌贼骨、煅龙骨、煅牡蛎、贯众炭、荆芥炭、炮姜炭、三七、阿胶、藕节、莲房炭。

更年期综合征：失眠严重加酸枣仁、夜交藤；烘热、烦躁加珍珠母；五心烦热加牡丹皮、地骨皮；心情抑郁加郁金、佛手；头目眩晕加制首乌、天麻；双目干涩加青葙子、杭菊花、枸杞子；阴道干涩加百合、铁皮石斛；血压偏高加怀牛膝、莲子心；血脂偏高加山楂、五味子。

（三）黑变病

黑变病类似于黧黑斑，其病名见于《外科正宗》，病因多数是肝肾阴亏，水不制火，加上思虑抑郁，血弱不能外华于肤，以至于火燥结成黑斑或者肾色外露，导致皮肤黧黑病变。病人以女性居多，多发生于面颊、颈项，严重时波及胸、腹等处，色泽灰暗，或者灰黑。呈渐进性发展，伴有腰酸膝软、头昏耳鸣等。证属肾亏，命门火衰，治宜滋肾温阳，方用左归饮加减：上肉桂 3g，制附块 3g，枣皮 10g，炒杜仲 10g，山药 12g，枸杞子 10g，仙茅 6g，仙灵脾 10g，女贞子 12g，菟丝子 15g，冬瓜子 30g，茯神 12g，鸡冠花 6g，合欢花 6g。

加减法：心情郁闷加萱草花、夜交藤；面色灰暗，轻微浮肿加炒白术、炒扁豆、橘皮；五心烦热，夜寐欠安加醋柴胡、炒白芍、白薇、酸枣仁、柏子仁；大便秘结且年龄在 40 岁左右者加生白术、枳实，年龄在 50 岁以上者加肉苁蓉、郁李仁、火麻仁。

（四）雀斑

雀斑为常染色体显性遗传的皮肤病，日光照射则会加重。中医认为这种疾病主要为肾水亏损不能上荣于面，火滞郁结而成。病人以青年女性居多，在面颊两侧可见碎石状的色素沉着，随着年龄的增大，色泽不仅加深而且枯暗少华。证属肾水亏，火郁孙络。治宜滋阴化瘀，方用麦味地黄汤加减：天冬、麦冬各 10g，生地黄、熟地黄各 12g，山茱萸 10g，女贞子 15g，枸杞子 10g，沙苑子、桑椹子各 15g，韭子 3g，僵蚕 10g，山药 10g。

加减法：夏天日光照射强烈时加青蒿、茵陈；冬天寒冷时加肉苁蓉、巴戟天；脾胃虚弱时加鸡内金、佛手片；夜寐欠安加生龙骨、生牡蛎、酸枣仁、柏子仁。

【按语】

1. 辨析肝肾，分阶段调经

月经周期的改变与脏腑功能紊乱有关，尤其是肝与肾首当其冲。因此凡与情志有关者，多责于肝；生育过多者，多责于肾。其年龄在 42 岁以前者，治之重点在肝，建议选用得生丹或逍遥散为基方；42 岁以后者，治之重点在肾，建议选用二仙汤为基方。

2. 熟谙药性，有的放矢

我在查阅古今治疗色素沉着性皮肤病的方药中，结合我的一些体会，有下列药物使用频率较高：龟甲胶、鹿角胶、海燕、雄蚕蛾、紫河车、菟丝子、沙苑子、覆盆子、韭子、蛇床子、五味子等。现扼要分述如下。

【龟甲胶、鹿角胶、阿胶】

龟甲胶、鹿角胶、阿胶，三胶皆属于冲任肾脉三经之主药。龟甲胶补心、补血、补肾为主，专行任脉，上通心气，下通肾气，是治疗一切阴虚、血虚之要品。鹿角胶滋补肝肾，益精养血。阿胶补血圣药，不论何经，悉具所任。三胶同用其含义有二：其一滋阴养血，血旺而肤色白皙而红润；其二血肉有情之品更贴近于人体的需要，非草木之药可比。

【紫河车】

紫河车一名胞衣，一名混沌皮，古人用之甚少。但因朱丹溪言其功效宏伟，故余用之较多。本品味甘咸，性温，能补男女一切精血亏损，《本草新编》说："气虚者，可重壮；气短者，可再延；气绝者，可接活；后天虽老，可得先天而再造。"不过，尚需注意两点：一是药以初胎及无病妇人良，有胎毒者害人；二是阴虚火动者禁用。

【海燕、雄蚕蛾】

海燕、雄蚕蛾，现代用之甚少，我认为，凡是色素沉着性皮肤病隶属于脾肾阳虚者均可用之。雄蚕蛾滋阴壮阳，海燕滋阴益精，两者同用能温阳散寒，和颜悦色。

【菟丝子】

菟丝子功效有八：一是益血强阴；二是补髓填精；三是腰膝酸痛；四是安心定魄，能断梦遗；五是坚强筋骨；六是肥健肌肤；七是善明目，祛面皯；八是补五劳七伤。总之久服令人光泽，老变为少。古人称本品为治梦遗的神药，不过，本药性滑，孕妇勿用。

【蛇床子】

古人称本品为右肾命门三焦气分之药，不独能补助男子，又有补益妇人之效，久服能好颜色，令人有子。

【沙苑子】

本品多感马精而生，形如羊内肾，功专入肾，具有益精强肾、调治腰痛虚亏之效。

【五味子】

五味子有南北之分，然以北五味子为传统应用正品。本品性温，五味俱备，皮甘肉酸，核中苦辛，都有咸味。功效有四：一是滋肾经不足之水；二是收肺气耗散之金；三是除烦热之渴；四是补虚劳，益气强阴。《本经疏证》对五味子治疗色素性疾病曾有一段颇多启发的论述："面黑如炭，不欲饮食，系膀胱虚冷，然膀胱与肾，可谓是阴阳表里上下雌雄相输应。"用之既能补肾又能补肺，有助于面部色素沉着的消退。不过，本品不宜多用，多用反无功，少用最有功效，尤不宜独用，独用不独无功，且有大害，不可不慎。

【覆盆子】

覆盆子安五脏，养精气，益颜色，使发不白，润泽肌肤。《本草通玄》说："强肾而无燥热之偏，固精而无凝涩之害，金玉之品也。"

【韭子】

韭子能补肝肾，暖腰膝，壮阳固精，尤对因房事太过所致尿频诸症必不可少，但阴虚火旺者忌用。

第|五|章

中医美容述要

一、美学与美容的概念

什么是美学？用蔡元培的话说："美学观念者，基于快与不快之感。"凡是美的东西，按照康德的观点，包括有四：一是超脱；二是普遍；三是有则；四是必然。

（一）形体美的标准

古今中外的艺术家对人的形体美提出了若干标准，这些标准对于美容来说是至关重要的。

1. 中国标准

（1）眼：＜杏眼＞《相理》："天得日月以得光，日月为万物之鉴；人凭眼目以为光，眼为万物之灵。"刘孝绰《咏眼》云："含娇目曼已合，离愁动还开；欲知密中意，浮光逐笑回。"

（2）眉：＜柳眉＞别名娥眉、黛眉、秀眉、细眉、翠眉、浅眉、新月眉。白居易写杨贵妃："芙蓉如面柳如眉""回眸一笑百媚生"。《天机枕》："眉挑不胜情，似语更销魂。"有人说，女人眉语，撩人心魂。

（3）唇：＜樱唇＞女性嘴唇是性感的象征，一般认为唇薄显冷漠，唇厚较性感，属爱神型。中国古代点唇名目甚多，主要有石榴娇、小红春、大红春、嫩吴香、半边娇、万金红、内家园等。

（4）鼻：＜粉鼻＞一位人体美学家说："美丽端正的鼻子。绝不会生在一张丑陋的脸上；鼻子美的人，其脸蛋也美。"更有人认为："美丽的鼻子价值连城。"

（5）齿：＜贝齿＞《汉书》："目如悬珠，齿若编贝。"又名皓齿。《庄子》："唇如激丹，齿如齐贝。"贝齿洁白可爱，象初出浴的绵羊一对对排列得整整齐齐。

（6）舌：＜香舌＞古人比舌如丁香，说"小""嫩""尖""香"，故诗云："丁香笑吐娇无垠""美人一舔一销魂"。

（7）腮：＜桃腮＞诗云："人面桃花相映红。"有人说："吻面颊比吻额头或吻眼皮，更能震动女性的心扉。"对酒窝的描绘起源于吴国的孙和，其别名称之星靥、浅靥、双靥、娇靥、微靥等。

（8）耳：<美耳>女人的耳朵愈丰满愈美。

（9）颈：<粉颈>朱昂的《沁园春》词描写女性的粉颈为："更蝤蛴领畔，冰肌半露……"

（10）乳：<酥乳>又名玉峰、留情岭。从外形讲，分圆锥型、圆盘型和半球型三种。乳房具有软绵的触感美，柔和而丰满的线条美以及挺秀、结实而有弹性的轮廓视觉美，洋溢着肉香、乳花香，放射着迷人、诱人的魅力。所以有诗人云其为"少女胸前之花"。

（11）背：美人的背最富有诱惑力，它洁白如粉妆玉琢，丰硕得好像无骨，令人只觉得一片和谐，如一片云，一枝花，一个乳白色的梦。诗人云："为君座拥更情亲"。

（12）腰：<柳腰>美人的腰有两种形态，一是纤细，楚楚动人；一是肥嫩，浓艳丰硕。女人的腰肢是性感和美感的综合体。古人有"杨妃樱，赵妃柳"的比喻。

（13）脐：<美脐>脐以大而没陷为美，脐大为健康之相："脐容李子，富贵可卜"，诗以"一点春藏小麝脐"来形容肚脐之美。

（14）腹：<美腹>美腹的标准是应微微带圆形，有三条垂直的平行纹路，一居正中，其余两条各置两旁，以一只手阔度相隔，渐隐于脐部。诗云："柔滑无骨丰多姿。"

（15）臀：<丰臀>臀之美在于丰满、圆滑、细腻、白皙而富有弹力，是集视觉、触觉美之大成。美臀应从三点观察：一是内部筋肉有弹性；二是肌肤光滑圆腻；三是脂肪丰厚，外观曲线美。有人赞曰，丰艳的臀部，打动了全世界男人的心，使男人为之神魂颠倒，赞叹不已。

（16）肩：<香肩>女人洁白圆润的肩部，裸露出来，如露出水面的荷花瓣，予人以清新的美感。

（17）臂：<玉臂>女人臂宜洁白、细嫩，如莲藕。

（18）手：<纤手>女人一双细腻、白净、纤柔的手，使男人只想用手去把握，用眼睛去拥抱，用嘴唇去亲吻。《诗经》咏女人手："手如柔荑。"荑是茅芽，又软、又嫩、又白，形容玉手的柔软细腻。李渔《闲情偶寄》论女人手时说："手嫩者必聪，指尖者多慧，臂丰而腕厚者，必享珠围翠绕之荣。"

有人说："理智较高的人，常有美丽的手。"手分三种：理智的手、肉感的手、神经质的手。

（19）腿：<绣腿>女人的腿丰盈柔滑，洁白如玉，纤毫不生，如白璧无瑕，似凝脂吹弹得破。有人说："微露深藏总有情。"

（20）肤：<雪肤>肤美的要素有四，一是艳色，二是香味，三是润滑，四是弹性。

2. 法国标准

法国艺术大师普南登提出美人标准 30 条。

（1）一定要白嫩的地方有三：皮肤、双手、牙齿。

（2）一定要漆黑的地方有三：眸子、睫毛、双眉。

（3）一定要鲜红的地方有三：嘴唇、脸颊、指甲。

（4）一定要修长的地方有三：身材、头发、四肢。

（5）一定要短小的地方有三：牙齿、耳朵、脚部。

（6）一定要广阔的地方有三：胸部、额头、眉间。

（7）一定要狭小的地方有三：嘴巴、腰肢、脚踝。

（8）一定要丰满的地方有三：大腿、臀部、手臂。

（9）一定要细小的地方有三：颈项、鼻子、手指。

（10）一定要小巧的地方有三：乳头、鼻孔、脑袋。

计算方法：头脑占 16 条，四肢占 6 条，按每条细目 3.3 分算，达 70 分以上的人可谓达标。

3. 阿拉伯标准

评论美人以"四"为主。

（1）四件黑的东西：头发、眉毛、睫毛、瞳孔。

（2）四件白的东西：皮肤、眼白、牙齿、腿。

（3）四件红的东西：舌头、嘴唇、牙龈、面颊。

（4）四件圆的东西：头、颈、前臂、足踝。

（5）四件长的东西：背、指、后臂、腿。

（6）四件阔的东西：额、眼、腰、臀。

（7）四件狭的东西：眉、鼻、唇、指。

（8）四件有肉的东西：面颊、大腿、背、小腿。

（9）四件小肉的东西：耳、胸、手、脚。

（二）魅力与风度

魅力，指吸引人的力量，分内在与外在。内在魅力包括思想、品德、情操和气质的美。外在魅力包括人体美和服饰美。当代女性的魅力应追求内在美与外在美的统一，心灵美与形体美的统一，给人一种强大活力与韵味的感染力。具体讲，在日常生活与待人接物中应该做到四点。

1. 充满自信的仪态

对自己的能力、学识和所好、进行的工作充满自信，所谓"自信则人信之"，要认识自己的长处，发挥自己的长处，让对方知道你一定会成功。

2. 轻松的微笑

面容是内心的镜子，会心的微笑能增进友情和了解。

3. 良好的形象

优雅的仪态，良好的风度，风趣、幽默的谈吐，常能在人面前展示充实而有文化素养的良好形象。

4. 广博的知识

知识是取得成功的要诀之一，要善于从交谈中去真诚地请教和交流信息，只有具备渊博的知识和良好的教养时，方能显得聪明而富有才华，才能表现出非凡的气质和优雅的风度，透射出真正的内在美，永远保持特有的魅力和风度。

总之，美是自然的流露，绝不是装模作样，更不是追求夸张和奇特。

二、中医美容撮要

李时珍在其《本草纲目》一书中，对美容中药内服与外用提供了许多经验，迄今为止，仍为中医美容家所重视，书中包含的影响容貌的疾病如下。

面部：影响面容的疾患包括黑黯、雀斑、面疮、面肿、面赤、黑子、面疱、面上黄水疮、面上恶疮、面粗丑等。

鼻部：影响面容的疾患有酒渣疮、鼻下赤匮等。

唇部：影响面容的疾患有唇裂、口吻疮、唇肿、唇风等。

须发：影响面容的疾病有发落、发白、眉脱等。

此外，还有狐臭、疣、痣、白癜风等，均分别列出了内服的中药与剂型，详细内容，请读者参阅有关章节。

众所周知，一个女子娇艳的容颜、优美的体型，是一种宝贵的自然禀赋，然而在芸芸众生中，这毕竟是少数，因此，一种专门研究或探讨美化肤表的学问，也就应运而生。据有关资料表明，美容包括生活美容和医学美容两大类，在医学美容中又分手术与非手术两大分支，前者多为外科矫形，后者主要指药物与非药物，我要叙述的重点是美容中药的心得，其内容包括药物美容、饮食美容以及针灸美容。

人体是由若干脏器和组织所组成。中医认为，人体以五脏为中心，通过经络系统，把六腑、五脏、五官、九窍、四肢百骸等全身组织器官形成有机的整体，并通过精、气、血、津液的作用，来完成机体统一的机能活动。

心、肝、脾、肺、肾是人体最重要的器官，其气血的盛衰和功能的正常与否可以从头面、五官、体表皮毛等外在的容貌上反映出来。也就是说，五脏功能正常，通过经络系统的作用，把阳气、阴血、津液源源不断地输送和散布到外表器官，滋润皮肤，荣养毛发，抗衡外邪的侵袭，从而表现为面色红润光泽，目光炯炯有神，头发浓密光亮，皮肤细腻滑嫩，富有弹性，这就是健美的标志。反之，气血不足或失调，则必然要反映到外在容貌上，引起面容憔悴，皱纹满布，面色萎黄或苍白，毛发干枯脱落，皮肤苍老灰暗，弹性减弱，严重影响容貌。

（一）、脏腑与美容的关系

1. 脏腑的概念

脏腑是内脏的总称，分为五脏、六腑、奇恒之腑三类。

（1）五脏：心、肝、脾、肺、肾。

（2）六腑：胆、胃、大肠、小肠、膀胱、三焦。

（3）奇恒之腑：脑、髓、骨、脉、胆、女子胞（子宫）。

2.脏腑功能与美容的关系

（1）心（小肠）：主血脉，推动血液在脉管中运行。心气旺盛，血脉充盈，则面色红润，富有光泽；心气不足，心血亏少，则面色枯槁，暗淡少华；心血丢失，则面色如纸；心脉瘀滞，则面色灰暗。

（2）肺（大肠）：主气属卫，宣发卫气，输精皮毛。皮肤、汗腺、毫毛等组织，依赖于卫气和津液的温养和润泽，成为抵御外邪侵袭的屏障。卫气敷布于肌肤则皮肤柔和、润泽，否则出现皮毛憔悴枯槁、面色㿠白等。

（3）脾（胃）：主运化，把饮食（水谷）转化为精微，并输送至全身，故其功能为运化水谷及运化水液。运化水谷功能良好则可化生气血，使容光焕发；反之，则面色萎黄，或色如尘垢、枯暗不华，毛发稀疏，肌肤干燥，形体消瘦等。运化水液失职，则水湿停留，湿、痰、饮等病理产物造成肥胖、痤疮、酒渣鼻等。此外，皱纹的发生既有运化水谷精微缺乏的一面，又有运化水液不足的一面。

（4）肝（胆）：主藏血，主疏泄，前者推动和调节血与津液的运行，后者调畅全身气机。疏泄气机功能正常，则可推动血液运行，使面色红润；疏泄失司，则气机郁结，血瘀经络，从而造成面色青黑或者出现黄褐斑。情志舒畅则气血调顺，青春常驻，反之情志郁闷，久则过早出现皱纹或早衰，同时面色不华、灰暗。

（5）肾（膀胱）：主藏精，精是构成人体的基本物质。肾气充足，气血充盛，则容颜不衰；肾气不足，肾之本色上泛，易导致面部黑变病（黄褐斑、雀斑）的发生。此外，发的生长全赖于精与血，故曰"其华在发"。头发的生长、脱落以及润泽与枯槁，不仅依赖于肾之精气，而且还依赖于血液的濡养。头发枯萎、早脱、早白，就其原因，一是肾中精气不足，二是血虚所致。

（二）经络与美容的关系

1.经络的概念

经，经脉，有路径的含义，沟通表里，是经络系统的主干；络，经脉别出的分支，有网络的含义。络较经脉细小，纵横交错，遍布全身。经络内属脏腑，外连于四肢、筋骨、皮肤，沟通内外。将组织器官连成一个有机的整体，起到运行气血、联络脏腑组织的作用。

（1）经脉：包括十二经脉、奇经八脉（任、督、冲、带、阳跷、阴跷、阴维、阳维）以及十二经别（十二经脉有各自的经别，以补正经未循行的器官与形体的不足）。

（2）络脉：包括十五别络（又名十五络脉、十五络，即十二经脉的别络、任、督和脾之大络）以及浮络和孙络。

（3）连属部分：包括十二经筋（司关节痹痛拘挛）和十二皮部（十二经脉及其络脉循行在体表的相应区域）。

2.经络与美容的关系

头面与经络的关系密切，手三阳经止于头，足三阳经起于头。头者，诸阳之会，其气血皆上于面及其空窍。手太阳小肠经、手阳明大肠经、手少阳三焦经、足少阳胆经皆会合于头面侧部。足阳明胃经、足少阴心经、足太阳膀胱经、足厥阴肝经、督脉、任脉皆会合于头面正中部，各经络与美容关系如下。

（1）足太阳膀胱经：有改善肥胖体质、调整性激素水平作用。

（2）足少阴肾经：有改善消瘦体质，调整精神、神经的功能。对消除眼袋、雀斑、黄褐斑有一定的帮助。

（3）足厥阴肝经：能消除肥胖，改善肤色的灰暗。

（4）手太阳小肠经：能改善消瘦体质，增进皮肤的润泽度。

（5）足阳明胃经：能促进乳腺发育，具有不同程度的丰乳隆胸的作用。

（6）手少阳三焦经：能控制皮质腺的分泌，对防治痤疮、酒渣鼻有一定的帮助。

（7）手少阴心经：能消除疲劳，防止面色㿠白少华。

（8）足太阴脾经：能减肥消肿，改善皮肤粗糙，减少毛发稀少或脱落。

（三）气、血、津液与美容的关系

气、血、津液是脏腑、经络等组织器官进行生理活动的物质基础。

1.气与美容的关系

气由先天精气、后天谷气、自然清气三者结合而成。其生理作用有四。

（1）推动作用：血的生成与运行，津液的生成、输布、排泄等均靠气的推动而运行。若气的推动作用降低，则会出现面色无华、皱纹、皮肤憔悴以及毛发干枯等。

（2）温煦作用：气是人体热量的来源，"血得温而行，得寒则凝"，温煦作用降低，则会在耳、手等处出现冻疮，肢端则会出现青紫冰冷等。

（3）防御作用：人体中的卫气有护卫瘀血的功能，一旦气虚，这种卫外功能减弱，皮肤口鼻将会出现一系列的症候群。

（4）气化作用：精、气、血、津液各自的新陈代谢及其相互转化，均依赖于气化作用而完成。若这种气化作用减弱，则会出现水湿泛滥，表现在外的有形体浮肿等；血液气化失常，则会出现皮肤苍白，或者干燥焦枯，状如肌肤甲错。

2. 血与美容的关系

血是构成人体和维护生命活动的基本物质之一，循在脉中，内至脏腑，外达皮肉筋骨，起着非常重要的营养作用。在气血充足时，表现为面色红晕，皮肤、毛发润滑有泽；血液不足时，表现为面色萎黄，皮肤干燥脱屑，毛发枯槁少华。

3. 津液与美容的关系

津液是人体一切正常水液的通称，包括胃液、肠液、泪液、唾液等。来源于水谷精微，通过胃对饮食的游溢精气和小肠的分清别浊，上输于脾而生成，津液的输布和排泄，主要通过脾的转运、肺的宣降和肾的蒸腾气化，并通过三焦的渠道而输布全身。津液散布体表，表现为皮肤润泽、毛发光亮、肌肉丰满；输注于孔窍，表现为眼亮有神、口唇湿润。津液不足，则会出现皮肤干燥，形体瘦削，毛发稀少；津液分布障碍，则会出现形体胖硕，或者形体浮肿。

4. 七情内伤与美容的关系

七情指喜、怒、忧、思、悲、恐、惊七种情志的剧烈变化，称之为七情内伤，首先影响相应的脏腑，使之气血阴阳失调，然后通过经络反映于体表的组织器官，从而引发多种美容方面的疾患。如思虑过度，损伤心脾，进而出现早衰面容，皮毛焦枯；精神抑郁，或者烦躁易怒，常易导致肝失条达或疏泄，在面部则会发生色素沉着之类的疾病。

5. 饮食与美容的关系

饮食不节，指饮食失常，或偏食。前者因摄食不足，导致气血生化之源缺乏，则会出现皮肤干燥无华；若暴饮暴食，超过脾胃的消化功能，则会造成湿浊内停，形成肥胖。后者偏食煎炸之品，易生燥热，若油腻过重，易生湿热，常能导致痤疮的发生与加重。

三、中药美容

（一）形体美容

核 桃 仁

【性味及功效】味甘，性平、温。《食疗本草》说："常服令人能食，骨肉细腻光滑，须发黑泽，血脉通润。"《开宝本草》说："食之令人肥健，润肌，黑须发。"它是一味滋养、强壮珍品，能补肾强腰，养血润肺，定喘通便。

【现代研究及应用】现代研究发现核桃仁中含有磷、镁、钙、铁等矿物质和维生素 A、B、C、E，还含有蛋白质、植物脂肪、糖等。其脂肪含量高达 70% 左右；蛋白质含量达 17%~27%；磷的含量最多，约占 58%。从营养学的角度，500g 核桃仁相当于 2500g 鸡蛋或 4500g 牛奶的营养价值，故核桃仁有"大力士食品"的美誉。

坚持服食核桃仁，可使体形消瘦的人增胖，使粗糙、干枯的皮肤变得润泽、细腻、光滑、富有弹性，其养发、乌发的功效，也为世人所公认。据说著名京剧表演艺术家梅兰芳先生生前常吃"核桃粥"，时至老年仍然面色红润，肌肤光泽。最简单的食法：将生核桃仁与炒熟黑芝麻共捣成细末状，每日早晚各 1 匙，温开水冲服。此外，可用核桃仁 100g，粳米 100g，加白糖少许，煮成核桃粥，早晚食之，对中老年妇女的抗衰老效果尤其明显。

黄 豆

【性味及功效】味甘，性平。《名医别录》说："去黑𤣥，润肌肤皮毛。"

《本草拾遗》说："久服好颜色，变白不老。"《本草纲目》说黄豆使人"容颜红白，永不憔悴"。中医认为豆类具有良好的润泽肌肤、去黑增白的作用。

【现代研究及应用】现代营养学家对黄豆曾进行过较为深入的研究，综合要点如下：干黄豆中含高品质蛋白质约40%，为其他粮食之冠；500g黄豆相当于1000g瘦猪肉，或1500g鸡蛋，或6000g牛奶的蛋白质的含量；脂肪含量为豆类之首，出油率达20%；500g黄豆中含铁质55mg，且易被人体吸收利用；含磷2855mg，对大脑神经十分有利；此外，还含有维生素A、B、D、E等。因此，黄豆被人们称为"植物肉""绿色的乳牛"。

众所周知，蛋白质是生命的基础，人体的皮肤、肌肉、毛发、指甲等都不能缺乏蛋白质。人体缺乏蛋白质，就会产生包括皮肤病在内的多种疾病，就会影响生长发育，妨碍形体健美，诸如出现皮肤粗糙，无弹性，皱纹增多，头发脱落，白发增多而显得衰老。经常食用黄豆及豆制品之类的高蛋白食物，就能营养皮肤、肌肉和毛发，使皮肤润泽细嫩，富有弹性，促使肌肉丰满而结实，毛发乌黑而光亮。除食用外，古人推荐两种用法，可供参考。其一，清洁护肤，将豆研细末，早晚洗面时，取药粉轻擦，如同用肥皂擦洗，然后用清水洗涤，坚持应用3个月至半年，脸面就会白净润泽。其二，染发护发，黑大豆浸入醋中1~2天后，加热煮烂，去渣后小火浓缩药液，先用清水洗净头发，然后涂发，日久可收到"染发须，白令黑，黑如漆色"的功效。

猪　　肤

【性味及功效】味甘，性凉。《嘉祐本草》言其可"白人肤，体如缯帛"。《随息居饮食谱》说："填肾精而健腰脚，滋胃液以滑皮肤。长肌肉，可愈漏疮；助血脉，能充乳汁。"说明本品有补益精血、滋润肌肤、光泽头发、减少皱纹、延缓衰老的作用。

【现代研究及应用】猪肤的蛋白质含量是猪肉的2.5倍，碳水化合物的含量比猪肉高4倍多，而脂肪含量却只有猪肉的一半。猪肤所含蛋白质的主要成分是胶原蛋白，约占85%，其次为弹性蛋白。生物研究发现，胶原蛋白质跟结合水的能力有关，人体内如果缺少这种属于生物大分子胶类物质的胶原蛋白，就会使体内细胞贮存水的机制发生障碍，细胞结合水量就会明显减少，人体就会发生"脱水"现象，轻者出现皮肤干燥、脱屑，失去弹性，肤起皱纹，重者还会影响生命。

由此可见，经常食用猪肤（或猪蹄），对面色苍白、萎黄、憔悴及皮肤干燥、皱纹多的瘦人与老年人，更具容颜悦色的美容效果。《备急千金要方》介绍"猪蹄浆"一方，说用之洗手面、涂面，具有"急面皮，去老皱，令人光净"的效果。

兔　肉

【性味及功效】味辛，性平。关于其功效，《本草纲目》说："补中益气。主治热气湿痹，止渴健脾。"兔脑、兔血、兔屎均可入药治病，但以野兔的药用价值为高。

【现代研究及应用】兔肉中蛋白质的含量为21.5%，比猪肉、羊肉、牛肉、鸡肉分别多1倍以上。脂肪的含量则为猪肉的1/16，羊肉的1/7，牛肉的1/5。故而，兔肉被誉为"美容肉"，被列入"健康食品"之列，素为世人所青睐。

对于妇女，尤其是年轻的姑娘来说，无不为肥胖的体型而苦恼。若要保持苗条而优美的身体线条美，建议常食兔肉，不仅可满足身体的营养需要，又不会引起肥胖。食用兔肉采用烧、焖、煨、炒、卤等烹调方法，均可收到补益、减肥的效果。对于这种补益美容的佳肴，苏东坡也曾赞曰："兔肉处处有之，为食品之上味。"此可谓十分中肯的评价。

牛　奶

【性味及功效】味甘，性平。《日华子本草》说："养心肺，解热毒，润皮肤。"《名医别录》认为牛奶能"补虚羸，止渴下气"。《本草纲目》说："治反胃热哕，补益劳损，润大肠，治气痢，除疸黄，老人煮粥甚宜。"羊奶也具有"补五脏，令人肥白悦泽"（《名医别录》）的美容效果。

【现代研究及应用】牛奶及奶制品是公认的高级营养品，含蛋白质、脂肪、乳糖、维生素及钙、磷、铁、碘、钠、钾、氯等矿物质。牛奶中的蛋白质具有较高的生物效益，特别适用于孕妇、发育期的青少年、儿童和老年人。皮肤干燥、粗糙、失去光泽、弹性减退者，若经常饮用牛奶，则可使皮肤白皙细嫩，滑润光泽，富有弹性，据传慈禧太后年过六旬，皮肤保养甚佳，就与她每天饮用人乳有关。《备急千金要方》一书记载鹿角散，就是用牛乳辅助鹿角，磨汁涂面来滋养皮肤，具有"令百岁老人面如少女，光泽洁白。涂至百日，面色光洁"的效果，有兴趣者不妨试一试。

竹　　笋

【性味及功效】味甘，性寒。李时珍曰："江南、湖南人冬月掘大竹根下未出土者为冬笋……蒸之最美，煨之亦佳……则笋之为蔬，尚之久矣。"能益气、解酒毒、消渴、去面目并舌上热黄等。

【现代研究及应用】竹笋肉质细嫩，松脆爽口，味鲜，自古以来被视为菜中珍品，有"山珍"之誉。难怪苏东坡留有"长江绕廓知鱼美，好竹连山觉笋香"的佳句。竹笋含有高蛋白、低脂肪、低淀粉、多纤维及16种氨基酸等，经常食用可以减肥，尤其适用于形体肥胖的人。竹笋中含有大量人体必需的氨基酸、维生素，对保持形体的健美和皮肤的细嫩十分有益。

冬　　瓜

【性味及功效】味甘，微寒。冬瓜古代称为白瓜，民间俗称枕瓜。冬瓜的肉、皮、籽、瓤都可入药。《神农本草经》《本草纲目》均说冬瓜仁"令人悦泽好颜色"。《日华子本草》认为冬瓜仁可以"去皮肤风，剥黑黚，润肌肤"，《本草图经》记载："冬瓜仁，亦堪单作服饵。又研末作汤饮，及作面脂药，并令人颜色光泽。"另据古籍记载，冬瓜仁还有润泽肌肤、抗衰增白的功效，不论内服或外用，均能令人皮肤白净如玉。

【现代研究及应用】冬瓜子含有脲酶、皂苷、脂肪、瓜氨酸、不饱和脂肪酸、油酸等成分。现代营养学研究资料表明，冬瓜肉不含糖，含钠量很低，是身体肥胖、形体臃肿之人的佐餐佳肴，经常食用可收到明显的减肥效果，可以说冬瓜是女性保持体型健美的理想瓜菜。

生　　姜

【性味及功效】生姜味辛，微温。生姜去臭气，通神明，疗咳逆，解药毒，治风湿痛等。是菜肴的主要调味品，其独特的辛辣芳香气味，一直受到人们的喜爱。

【现代研究及应用】生姜含有挥发油、姜辣素、树脂、纤维、淀粉等成分。《东坡杂记》一书中记载，钱塘净慈寺的一个老和尚，服食生姜四十年，八十多岁时仍然容颜不老，脸色红润，精神焕发，面无皱纹，双目有神，看上去颜如童子。苏东坡询问其养生容颜诀窍，老和尚自言："服生姜四十年，故不老矣。"剖析原因，主要是生姜中含有姜辣素，对心脏和血管有一定刺激作用，可使心跳加快，血管扩张，血液循环加快，流动到皮肤的血液增加，故而容颜焕发。诚如《奇效良方》所说："每日清晨饮一杯，一世容颜长不老。"（徐注：该书"容颜不老方"以生姜为主药）生姜除对面容憔悴无华有较好效果外，还可用于治疗影响容貌的疾病—冻疮和脱发。

蘑　菇

【性味及功效】味甘，性平。常见的蘑菇品种有口蘑、香菇、松蘑、草菇、平蘑、猴头菇等。具有健胃益气、治风破血、化痰、涩小便的功能。

【现代研究及应用】蘑菇含有丰富的蛋白质，是营养价值很高的食品，故古人云："生食作羹，美不可言"，将其誉为"干菜之王"。以香菇为例，每 100g 干香菇中含蛋白质 12.5g，脂肪 1.8g，糖 60g，维生素 B_1 0.32mg，维生素 B_2 0.77mg，钙 124mg，磷 415mg，铁 25.3mg，维生素 D 12800U，尚含有较多的维生素 B_{12}、维生素 A 原，以及 30 多种酶和 18 种氨基酸等。蘑菇这类高蛋白的食用菌，可以源源不断地补充人体细胞的"建筑材料"，使皮肤得到营养而滑润细嫩，使毛发得到营养而乌黑光泽。

鱼

【性味及功效】鱼分淡水鱼、海水鱼两类。鱼的医疗价值，古代中医早有认识，如《神农本草经》将鲤鱼列为上品，认为其有滋补、催乳、健脾、开胃、利水等功效；《名医别录》说鲫鱼"主虚羸，温中下气"。

【现代研究及应用】鱼含有优质的蛋白质，能供给人体所必需的氨基酸，其吸收率高达 96%；鱼油中含有多种不饱和脂肪酸，以及维生素 A、维生素 D、维生素 B_1、维生素 B_3、维生素 B_{12} 等。

由于鱼肉的化学组成和人体皮肤、肌肉的化学组成相似，常吃鱼肉十分利于皮肤及头发的滋养，可使皮肤细嫩滋润，头发黑亮，从而避免头发的干枯和易断。王士雄在《随息居饮食谱》中所说："带鱼暖胃，补虚，泽肤。"鱼子的美容价值引人注目，鱼子中的多种营养素是人类大脑和骨髓的良好滋养剂，坚持食用可促使身体长高，使体型健壮，并可使面色红润白嫩，头发乌黑发亮。对少女来说，鱼子更是一种使姿容"锦上添花"的食物。

山　药

【性味及功效】味甘，性平。《药品化义》说山药："温补而不骤，微香而不燥。"《本草纲目》言之可"益气力，长肌肉，强阳，久服耳目聪明，轻身不饥，延年"，并能"润皮毛"。《医学衷中参西录》也说："山药之性，能滋阴又能利湿，能滑润又能收涩，是以补肺补肾兼补脾胃，且其含蛋白质最多，在滋补药中诚为无上之品，特性甚和平，宜多服常服耳。"由此可见，山药有补中益气、健脾和胃、益肺止泻、补肾固精等功效。

【现代研究及应用】山药含有淀粉、淀粉酶、蛋白质、糖类、脂肪、多种维生素、精氨酸、黏液质、胆碱和多种矿物质。中医认为山药是补益肺脾的要药，皮肤干燥、毛发枯萎、肌肉消瘦、"豆芽菜"体型的人，经常食用，可以使皮肤变得润泽白皙光滑，毛发油润乌黑，肌肉健壮而形美。正因为如此，古人对山药曾有高度评价："山有灵药，缘于仙方，削数片玉，清白花香"（《玉延赞》），此可谓真实写照。

灵　芝

【性味及功效】味淡，性温。具有滋补强壮的功效。灵芝在传说中是一种能治百病的"仙草"，中医学也认为灵芝是一味滋补保健的珍贵药材。《神农本草经》有"益气血""补中，增智慧"的记载。《抱朴子》称有一种"七明九光芝"的灵芝，服后"翕然身热，五味甘美"，久服能"返老还童"。尽管这种说法还有待进一步验证，但灵芝的抗早衰、美容作用是肯定无疑的。

【现代研究及应用】灵芝含糖类、水溶性蛋白质、多种氨基酸、有机酸、甘露醇、生物碱、葡萄糖、多种酶类、维生素 B_2、维生素 C 等物质。现代药理研究证明灵芝的补益强壮、延年益寿的作用，主要是通过提高 T 细胞比值，增强巨噬细胞吞噬能力，提高免疫机能来实现的。久服灵芝，不仅能强壮抗病，延缓衰老，而且能护肌肤悦容颜，使皮肤变得细腻滑润。

麦　冬

【性味及功效】味甘淡。《神农本草经》说："久服轻身，不老不饥。"《名医别录》认为久服麦冬可以"令人肥健，美颜色"，所以，麦冬是一味润肤悦颜的美容药物。

【现代研究及应用】麦冬含多种甾体皂苷、黏液质、氨基酸、葡萄糖、维生素 A 及人体必需的微量元素锌、铜、铁等成分。现代药理研究表明，麦冬能升高白细胞，延长抗体的时间，提高免疫功能和核酸合成率，促进抗体、补体、干扰素、溶菌酶等免疫物质的产生。

麦冬具有益胃润肺作用，胃气康健则气血充足，面色红润，肺主皮毛，肺得濡润则皮毛得到营养而润泽，容颜自然美好。麦冬既可泡服当茶饮之，又可将麦冬浓汁熬粥，可获补气阴、悦颜色的功效。此外，还可作为化妆品的乳化剂、清洁剂及润肤添加剂等。

茯　苓

【性味及功效】味甘淡，性平。《日华子本草》说："补五劳七伤，开心益志，止健忘，暖腰膝，安胎。"古人归纳茯苓有三大功效，一是利水渗湿，二是健脾补中，三是宁心安神。

【现代研究及应用】茯苓含茯苓多糖、茯苓酸、脂肪、蛋白质、卵磷脂、组氨酸、钾盐、酵素、腺嘌呤等成分。茯苓多糖具有增强人体免疫功能的作用。

茯苓在古代美容方中使用的频率很高，经常内服和外用，能祛除面部黑斑及浅表的瘢痕。传说有位名叫王子季的人，身上有许多瘢痕疙瘩，服用茯苓十八年后，瘢痕全部消失，皮肤变得光滑细嫩，重新恢复了皮肤润泽。

（二）面部美容

鸡　蛋

【性味及功效】味甘，性平。鸡蛋是一种价廉物美的美容妙品。《本草纲目》说："每夜涂面，去䵟黯皱疱，令人悦色。"《肘后方》也说："鸡子令面色白而光滑。"

【现代研究及应用】据检测，一枚重 50g 的鸡蛋内含蛋白质 5~6g，脂肪 5~6g，并含维生素 A_1、维生素 B_1、维生素 B_2、维生素 B_6、维生素 D 及铁、钙、磷、钾、镁、钠等。众所周知，卵磷脂、卵黄素、少量胆固醇对婴幼儿和青少年的生长、发育大有好处，鸡蛋可以说是老少咸宜的营养佳品。

将打好的鸡蛋（包括蛋白与蛋黄）加橄榄油（或麻油）适量，调拌均匀后涂敷在面部，有润肤、紧缩皮肤、清除污垢功效。坚持使用这种面膜，定可促使皮肤细嫩、光滑、皎白和艳媚无比。据传慈禧太后每天晚餐后，常用蛋清涂抹脸上皱纹，到上床前半小时洗净，以此方法来消除皱纹。此外，《太平圣惠方》所载"天疮痕无问新旧必除方"就是用鸡子煮熟取黄，锅中炒如黑脂成膏，先用新布揩擦患处，然后涂药，日2~3次，则"自然瘢灭，与旧肉无别"了。

百　　合

【性味及功效】味甘，性平。《本草述》说："百合之功，在益气而兼之利气，在养正而更能去邪，故李氏谓其为渗利和中之美药也。"故而百合的主要功效是清心润肺。

【现代研究及应用】百合含有蛋白质、脂肪、淀粉、蔗糖、粗纤维、果胶、磷、钙、铁以及维生素 B_1、维生素 B_2、维生素 C 和胡萝卜素、多种生物碱等成分。常食百合，可增加皮肤的营养，促进皮肤的新陈代谢，使之变得细嫩、富有弹性，面部原有的皱纹可逐步减退，尤其对各种发热病愈后而颜面憔悴、长期神经衰弱、失眠和更年期妇女恢复容颜光彩颇多裨益。

百合食用方法众多，主要有百合羹、百合粉粥、百合莲子汤、百合瘦肉汤、百合鸡子黄汤等，是既可美容，又可食补的美味佳肴。

龙　　眼

【性味及功效】味甘，性平。《本草纲目》记载："久服强魂聪明，轻身不老，通神明。开胃益脾，补虚长智。"可见本品是一味滋补营血、补气健脾、养心安神的食药兼备的佳品。

【现代研究及应用】龙眼含葡萄糖、蔗糖、酒石酸、胆碱、腺嘌呤、蛋白质及维生素 A、维生素 B 等成分。

大凡心脾两虚、气血不足所致面色萎黄，未老先衰，妇女产后面部虚浮或面容憔悴、少华，皆可选服以龙眼为主的名方，诸如归脾汤、龙眼莲子羹、龙眼酒（龙眼肉200g，白酒500g，封紧浸泡半个月后服用）、玉灵膏（龙眼肉、冰糖熬制而成）、龙眼姜枣饮（龙眼干、生姜、大枣）、当归龙眼酒（龙眼、当归）等。《食鉴本草》特别赞誉这张补益气血、容颜悦色的良方，谓之："安神补血，久服轻身不老，同当归浸酒饮养血。"

大 枣

【性味及功效】味甘，性温。《本草备要》说大枣："补中益气，滋脾土，润心肺，调营卫，缓阴血，生津液，悦颜色，通九窍，助十二经，和百药。"《食疗本草》谓其可"主补津液，养脾气，强志"。本品可用于脾胃虚弱、气血不足，见面黄贫血、失眠乏力等症。

【现代研究及应用】大枣含有蛋白质、糖、脂肪、淀粉、胡萝卜素、单宁、有机酸、硝酸盐及磷、钙、铁等物质，含维生素 C 的量比苹果、桃子高100 倍左右，含维生素 P 和维生素 E 的含量在百果之中名列前茅，所以大枣有"天然维生素丸"和"活维生素丸"的美称。

《北梦琐言》一书记载："河中永乐县出枣，世传得枣无核者可度世。里有苏氏女获而食之，不食五谷，年五十嫁，颜如处子。"这足见人们对大枣健美效果的推崇和珍爱。现代人长期服用大枣可以治疗面色不荣、皮肤干枯、形体消瘦、头发枯黄及雀斑等，使皮内血液循环增强，促进细胞新陈代谢，使皮肤、毛发变得光润、柔软，并可展平面部皱纹，民间"一日吃三枣，终生不显老"的说法，是有其科学内涵的。

丝 瓜

【性味及功效】丝瓜原产印度尼西亚、新加坡等国，其别名有天罗、布瓜、天丝瓜等。性味甘平，无毒。《本草纲目》说："通经络，行血脉，下乳汁……治大小便下血……痈疽疮肿，齿虫，痘疹胎毒。"《生生编》称其"暖胃补阳，固气和胎"。

【现代研究及应用】本品系解毒、通络的常用药。内含蛋白质、多种维生素、皂苷、多种矿物质、植物黏液、木糖胶等。常食鲜丝瓜可以减肥，保持形体健美。若将鲜丝瓜捣烂如泥敷面，则可护肤除皱。日本《每日新闻》刊出女作家平林英子，年龄八十而面无皱纹，青春常驻，其秘诀就是每天早晨用纱布蘸丝瓜汁擦脸，坚持几十年从不间断。采集方法：将丝瓜茎离地面60cm 处切断，切口向下，插入洁净的玻璃瓶中，封好瓶口。然后将收集的丝瓜汁过滤，稍加甘油、硼酸和酒精，起润滑和消毒作用。随采随用，谨防变质。

蜂　蜜

【性味及功效】性味甘平。《本草纲目》概括本品的医疗功效有六："生则性凉，故能清热；熟则性温，故能补中；甘而和平，故能解毒；柔而濡泽，故能润燥；缓可去急，故能止心腹肌肉疮疡之痛；和可致平，故能调和百药而与甘草同功。"《神农本草经》将蜂蜜列入上品，认为"久服强志、轻身、不饥、不老"。蜂蜜确实是老少咸宜的保健食品，被誉为"人类健康之友"。

【现代研究及应用】蜂蜜含80%糖类，主要是果糖、葡萄糖（占70%以上）及蔗糖（占8%），此外，还含有蛋白质、脂肪、淀粉、苹果酸及酶类，以及多种维生素、60多种矿物质，这些营养成分能消除疲劳，恢复体力，促使精力充沛。

蜂蜜是美容良方，"常服面如花红"（《药性论》）；外用能防止皲裂，使皮肤白净柔嫩，消除皱纹，尤其适用于皮肤营养不良。《神农本草经百种录》评价蜂蜜时说："蜜者，采百花之精华而成者也。天地春和之气，皆发于草木；草木之和气，皆发于花；花之精英，酿而为蜜。合和众性则不偏，委去糟粕则不滞。甘以养中，香以理气，真养生之上品也。"

花　粉

【性味及功效】《神农本草经》将香蒲花粉列为上品，并说："甘平无毒……久服轻身益气力，延年。"南宋美食家林洪在《山家清供》中记叙，他拜访大理寺的陈评事，见其"方巾美髯"，飘然若仙，便向他请教健美良方，陈评事答曰，几乎每天以松树花粉和蜂蜜制饼。林食后赞不绝口，言："觉驼峰、熊掌皆下风矣"。国外称花粉为"完全营养性食品""黄金般食品""是上帝赐给人类的无价之宝""天然的美容师"等。

【现代研究及应用】花粉中含有8%~40%蛋白质，其中有8种氨基酸的含量是牛肉、鸡蛋含量的4~6倍；还含有维生素 B_5、维生素 B_9、维生素 C 等15种维生素，比蜂蜜含量高100倍；此外含有钙、磷、铁、铜、钾、锌等14种人体不可缺少的矿物质和50种以上的酶、辅酶及活性物质等。

经常服用花粉不仅可以增强体力，提高机体的免疫功能，而且还能抑制老人斑等色素沉着，改善皮肤细胞功能，防止和减少面部皱纹，保持容颜红润，维持皮肤细腻而有弹性，防止肥胖。

枸杞子

【性味及功效】枸杞子，又名天精、地仙、却老等，性味甘平。《神农本草经》中说："久服坚筋骨，轻身不老。"《药性论》也说枸杞子"补精气诸不足……明目安神，令人长寿"。总之，本品是滋补肝肾、补血明目的要药。

【现代研究及应用】枸杞子含有人体必需的蛋白质、粗脂肪、糖、胡萝卜素和维生素 A、维生素 B、维生素 C，酸浆红素及锌、铜、磷、铁等微量元素。

久服枸杞子，包括煎服、泡茶、熬膏、做菜、酿酒、制罐头，皆可使人面色红润，须发黑亮；若配地黄可治面色黧黑及面部黑色斑点。清代名医王孟英研制"延春酒"就是以枸杞子为主药，配合龙眼肉、女贞子、地黄、仙灵脾、绿豆各100g，浸泡于2500ml白酒中。每日早晚各饮30g，可获美毛发、泽肌肤、白皮肤的殊效。

地黄

【性味及功效】味甘，性寒。地黄有生地黄与熟地黄之分，前者偏于清热凉血，养阴生津；后者为补血要药，又善滋阴。《修真秘诀》记载地黄"服百日颜如桃花，服三年令人长生不死"。《苏沈良方》认为老年人体质虚弱，容颜憔悴，是生命之火将要耗尽所致，须补充"生命的燃料"—膏油，他在书中写道："药之膏油者，莫如地黄。"

【现代研究及应用】地黄含有地黄素、甘露醇、葡萄糖、铁质、氨基酸、维生素 A 等。

相传明代永乐皇帝为了永葆容颜青春，下旨给太医院寻觅良方。众御医经过集思广益，决定在"琼玉膏（熟地黄、人参、茯苓）中增添三种药调制成膏，献给永乐皇帝，皇帝服用数月，收效明显，龙心大悦，赐方名为"益寿永贞膏"。这张具有"填精补髓，返老还童，发白变黑，齿落更生，益寿延年，永葆天真"的专方，至今仍为世人所推崇。此外，地黄还是固齿护牙的要药。大凡齿黄不白，牙齿浮动，虚火牙痛，用之皆有良效。《御药院方》供刷牙用的美齿验方"仙方地黄散"中便含有地黄。

人 参

【性味及功效】味甘，微苦，性平。人参品种繁多，按出产分，野生的称野山参（又称野山人参、山参、吉林参），栽培的称园参（又称移山参）；按加工不同分，有红参、白参（生晒参）等，此外，还有朝鲜参（又名别直参、高丽参）。鉴于人参的生长、产地、加工及规格的不同，其质量、药效和价值也很悬殊。本品是大补元气的要药，俗称"补药之王"，凡虚劳内伤、一切气血津液不足的病证均可应用。

【现代研究及应用】人参成分复杂，主要成分有人参皂苷、人参二醇、人参三醇、挥发油、各种氨基酸、葡萄糖、果糖、蔗糖、麦芽糖等，以及有机酸类、矿物质及维生素 B_1、维生素 B_2、维生素 B_3、维生素 B_5、维生素 C 等，能提高中枢神经系统的兴奋性和免疫功能，增强对有害因素的抵抗力等。

人参对皮肤、头发的美容是多方面的，如皮肤衰老表现为皮肤弹性减弱、血液循环不良、新陈代谢作用降低，而人参的皂苷、人参三醇、多种矿物质和维生素，则具有抗胆固醇、促进皮下毛细血管的血液循环、增强营养供应、防止动脉硬化等作用，从而起到延缓皮肤衰老的效应。微量矿物质能调节皮肤水分的平衡，防止脱水干燥，增加皮肤的弹性，保持皮肤光洁柔嫩，防止或减少皮肤皱纹的发生，故而称人参为"皱面还丹"。

人参的服法主要有六：一是煎汁；二是含化；三是泡茶；四是泡酒；五是吞粉；六是药膳。不论哪些服法，每天用量以不超过 3g 为宜。

黄 芪

【性味及功效】味甘、性温。《本草备要》说："生用固表，无汗能发，有汗能止，温分肉，实腠理，泻阴火，解肌热；炙用补中，益元气，温三焦，壮脾胃。生血，生肌，排脓内托，疮痈圣药。"是人们熟知的补益强壮药。

【现代研究及应用】黄芪含有蔗糖、葡萄糖、醛酸、黏液质、多种氨基酸、甜菜碱、胆碱、维生素 B_9 及多种微量元素。能明显升高白细胞，增强网状内皮系统的吞噬功能，提高人体的免疫能力，强心，保肝，改善皮肤血液循环。

容颜无华、面色萎黄多与气血两虚有关，黄芪补气，"气旺可生血"，加之能改善皮肤血液循环，服后则面色渐转红润，恢复面色的自然美。又因黄芪含多种氨基酸、微量元素及维生素 B₉，外用可防止皮肤衰老，减少皱纹，促进毛发生长，防治脱发。

珍　珠

【性味及功效】味咸甘，性寒。珍珠不仅是精美贵重的装饰品，而且是名贵药材，尤其对皮肤有特殊的滋养保健功效。《本草纲目》说："珍珠涂面，令人润泽好颜色。涂手足，去皮肤逆胪，能化面去黯，令光泽洁白。"

【现代研究及应用】珍珠内服、外用皆可使皮肤保持适量的水分和油脂，具有润肤、洁肤、减少皱纹的功效。《御香缥缈录》记述慈禧太后驻颜方，就是用珍珠研磨成粉，每次一小茶匙，温汤送服，每隔十天服一次，可收到"留驻青春，令皮肤柔滑有光，与年轻人无二"的疗效。她的侍从女官德龄说："珠粉能帮我们留驻青春，它的功效纯粹在皮肤上显露，可使皮肤像年轻人一样柔滑有光。但服食的分量不能多，二次中间要间隔一段时间，否则便有害无益。"不过，应当指出，珍珠内服或外用，必须研磨成极细末，否则内服不利于消化吸收，外用则有刺激，不利局部吸收。内服粉剂的剂量每次以不超过 1g 为宜，每 10~15 天服食 1 次，不宜量多勤服。

杏　仁

【性味及功效】味苦，性微温，有小毒。杏仁的美容作用是多方面的，归纳有五：其一，白嫩皮肤。《食养本草》用杏仁去皮后捣烂调鸡蛋清，外搽面部，夜涂晨洗，可治"面黑不净""面上疮"。据传杨贵妃的"杨太真红玉膏"主药就是杏仁。其二，洁齿防龋。杏仁开水浸泡后去皮、尖，捣烂如泥，加煅过的细盐，早晚各刷牙、揩齿一次，可以"治齿黄黑，令白净，甚佳。"《可居杂识》一书记叙：清末文学家李慈铭满口牙齿又黄又黑，影响美观，十分烦恼，后在《四库全书》中发现杏仁加细盐揩牙方，数月后见效，半年后黄黑牙齿便变得洁白美观。其三，护肤防皲。杏仁与瓜蒌仁研粉，以蜜调制成"手膏"，经常擦用，可收到"令手光润，冬不粗皲"的效果。其四，清除疮渣。杏仁研末，频频揩拭，去诸风疮。其五，蚀除赘疣。《千金要方》用杏仁烧黑研末，外涂治疗赘疣。

【现代研究及应用】杏仁有苦、甜之分，苦杏仁由西伯利亚杏、辽杏及野生山杏的成熟种子加工而成，因其味苦而有苦杏仁之称。甜杏仁由巴旦杏的成熟种子加工而成，其味甘甜，所以称之为甜杏仁。前者含苦杏仁苷、苦杏仁酶、苦杏仁油、蛋白质和各种游离氨基酸，能止咳平喘、润肠通便；后者含维生素 A、维生素 B_1、维生素 B_2、维生素 C 及脂肪、蛋白质、钙、磷、铁等成分，能够补虚润肺、调和胃肠。

蚕　丝

【性味及功效】味甘，性温。李时珍说："蚕茧，方书多用，而诸家本草并不言及，诚缺文也。"

【现代研究及应用】蚕丝含有 18 种氨基酸，其中有 8 种为人体必需氨基酸。《本草纲目》记载，用蚕丝加工后的制品称为丝素，可消除皮肤黑黯。现代研究发现蚕丝中含有的丝蛋白是纤维状蛋白质，其分子结构和构成皮肤的胶原纤维相似，故而，将丝素制成化妆品，涂于皮肤上约 10 秒钟，便可透过皮肤角质层的细胞膜进入角质细胞，继而渗透过表皮各层组织，使皮肤角质层的水分保持在 10%~20% 之间，从而可以防止或减轻皮肤的干燥、起皱、老化，保持皮肤的弹性，达到护肤、润肤、白嫩的目的。此外，将可溶性丝素蛋白涂在头发上，使头发表面形成一层薄而透明的保护膜，能增强头发的弹性、柔性，保持头发水分，起到护发、养发的作用。

（三）毛发美容

松　子　仁

【性味及功效】松子又名海松子、新罗松子。本品性味甘温，《开宝本草》说："去死肌，变白，散水气，润五脏，不饥。"《玉楸药解》说松子能"泽肤荣毛，亦佳善之品。"《列仙传》一书说："又偓佺子少在黑山食松子、茯苓，寿至几百岁。"

【现代研究及应用】本品含有大量的脂肪，每 100g 中约含脂肪 63g，主要为油酸、亚油酸等不饱和脂肪酸。还含有磷质，对于骨骼、牙齿发育不良，毛发生长等均有良好的治疗作用。诚如《本草经疏》所说："海松子，气味香美甘温，甘温助阳气而通经，味甘补血，血气充足则五脏自调，仙方服食，多饵此物。"总之，本品是良好的抗衰老珍品，被清代名医王孟英推崇为"果中仙品"。

芝 麻

【性味及功效】芝麻，古称巨胜、胡麻、方茎、油麻、脂麻等。芝麻有黑白两种，白芝麻主要供榨油，食用多取黑芝麻，性味甘平。《神农本草经》认为芝麻能"主伤中虚羸，补五内，益气力，长肌肉，填髓脑。久服，轻身不老。"《抱朴子》称："服黑芝麻百日，能除一切痼疾。一年身面光泽不饥；二年白发返黑；三年齿落更生。"芝麻确实是延年益寿、润肤乌发的妙药。

【现代研究及应用】芝麻含脂肪油达 61.7% 左右，以油酸、亚油酸、棕榈酸、甘油酯为主要成分；含蛋白质 21.9%；含氨基酸与瘦肉相似；还含有卵磷脂、蔗糖、多缩戊糖以及钙、磷、铁等矿物质和维生素 A、维生素 D、维生素 E。

本品具有补肾养血的功效，对头发早白、落发过多、头发干枯等均有明显效果，《太平圣惠方》的乌麻散就是一张补肝养血、润泽皮肤、乌须黑发的名方。此外，由于含有维生素 E，可防止皮下脂肪氧化，增强组织细胞活力而使皮肤光滑，富有弹性，久服则可达到容颜不衰、青春常驻的良好效果。葛洪在《神仙传》中记载一则故事："鲁女生服胡麻饵术，绝谷八十余年，其少壮，日行三百里，走及獐鹿。"佐证了芝麻延年美容的效验。不过，由于芝麻含脂肪油较高，脾虚便溏者忌用。

何 首 乌

【性味及功效】味苦、甘、涩，性微温。何首乌是一味众所周知的乌发、容颜的佳品。《本草纲目》评价何首乌说："养血益肝，固精益肾，健筋骨，乌髭发，为滋补良药，不寒不燥，功在地黄、天门冬诸药之上。"《开宝本草》认为本品有"益血气，黑髭发，悦颜色。久服长筋骨，益精髓，延年不老"的功效。由此可见，何首乌是一味有着广阔发展前途的抗老防衰的药物。

【现代研究及应用】何首乌含有大黄酚、大黄素、大黄酸、大黄素甲醚、脂肪油、淀粉、糖类、卵磷脂等成分，不仅有滋补强壮作用，还能降低血清胆固醇，防止和减轻动脉粥样硬化，特别是近些年的研究发现本品可以减少使人类衰老的脂褐质的生成。

本品的美容效应主要有二：一是乌发，如《积德堂经验方》的七宝美髯丹，《太平惠民和剂局方》的延寿丹，《御药院方》的何首乌丸等，均以何首乌为主药，经实践检验，久服确有促进毛发生长、乌发美髯的殊效，大凡头发干枯、分叉、落发过多皆可应用，无不获效；二是容颜，唐代文学家李翱在《何首乌传》中，详细记述何首乌的发现、效应和流传民间的故事，尽管是传说，但其功效是真实的。临床上见面色无华或面色萎黄等症，常服补肝肾、益精血的何首乌，均能使人气血充足，面色红润，容光焕发，青春久驻。

不过，若取补益与美容之效，一定要用制过的首乌，忌用生首乌，因为生首乌不具补益及美容作用，只能用于通便解毒。

桑　椹　子

【性味及功效】味甘，性寒。本品有黑白两种，但以紫黑色为佳。《本草求真》言其"除热养阴……乌须黑发"，《滇南本草》认为桑椹"益肾脏而固精，久服黑发明目"，《本草纲目》说桑椹："久服不饥，安魂镇神，令人聪明、变白、不老。"归纳其要，桑椹具有补益肝肾、滋阴养血及清虚火、祛风湿的功效。

【现代研究及应用】本品含有葡萄糖、果糖、鞣酸、胡萝卜素、维生素 A、维生素 B_1、维生素 B_2、维生素 C 等多种成分。

鉴于桑椹补益肝肾的功效，故发稀容易脱落，头发早白，目暗无神者，常服本品确有效验。如著名的桑椹膏（原名文武膏），只要每天早晚各服一汤匙，对血虚之面容憔悴、须发早白有显著疗效。

桑椹子性寒滑肠，平素脾胃虚寒、大便稀溏者应慎用；生食桑椹子务必用温开水清洗干净。

黄　精

【性味及功效】味甘，性平。黄精，异名有太阳草、仙人余粮等。《名医别录》说："主补中益气，除风湿，安五脏。"《本草纲目》肯定它有"补诸虚，填精髓"的作用。古籍对黄精的抗老美容作用记载颇多，如《神仙芝草经》说："黄精宽中益气，使五脏调良，肌肉充盛，骨髓坚强，其力增倍，多年不老，颜色鲜明，发白更黑，齿落更生。"张华《博物志》记载："昔黄帝问天老曰：'天地所生，有食之令人不死者乎？'天老曰：'太阳之草名黄精，食之可以长生'。"《神仙传》也说："尹轨学道，常服黄精，年数百岁。"说明本品可以作为延缓衰老的久服无弊的滋补药物。

【现代研究及应用】黄精含有维生素 B_3、二氨基丁酸、黏液质、淀粉、糖分、醌类等成分。动物实验发现，内服能降血糖、降血压；外用对结核杆菌、金黄色葡萄球菌及多种真菌有抑制作用。黄精食疗方法既可煮粥（黄精30g取汁，加粳米100g煮粥），又可炖鸭（黄精30g，鸭子一只约2000g），有较好的美容效果。此外，还可配合其他药物，制作成丸、散、膏等剂型服用。近代采用黄精的水醇浸剂浓缩液，作为化妆品色素，配合其他药物制成乌发宝、乌发发乳、乌发头油等，能使白发变成黑发，且有一定的生发作用。

菊　花

【性味及功效】味甘、辛、苦，性微寒。菊花分黄菊、白菊、野菊几种，黄菊花中以杭菊花最佳；白菊又名甘菊，善于平肝明目；野菊偏于清热解毒。菊花素为医家所喜用，《神农本草经》列为上品，并云："久服轻身耐老"。陶弘景认为菊花能"令头不白"，《本草拾遗》介绍它"染髭发令黑"等，上述文献充分说明菊花具有很高的美容价值。

【现代研究及应用】菊花含有挥发性精油、菊苷、腺嘌呤、氨基酸、胆碱、水苏碱、黄酮类及维生素 A_1、维生素 B_1 等。它对葡萄球菌、流感病毒均有抑制作用。

菊花的用途，李时珍曾有一段概括性论述："其苗可蔬，叶可啜，花可饵，根实可药，囊之可枕，酿之可饮。"古往今来的习俗，九月初九饮菊花酒，南方人夏令喜食菊花脑。特别是御医张仲元、姚宝生为慈禧太后谨拟的"菊花延龄饮"，就是仅用鲜菊花一味，兑入少量蜂蜜，沸水沏泡饮之，可作为保健、益寿、美容的饮料。还可用白菊花1000g，茯苓500g，共研细末，每天3次，1次6g，久服后有令人容颜不老的美容效果。此外，《御医院方》创制的"洗发菊花散"以菊花为主药，此方能去屑止痒，返白为黑，防治脱发。

槐　　实

【性味及功效】味苦，性微寒。槐实即槐角，槐树的花蕾称为槐花，性味功效类似于槐角，可以相互代用。《颜氏家训》有"吾常服槐实，年七十余，目看细字，须发犹黑"的记载。《梁书》说："庾肩吾常服槐实，年七十余，发鬓皆黑。"《名医别录》说："槐实……服之令脑满，发不白而长生。"以上古代文献资料，足以说明槐实确有保护皮肤、乌发护发、延缓衰老的作用。

【现代研究及应用】本品含有芸香苷（又名芦丁）、槐实苷、槐黄酮苷、山奈素、双葡萄糖苷、脂肪油、半乳糖、甘露聚糖及维生素 A、维生素 C 等。众所周知，皮肤干燥、粗糙与缺乏维生素 A 有关，头发枯黄干燥，面部雀斑、粉刺，往往为缺乏维生素 C 所致，因此，常服槐角能予以补充，从而达到青春常驻的作用。

墨　旱　莲

【性味及功效】味甘、酸，性寒。墨旱莲又名金陵草、莲子草等。《本草纲目》说它能"乌髭发，益肾阴"，《本草正义》认为墨旱莲"入肾补阴而生长毛发"。明代名医缪仲醇十分推崇墨旱莲的乌发功效，他说："古今变白之草，当以兹为胜。"

【现代研究及应用】墨旱莲含有挥发油、鞣质、皂苷、墨旱莲素及维生素 A 等。本品在中医美容古方中使用频率极高，如《千金月令》中的金陵煎，《寿亲养老书》的牢牙乌髭方、旱莲散，《摄生众妙方》的乌须固齿方，《太平圣惠方》的治眉毛脱落方等，值得今人进一步去发掘和验证。

川　　芎

【性味及功效】味辛，性温。《药性赋》言川芎上行头角，助清阳之气止痛，下行血海，养新生之血调经，是血中之气药也。但不宜久服、单服，否则易耗散真气。

【现代研究及应用】川芎在《神农本草经》中称为芎，《吴普本草》中称为红果。据药理研究，川芎中含挥发油、生物碱、酚性成分、内酯类、阿魏酸及人体必需微量元素锌、铜、铁等物质。

本品的美容功效，一是美发，二是滋养面部皮肤。川芎可以扩张头部毛细血管，促进头部的血液循环，增加头发的营养供应，使头发不易变脆，抗拉强度和延伸性明显增加，并可延缓白发生长，避免头发干枯脱落，保持头发油润光泽。由此而演化出川芎提取物所配制的洗发香波、洗发液、生发露等。

川芎具有抗维生素 E 缺乏症的作用，常服川芎及其制剂，可延缓皮肤的衰老，保持皮肤的光洁，并舒展皱纹。

（四）美容名方

1. 容颜类

容颜不老方

出自明代《奇效良方》。由生姜 500g，大枣 250g，白盐 60g，甘草 100g，丁香、沉香各 15g，茴香 120g 组成，具有令人容颜不老的功效。

[**制法**] 上药研粗末，和匀备用。

[**用法**] 清晨煎服或沸水泡服，每次 10~15g。

[**评价**] 本方以姜枣为主药，配合芳香健脾开胃之品，增强营养物质的正常吸收，气血充足，灌注肌肤故容颜不易衰老，诚如古诗所赞美："一斤生姜半斤枣，二两白盐三两草，丁香沉香各半两，四两茴香一处捣。煎也好，泡也好，修合此药胜如宝。每日清晨饮一杯，一世容颜都不老。"

普济白面方

出自明代《普济方》。由单味牡蛎组成，主治面色黧黑。

[**制法**] 牡蛎粉，水飞过，蜜丸梧子大。

[**用法**] 日 1 次，每次 60 丸，同时将烧熟牡蛎肉食之。

[**评价**]《本草图经》说："炙食甚美，令人细肌肤，美颜色。"可见本品外用确有滋润皮肤、去斑增白之效，加之肉炙食之，更是相得益彰。

纯阳红妆丸

出自明代《普济方》。由补骨脂、胡桃肉、胡芦巴各 1000g，莲子 250g 组成。能补肾助阳，温养皮肤，悦泽面容，尤对肾阳衰弱而致面容萎黄、眼眶发黑者更为适合。

[**制法**] 共研粉末，以酒相伴为丸，如梧子大。

［**用法**］日 1 次，每次 30 丸，空腹酒下。

［**评价**］本方四味均为补肾助阳之药，共奏温养皮肤、防止皮肤老化、悦泽颜面之效，实为药精效专之良方。

玉竹丸

出自宋代《太平圣惠方》，由单味鲜玉竹 1500g 组成，有养阴补肺、生津润颜的功效，尤适用干性皮肤和皱纹初期阶段。

［**制法**］每年 2 月、9 月采取鲜玉竹根，置锅内煮烂，布包榨取原汁，熬稠。其渣晒干，研细末，再同其汁熬至做丸，如鸡子黄大。

［**用法**］日 3 次，1 次 1 丸，温开水下。

［**评价**］肺主皮毛，肺得玉竹之滋养更能输布津液以润泽皮肤，促使面部润滑、光洁而富有弹性，诚如《神农本草经》所说玉竹"久服，去面黑皯，好颜色，润泽"。

杨太真红玉膏

出自明代《鲁府禁方》，由杏仁（去皮）、滑石、轻粉各等份组成，能令人面红润悦泽，旬日后色如红玉。

［**制法**］为细末，蒸过，入冰片、麝香少许，以鸡子清调匀。

［**用法**］早起洗面后敷之（约经 2 小时后洗净药膏）。

［**评价**］杨太真系杨贵妃之号，为我国古代"四大美人"之一。该方杏仁滋润皮肤，滑石疏利毛孔，加之冰片、麝香芳香走窜之性，更增药效。不过，轻粉系汞化合物，有毒，不宜每天涂面，删去为妥。

千金白面方

出自唐《备急千金要方》，由牡蛎 120g，土瓜根 30g 两味药组成，能令面白腻润，去面皱。

［**制法**］共为细末，白蜜调敷。

［**用法**］临睡时涂敷颜面，清晨温水洗去，宜慎风日。

［**评价**］牡蛎成分与珍珠相似，土瓜根治面黑有殊效，蜂蜜滋肤润泽，三药平淡无奇，实为美容增白良方。

变白方

出自宋代《太平圣惠方》，由云母粉、杏仁各等份组成，能治斑点，兼去瘢痕。

［**制法**］杏仁去皮尖，上药细研，入银器中，以黄牛乳拌，略蒸过。

[**用法**] 夜卧时涂面，清早用温水洗之。

[**评价**]《名医别录》认为云母粉能"坚肌续绝""悦泽不老"，是一味护肤泽颜要药，加之杏仁、牛奶滋润皮肤，经常涂面，能使黑面逐渐变白，对斑点、瘢痕也有良好的消退作用。

2. 毛发类

扶桑丸

出自清代《成方切用》，由嫩桑叶500g，巨胜子75g，白蜜500g组成，能益颜色，补肝肾，却病延寿。

[**制法**] 将芝麻捣碎，煎浓汁，和蜜炼至滴水成珠，入桑叶末为丸。

[**用法**] 日2次，每次6~9g，早用淡盐汤，晚用酒送服。

[**评价**] 组方仅两味中药，补血养阴，久服则容光焕发，延缓衰老，诚如《抱朴子》对芝麻所赞美，可使身面光泽，白发返黑，齿落重生。

乌发膏

出自明代《积善堂经验方》，由何首乌、茯苓各1000g，当归、枸杞子、菟丝子、牛膝、黑芝麻各240g，补骨脂120g组成，有乌须黑发、补血养阴的功效。

[**制法**] 研粗末，加水煎熬3次，过滤，文火浓缩，加蜂蜜适量，调匀，煎透。忌铁器。

[**用法**] 日3次，每次15g，开水冲服。

[**评价**] 本方由七宝美髯丹改制而成，方用何首乌，系黑发、强壮补血的良药，配合茯苓、枸杞子等大补肝肾，可使体弱复壮，白发返黑。

金陵煎

出自唐朝《千金月令》。由金陵草（又名墨旱莲）5750g，生姜、白蜜各500g组成，有益髭发、变白为黑的功效。

[**制法**] 六月采收青嫩不杂黄叶，捣烂，研绞取汁，文火煎开，加入生姜汁、白蜜合煎，以柳木搅勿停手，状如稀汤。

[**用法**] 早晨和午后各服一匙，以温酒一盏化下。

[**评价**] 缪仲醇十分推崇墨旱莲治疗白发的效果，用姜汁、白蜜保护脾胃，确系治头发早白的妙方。

地黄饮

出自宋代《太平圣惠方》，由熟地黄2500g，五加皮250g，牛膝250g组成，有填益精力、化白令黑的功效，尤适用于人未至 40 岁，头发尽白者。

[制法] 牛膝去苗，地黄酒浸一宿，曝干，总九蒸九曝，为细末。

[用法] 每日空腹以温酒调下 10g；或入羹粥中食之亦可。忌生葱、萝卜、大蒜等。

[评价] 熟地黄补肾益精，是古代治疗白发的要药，五加皮益气除痹，牛膝补肝肾、强筋骨，长期服用可使气血充足，肝肾功能旺盛，白发变黑，寿命延长。

香发散

出自《慈禧光绪医方选议》，由零陵草 30g，辛夷、玫瑰花各 18g，檀香 18g，锦纹大黄、甘草、牡丹皮各 12g，山柰、公丁香、细辛、苏合油各 10g，白芷 100g 组成，具有久用发落重生、至老不白的功效。

[制法] 共为细末，用苏合油拌匀，晾干，再研细末备用。

[用法] 热水把头发洗净，晾干，放少量香发散于发上，用梳子梳发，使其均匀涂于头发上。

[评价] 本方多为性温气厚药物，具有通窍、辟秽、温养的作用，有香发防白的双重功效。据传说，慈禧五十多岁时，脱发严重，自从使用本方数年后，落发停止，新发渐生，到了古稀之年，仍然满头青丝。

洗发菊花散

出自元朝《御药院方》，由甘菊花 60g，蔓荆子、干侧柏叶、川芎、桑白皮、白芷、细辛、墨旱莲各 30g 组成，可治头发脱落。

[制法] 桑白皮去粗皮，细辛去苗，墨旱莲取根茎花叶俱全者，研粗末。

[用法] 每次用药 100g，豆浆水三大碗，煎去二大碗，去渣，沐发。

[评价] 菊花为主，能令头发不白，配桑白皮、侧柏叶、蔓荆子、墨旱莲，均有美发功效，川芎、细辛祛风除屑止痒，综合而论，可去屑止痒，促使白发变黑，多获良效。

3. 洁齿类

白牙散

出自明代《普济方》。由石膏、细辛、地骨皮、青盐、甘松、藿香、零陵香、白芷、藁本各 10g，磁石末、新砖末、香附、麝香各少许组成。

[制法] 研细末。

[**用法**] 早晚各搽 1 次。

[**评价**] 肾主骨，齿为骨之余，肾气弱则牙齿枯槁而黄黑。本方既有清宣风热外邪的白芷、藁本等，又有温肾润燥的细辛、青盐之类，故而，坚持外搽可使齿莹白璀璨。

治牙黄药方

出自明代《普济方》。由川芎、丁香各等份组成，有涤去牙齿黄斑之效。

[**制法**] 研细末。

[**用法**] 早晚各搽牙 1 次。

[**评价**] 黄牙多由脾胃湿热蕴内，上熏于齿而成，方用川芎、丁香辛温走窜之品，旨在芳香化浊，醒脾涤浊，早晚搽之，可望获得黄除齿洁之效。

四、美容针刺术

（一）针刺美容术

通过针刺体表经穴，促使经气畅通和微循环改善，加强表皮细胞的新陈代谢，增强肌肉的弹性，这样有利于清除皱纹，预防未老先衰，永葆面色红润和肤色的滑润与白嫩。经现代美容实践证实，针刺治疗有较好疗效的影响容貌的疾病有 9 种，其病名、主治经穴以及手法详见下表 1。

表 1：针刺美容的主治疾病及经穴、手法

病名	主治经穴	手法
脂溢性脱发	主穴：百会、四神聪、头维、生发 配穴：上星、翳风	泻法，2 日 1 次
酒渣鼻	主穴：印堂、素髎、迎香、地仓、承浆、颧髎 配穴：禾髎、大迎、合谷、曲池	泻法，2 日 1 次
痤疮	曲池（双）、合谷（双）	平补平泻，留针30 分钟，日 1 次
斑秃	主穴：百会、头维、生发、足三里、三阴交 配穴：翳风、上星、风池、太阳、鱼腰透丝竹空、足临泣、侠溪、昆仑、太冲	平补平泻，留针30 分钟，日 1 次
白癜风	合谷（双）、曲池（双）、行间、三阴交	泻法，另加电刺激，15 分钟，日 1 次

病名	主治经穴	手法
消瘦	阴血虚：膈俞、胆俞、腰眼、大椎、肺俞、脾俞、尺泽、列缺、阴郄、隐白、然谷、复溜、三阴交； 阳气虚：膏肓、中脘、气海、阴陵泉、足三里	平补平泻，留针30分钟，日1次
肥胖	内关、水分、天枢、关元、丰隆、内庭、三阴交、曲池、支沟	泻法，2日1次
多毛症	膈俞（双）、肝俞、脾俞、血海、三阴交、合谷、列缺	泻法，2日1次
面部皱纹	取皱纹附近经穴，再配肝俞、肾俞、三阴交、血海、足三里；或配中脘、合谷、曲池、足三里、胃俞、脾俞	平补平泻，1~2日1次

针刺美容在施术过程中的注意事项，详见有关针灸学专著。

（二）经络美容术

通过应用手掌、手指、毛刷、按摩器等，在经络上及其所属的经穴上施行一定量的刺激，从而达到促进血液循环，加强代谢产物排出，蠲邪悦色，使容颜姣美的目的。

刺激手太阴肺经：可以促使皮肤柔滑与光泽，增强皮肤的健美。

刺激手阳明大肠经：能改善瘦弱的体质，使人形体逐渐丰满；若重点刺激合谷、曲池、迎香等，则可防治面部皱纹、痤疮、口臭、酒渣鼻等。

刺激足阳明胃经：可以改善瘦弱型体质，并有预防发生皮疹的作用。刺激承泣、四白、巨髎、地仓、颊车、下关，可以减轻面部皮肤皱纹，推迟或减缓眼袋的形成进程。刺激承满、梁门、关门、天池能悦色和颜，有助于消除瘦弱的体形。刺激足三里能悦色和颜，强壮延年。

刺激足太阴脾经：可以改善无力型的消瘦体质，改善倦怠型肥胖。刺激三阴交、血海，能减轻雀斑、黧黑斑、面黑等。

刺激手少阴心经：能改善面部容颜，使人娇艳。刺激少府，可以改善皮肤粗糙、瘙痒状况。

刺激手太阳小肠经：能改善瘦弱型体质。刺激颧可减轻面部皱纹。

刺激足太阳膀胱经：可以改善肥胖体质，减轻妊娠所致雀斑、黄褐斑，改善皮肤过敏体质。刺激睛明、攒竹、气海俞、关元俞、次髎、中髎、膀胱俞、肾俞、膈俞、大肠俞、肝俞、脾俞、心俞、肺俞、三焦俞，可以减轻面部皱纹、粉刺、酒渣鼻、眼袋、面黑等。

刺激足少阴肾经：可改善先天不足的瘦弱体质，减轻雀斑。刺激涌泉有强壮悦色的效果。

刺激手厥阴心包经：可改善面部色泽，消除病色。刺激天池，可改善乳房发育。刺激劳宫，有助于减轻口臭。

刺激手少阳三焦经：可以改善面部晦暗、体失光泽状态。刺激瞳子能减轻鱼尾纹。

刺激足厥阴肝经：能改善面部灰黑的肤色，悦色和颜。刺激行间、太冲可改善面部色素沉着诸候。

注意：该疗法应在洗澡后进行，隔衣施治效果略差，但不要受凉，并且要持之以恒。若皮肤发生疮疖等疾患，暂不进行。

五、其他美容术

（一）耳压美容术

采用以籽代替针刺的一种简便疗法。其应用材料主要有白芥子、王不留行籽、黄荆子、莱菔子、绿豆、油菜籽、菟丝子、茶籽、磁珠、塑料丸、中药丸剂等。其方法是直接将这些材料贴敷于耳穴上，并嘱每次压穴 30~60 秒钟，日 2~3 次，同样，可以收到毫针、埋藏法的疗效，而且安全无痛，副作用少，尤以惧怕疼痛的老年、妇女、儿童最为适宜。比较常用于下列四种疾病。

白癜风：取耳穴心、肝、内分泌，或取肾上腺、肺、内分泌、枕、膈，配以心、额、皮质下、交感、脑点、神门。方法：采用王不留行籽或油菜籽贴于耳穴。嘱每日按压数次，证属虚寒手法要轻，证属实热手法要重，总以有酸、胀、麻或发热感为宜。5~7 日换 1 次。

扁平疣：取肺、大肠、内分泌、神门、皮质下、脑干或脑点、面颊区及皮损相应穴位。方法同上。

肥胖：取内分泌、脑点、肺、胃、饥点、敏感点；或取内分泌、卵巢、脑点、渴点、神门、脾、胃。方法同上，不过，按压时间以每餐饭前进行为佳。

痤疮：取内分泌、激素点、皮质下、肺、心、胃。方法同上。

注意： 鉴于胶布贴后透气性能差，故在气温高、湿度大的情况下，更换时间应缩短，避免引起耳部皮肤糜烂、感染等；若对胶布过敏者可更换其他疗法；凡见耳廓有炎症、冻疮等应忌用。

（二）针挑美容术

采用不同的金属针具，刺入人体的一定部位、穴位，然后挑破表皮，进而挑断皮下的白色纤维组织或挤出一些液体、血液等。这种疗法是通过刺激神经反射的作用，调整机体的功能，对大脑皮层产生一种温柔的具有保护性刺激，从而达到调整机体、美容却病的效应。

针挑所用的针具，多为三棱针、圆利针、大号注射器针头、医用缝针等。其针挑术主要有挑点术、挑筋术、挑血术、挑罐术等。①挑点术：将针尖刺入皮肤 1 分许，一入即离，再刺再离，反复多次进行施术。②挑筋术：针体刺入一定深度后，将针轻慢上提，并随提随做左右摆动，直把纤维拉出，再将针向一侧捻转，以手术刀切断纤维。③挑血术：以针挑破针挑点、经穴及其周围的浅层静脉，挑破后用拇食指挤压，使之出血。④挑罐术：挑破后加用火罐的方法。针挑术一般以背俞、夹脊穴为其选择点，此外，还可选用痛点和皮疹点等。

痤疮：选用背脊两侧第 1~12 胸椎的两旁各开 5 分至 3 寸范围内，寻找反应点（类似丘疹，呈灰白色，或棕褐色、暗红色、浅红色，压之不褪色）。方法：常规消毒后，用三棱针挑破皮下纤维组织，挤出少许血液，外盖消毒纱布，用胶布固定。5~7 日挑 1 次，每次挑 2~3 个反应点。

酒渣鼻：在鼻准头周围，将鼻翼连成环形，每隔一横处为一点，只 6 点。方法：消毒后采用挑血术。

注意： 需无菌操作，术后嘱受术者保持局部清洁，3~5 日内不要用水洗，以防感染；凡患贫血、出血性疾患、心脏病及孕妇、体质虚弱者慎用。

（三）刺血美容术

通过刺激身体的穴位或表浅血络，放出少量的血液，促进新陈代谢，刺激骨髓的造血机能，使体循环的幼红细胞增多，代谢活动旺盛，并通过神经 – 体液调节作用，改善微循环、血管机能、血液成分，提高机体的免疫功能，达到美容的效应。

刺血工具主要是三棱针，其次是注射器针头、手术刀等，其方式有点刺术、散刺术、泻血术三种。

点刺术：左手拇、食、中指夹紧被刺部位或穴位，右手拇、食指捏住针柄，准确刺入1~2cm，速退出针尖，轻挤针孔，出血少许，然后用消毒棉球按压针孔。

散刺术：在病变部位进行点刺，一般自病变外缘环向中心点刺，其点刺多少因病变大小而定，通常是10~20针不等。

泻血术：先以带子或橡皮管，结扎针刺上端，常规消毒，用三棱针刺入静脉0.5~1cm，迅即拔针，使其流出少量血液，消毒棉球按压针孔。

注意： 无菌操作，以防感染；点刺术宜轻、浅、快，勿伤深部动脉及重要脏器；凡体弱、贫血、孕妇、产后、饥饿、过饱、酒醉、患血液病者等均禁用。

刺血美容术对痤疮等疾病有效。其所主治疾病及操作部位、方法等详见下表2。

表2：刺血美容术主治疾病及操作部位、方法

病名	部位与穴位	刺血方法
痤疮	甲组：热穴、降压沟 乙组：内分泌、皮质下 主穴：肺、内分泌、子宫、面颊区、额、皮疹相应区域 配穴：心、胃、皮质下、肾上腺	手术刀划破0.1~0.2cm，每次以血浸3~4个干棉球为宜
黄褐斑	主穴：热穴、皮质下 配穴：内分泌、脾、胃	同痤疮
扁平疣	耳背浅表小静脉	手术刀挑破后任血外溢，待血自止，外涂碘酒
酒渣鼻	素髎、尺泽、鼻部变赤处	点刺术或泻血术

（四）指针美容术

以手指代替针具在相应腧穴上，施行刺激的一种方法，具有活血祛瘀、疏通经络、调整脏腑的作用。现代研究表明，指针可以消除肌肉的痉挛或增强肌肉的伸缩力，刺激末梢神经，给中枢神经以反射作用，促进血液循环，加强新陈代谢及抗病能力，从而达到容颜健美的目的。

1. 指针手法

指针手法众多，主要有按压法、揉摩法、点穴法等。

按压法：用拇指、食指或中指的指腹或指尖按压在一定的穴位上，持续1~3分钟，先轻后重，以舒适为度。

揉摩法：用拇指或中指指腹在穴位上做圈状或来回平揉，每次3~5分钟，其频率为每分钟100次左右，以皮肤潮红或轻度瘀血为度。

点穴法：中指指掌关节弯曲，次以食指重叠于上，以加强力量，点穴时动作轻柔，有弹性，有节律，力量适中。

2. 指针取穴

指针美容主要遵循局部取穴、循经取穴和经验取穴三种原则，主要治疗如下。

面部皱纹：额部皱纹，取头维、本神、神庭、阳白、鱼腰、足三里、天枢；鱼尾纹，取太阳、瞳子髎、攒竹、丝竹空、三阴交、血海。

鼻柱皱纹：取印堂、素髎、攒竹、睛明、肺俞、气海俞。

鼻唇沟皱纹：取地仓、迎香、颊车、合谷、曲池。

颈部皱纹：取大迎、人迎、水突、天突、承浆、大椎、命门、关元、气海。

眼袋：取承泣、四白、睛明、瞳子髎、脾俞、足三里、关元。

面部黧黑：取太冲、行间、肾俞、肝俞、气海、血海、三阴交、足三里。

扁平疣：取中渚、曲池、商阳、鱼际、丘墟、行间、风池。

斑秃：取百会、风池、膈俞、足三里、三阴交、内关、神门。

皮肤粗糙：取足三里、三阴交、气海、血海、涌泉、肝俞、肾俞。

指针美容术多由医师实施，或者在医师指导下自己操作，不损伤皮肤，不会发生感染，安全可靠，居家或旅游均可采用，对老年、妇女、青少年尤宜。

（五）艾灸美容术

利用艾绒燃烧的热度，在体表腧穴上，给人体以温热刺激，以温通经络，益气活血，调整阴阳平衡，从而起到美容的效应。以美容为目的，应用频率较高的方法有如下几种。

神阙灸：具有温补元阳、健运脾胃、益气驻颜、延年益寿的功效。其方式有隔盐灸、隔姜灸，2日1次，每次3~5壮。

气海灸：具有培补阳气、益肾固精的功效，其方式有温和灸、隔姜灸、隔附子灸。对形体消瘦、皮肤粗糙者尤宜，灸后可获健美增肥，使肤泽皮润、富有弹性的美容效果。

关元灸：具有培补元气、温肾固经、和颜悦色的作用。其方式有温和灸。大凡面华不荣、暗晦无光者均宜，每日 1 次，每次 20~30 壮，多则可达百壮。

注意：尽管灸法简单易学，但颜面、五官、阴部、大血管、肌腱处、乳头等部位不宜直接灸；此外，妇女月经期、妊娠期在小腹区域、骶部也不宜施灸。

（六）按摩美容术

通过手指和手掌在体表运用按摩、推拿等方式，刺激皮肤末梢神经传至大脑，影响整个机体的生理活动，包括新陈代谢、血液循环、肌肉舒张与收缩等，达到增加皮肤光泽、维持皮肤的弹性、舒展皱纹、促使容貌增辉、青春常驻的目的。

1. 美容按摩手法

常用美容按摩手法有以下九种。

（1）一指禅推法：用拇指指端，罗纹面或偏峰着力于穴位或一定部位上，通过腕部的摆动和拇指屈伸活动，使产生的力量持续地作用于穴位上或部位上。拇指端的罗纹面做直线或弧线缓慢移动，推动速度为每秒钟 2 次或稍快。此法适用于面部及面部穴位。

（2）鱼际推法：用大鱼际着力于面部的一定部位上，单方向自上而下或自口角向面颊两侧做直线推动。用力要稳、要轻柔，速度要缓慢有节奏，着力的鱼际部位要紧贴皮肤，可双手同时操作。

（3）摩法：用手掌掌面或食、中、无名、小指指腹附着于一定的部位上，以腕关节连同前臂作环形有节律的抚摩。用掌面抚摩称为掌摩法，用四指作环形摩动称为四指摩法。用力要均匀自然、轻柔缓和。此法适用于躯体美容，尤其是腹部。

（4）抹法：用单手或双手拇指罗纹面紧贴皮肤，做上下或左右往返的移动。用力要轻巧而不浮躁，稍重而不滞涩。此法适用于头部、面部和颈项部。

（5）指按法：又名指压法。用拇指按压在穴位或一定的部位上，逐渐深压捻动。施术者的拇指指甲剪干净，以免损伤皮肤，按压的力量宜适中，以局部有酸、麻、胀、重为度。

（6）指揉法：用手指罗纹面吸定于穴位或一定的部位上，做轻柔缓和的回旋揉动。动作要协调而有节律，每分钟 120 次左右。

（7）指擦法：用拇指两节微曲，侧面着于一定的部位上，其余四指伸直，以拇指的二节的外侧面做直线来回摩擦。着力部位要紧贴皮肤，擦时应直线往返，用力要稳，动作要均匀连续，每分钟 100 次。此法适用于头面部，尤其适用于两侧太阳穴及面颊部位。

（8）搓颜面法：用双手掌夹住面颊，相对用力做上下往返的搓揉，反复多次，以颜面皮肤微热、潮红为度。双手用力要对称均匀，搓动速度不宜过快；冬天应先将双手搓热后再搓擦颜面。每分钟约 60 次。

（9）指梳法：将双手五指微曲，自然展开，以指腹接触头皮或其他部位的皮肤，由前向后做单方向的滑动。用力要均匀适中，速度不宜过快，以免损伤头发。此外，指甲应先剪干净，以防损伤头皮。

注意：凡干性皮肤或中性皮肤，可涂少量无刺激的营养霜以利于按摩时滑利；油性皮肤则可扑少量滑石粉，这样在操作的过程中不会损伤皮肤。

2. 美容按摩功效与方法

按摩美容术适应于较大的范围，常见的有颜面、头发、双手、手臂、肩部、上腹部、下腹部、臀部、大腿、小腿等，其中以颜面、头发和手部的效果最为引人注目。按摩面部、五官、头皮的功效及方法如下。

（1）按摩面部，防治皱纹：额部皱纹采用分推法或单方向抹法；眼角皱纹采用一指禅推法，在眼轮匝肌区作环形按摩；颧颊部皱纹采用分推法和抹法；下颌皱纹采用指揉法；颈部皱纹采用轻揉法。

（2）按摩五官，容颜姣美：眼部，可采用摩睛明、眼球，分推下眼睑；眉部，分推印堂，揉眉弓；鼻部，采用揉鼻根、摩鼻翼法；耳部，采用提耳廓，推耳前、推耳后等。

（3）按摩头皮，秀发生辉：按摩头皮方法有四：其一，指梳头皮，两手十指微曲，自然分开，以指腹或短指甲按压在头皮上，自额上发际开始，由前而后地梳发至后发际，力量均匀适中，每次约 30 次；其二，揉风池，将双手拇指的指腹吸定在两侧的风池穴，施有节律的回旋揉动，每分钟 120 次；其三，按揉百会，将食指或中指按压在头顶百会穴上，逐渐用力深压捻动或做轻柔和缓的揉动，然后用空拳轻叩百会穴，再次进行 5 分钟；其四，叩击头皮，将手指撮合一起，指尖合拢呈五瓣梅花状，在头从前至后，先中间后两旁，做普遍的叩击动作，手法宜轻柔、均匀。

六、美容中药归纳

中药美容的内容，分别记载于中医医籍的妇人篇、诸窍篇、头面篇、香身篇、口齿篇、颐神篇、养老篇、邠谷篇、服食篇等。按照给药的途径，主要有内服、外用两大类；按照剂型又分为粉剂、液剂、膏剂、糊剂、膜剂、乳剂、酒剂、熏剂、汤剂和丸剂等；按照药物作用的部位，可分为颜面美容剂、须发美容剂、五官美容剂、除臭香身剂、护毛嫩肤剂等；按照用药的目的，还可分为保健与治疗两大类；按具体功用分为悦颜祛皱类、润肤白面类、祛斑洁面类、灭瘢除疣类、平痤除渣类、生发浓眉类、乌须黑发类、润发香发类、去屑止痒类、丹唇艳口类、洁齿白牙类、香口避秽类、牢牙固齿类、香身除臭类、增肥令白类、减肥轻身类，具体功用分述如下。

1. 悦颜除皱类

[**功效**] 悦泽容颜，除去皱纹。

[**作用机制**] 内服补益气血，调理脏腑；外用疏通经络，营养肌肤。

[**常用外用药**] 玉屑、桃仁、红花、胡粉、防风、白芷、辛夷花、玉竹、当归、毕豆、细辛、白附子、木兰皮、杏仁、白术、香附、白醋、土瓜根、冬瓜仁、珍珠、茯苓、川芎、麝香、白僵蚕、白蔹、甘松、猪蹄、猪脂、羊髓等。

[**常用内服药**] 枸杞子、地黄、何首乌、肉苁蓉、菟丝子、胡桃仁、鹿茸、鹿角胶、牛膝、补骨脂。

2. 润肤白面类

[**功效**] 柔润皮肤，白皙颜面。

[**作用机制**] 温通活血，祛风散寒，香泽润肤，白皙皮肤。

［**润肤药**］杏仁、桃仁、川芎、白芷、防风、橘红、蜀椒、辛夷、瓜蒌仁、冬瓜仁、楮桃仁、丁香、沉香、天冬、赤小豆、皂角刺、藁本、细辛、麝香、牛髓、羊髓、牛脑、羊脑、鹅脂、黄豆、白蜡、蔓青油、鹿髓。

［**白面药**］茯苓、白术、白鲜皮、白芷、白蔹、白附子、白僵蚕、白檀香、鸡蛋白、鹰屎白、冬瓜仁、土瓜根、白蒺藜、白胶香、白米、鹅脂、白石脂、白豆面。

3. 祛斑洁面类

［**功效**］祛除多种色斑，使面部洁净光润。

［**作用机制**］内服以理气活血、疏肝清热、宣肺补肾为主，外用祛风活血，清热解毒，祛斑莹肤。

［**常用外用药**］辛夷、防风、白芷、细辛、乌头、白僵蚕、白附子、藁本、益母草、当归、川芎、芍药、玉竹、桃仁、桃花、藿香、广木香、黑丑、沉香、白檀香、紫檀香、丁香、麝香、零陵香、杏仁、木兰皮、白及、白矾、硫黄、白石脂、白蔹、冬瓜仁、珍珠母、商陆、乌梅、补骨脂等。

［**常用内服药**］川芎、当归、生地、丹参、红花、黄芩、水牛角、牡丹皮、香附、柴胡、赤芍、郁金、白蒺藜、白芷、连翘、桑白皮等。

4. 灭瘢除疣类

［**功效**］消灭瘢痕，除去疣目。

［**作用机制**］清热解毒，理气化瘀，祛风软坚，祛腐生肌，涂泽膏润。

［**常用灭瘢药**］鹰屎白、鸡屎白、瓜蒌、白附子、白芷、珊瑚、细辛、川芎、丹参、当归、半夏、斑蝥、胡粉、麝香、白蔹、牡蛎、茯苓、杏仁、白芍、黄矾、白僵蚕、玉屑、生姜汁、五倍子、皂角刺、赤石脂、猪脂。

［**常用祛疣药**］硫黄、雄黄、鸦胆子、杏仁、胆南星、白檀香、麝香、艾叶、桑柴灰、硼砂、大黄、芫花、马齿苋、蜂房、白芷、紫草。

5. 平痤除渣类

［**功效**］治疗痤疮、酒渣鼻。

［**作用机制**］宣肺清热，凉血活血，祛风除湿。

［**常用外用药**］菟丝子、白蔹、白石脂、白术、玉竹、白芷、防风、白附子、川芎、细辛、杏仁、栀子仁、益母草、僵蚕、硫黄、雄黄、木兰皮、

黄连、赤小豆、独活、麝香、牛黄、乳香、轻粉、珍珠、铅粉、苦参、大枫子、白蒺藜、皂角刺、夜明砂等。

[**常用内服药**] 黄芩、枇杷叶、桑白皮、连翘、黄连、黄柏、冬葵子、大黄、栀子、牡丹皮、赤芍、生地、丹参、红花、川芎、贝母、白芷、甘草、白蒺藜等。

6. 生发浓眉类

[**功效**] 治疗须、发、眉脱落而使其生长茂密。

[**作用机制**] 滋补肾精，养血活血，祛风润燥，健脾祛湿。

[**常用外用药**] 蔓荆子、白附子、甘松、藁本、白芷、泽兰、桑白皮、桑寄生、细辛、杏仁、川芎、防风、蜀椒、侧柏叶、松叶、藿香、川断、青葙子、零陵香、桑叶、甘菊、芜青子、红花、生姜皮等。

[**常用内服药**] 侧柏叶、当归、桑椹子、菟丝子、白芍、地黄、川芎、羌活、制首乌、黄芪、天麻、冬虫夏草、木瓜、女贞子、补骨脂、怀牛膝、枸杞子等。

7. 乌须黑发类

[**功效**] 使须发黄白转变为乌黑发亮。

[**作用机制**] 内服多滋养肾精、补益气血，外用则以护发、荣发、染发为主。

[**常用外用药**] 石榴皮、硫黄、白蜜、白檀香、白芷、白及、甘松、山奈、零陵香、白蔹、白丑、青黛、白槐花、蒲公英、生姜、侧柏叶、圣杨柳、乌梅、胡桃油、胡桃皮、黑桑椹、木金叶、滑石、绿矾、铅丹、芭蕉叶、硇砂、红铜粉等。

[**常用内服药**] 黑芝麻、白芷、旋覆花、秦艽、肉桂、川断、白附子、覆盆子、生熟地黄、侧柏叶、天冬、怀牛膝、墨旱莲、杏仁、菟丝子、柏子仁、远志、茯神、人参、肉苁蓉、鹿茸、枣皮、巴戟天、制首乌、山药、补骨脂、枸杞子、甘菊花、血余炭、当归、黄精等。

8. 润发香发类

[**功效**] 使毛发润泽芳香。

[**作用机制**] 内服滋补肝肾，补血填精，荣养发髭。外用则以疏风清热、

除垢洁发、芳香润泽为主。

[**常用外用药**] 广木香、白芷、零陵香、甘松、泽兰、茅香、细辛、藁本、川芎、地骨皮、乌麻油、石榴花（皮）、牛膝、白檀香、沉香、胡桃、生姜、麝香、侧柏叶、首乌、桑椹子、秦椒、藿香、荷叶、紫玫瑰花、密蒙花、杏仁、白芍、甘油、当归、胡麻叶、香附、辛夷花、山奈等。

[**常用内服药**] 肉桂、白芷、墨旱莲、菊花、巨胜子、怀牛膝、地黄、旋覆花、秦椒、桑椹子、当归等。

9. 去屑止痒类

[**功效**] 祛头皮白屑垢腻，洁发止痒。

[**作用机制**] 祛风止痒，清热燥湿，凉血润燥，除垢洁发。

[**常用药物**] 乌头、细辛、藁本、防风、白芷、泽兰、辛夷、甘菊花、独活、蜀椒、藿香、荆芥、王不留行、地骨皮、滑石、川芎、羌活、皂荚、蔓荆子、薄荷、侧柏叶、威灵仙、茅香、零陵香、甘松、杏仁、木香、沉香等。

10. 丹唇艳口类

[**功效**] 使唇口红艳娇美。

[**作用机制**] 外用以行气活血、丹唇艳口、芳香避秽为主；内服以补养气血、滋脾润唇为多。

[**常用药物**] 紫草、沉香、丁香、麝香、檀香、苏合香、熏陆香、零陵香、白胶香、藿香、甘松、泽兰、朱砂、生地、天冬、麦冬、黄芪、白术、乌麻油等。

11. 洁齿白牙类

[**功效**] 使牙齿洁白莹净。

[**作用机制**] 祛风清热，芳香避秽，洁齿涤垢。

[**常用药物**] 川芎、白芷、细辛、藁本、薄荷、升麻、寒水石、生石膏、生地、地骨皮、冰片、麝香、零陵香、藿香、沉香、白檀香、丁香、白石英、紫贝齿、夜明砂、青盐、白蔹、白矾、朱砂、白蒺藜等。

12. 香口避秽类

[**功效**] 除去口中秽浊，使人香气怡人。

[**作用机制**] 清泻肺胃,芳香化浊,清热导滞。

[**常用药物**] 藿香、白芷、细辛、黄连、黄芩、石斛、草豆蔻、肉豆蔻、木香、川芎、丁香、麦冬、桑白皮、地骨皮、麝香、乳香、槟榔等。

下列药物煎水含漱:香薷、寒水石、焦栀子、大黄、桂心、蜀椒、甘松、零陵香、香附等。

注意: 煎水含漱药物内有湿热,或阴虚有热者不宜,孕妇禁用。

13. 牢牙固齿类

[**功效**] 使牙齿坚牢、齿龈紧固,并能防止齿落齿动。

[**作用机制**] 补肾固齿,祛风清热,养血活血。

[**常用药物**] 生地、独活、柳枝、地骨皮、细辛、防风、青盐、蔓荆子、白矾、苍耳子、白芷、川芎、蜂房、青矾、绿矾、马牙硝、羊胫骨、皂角刺、诃子、当归、升麻、羌活、骨碎补、杜仲、香附等。

14. 香身除臭类

[**功效**] 除去体臭,令全身肌肤芳香洁净。

[**作用机制**] 芳香逐秽,祛风除湿,止汗除臭,调和气血。

[**常用药物**] 藿香、白芷、川芎、细辛、豆蔻、木香、甘松、檀香、丁香、沉香、茯苓、麝香、藁本、零陵香、香附、白附子、白术、白蔹、冰片、薄荷、苏合香、熏陆香、茅香、辛夷、附子、白矾等。

注意: 外用药大多有毒性,孕妇忌用。

15. 增肥令白类

[**功效**] 促使干瘦肤黑的人丰满白皙。

[**作用机制**] 调补脏腑气血阴阳,但慎用大温大补之品。

[**常用药物**] 大豆黄卷、人参、干姜、桂心、白术、五味子、肉苁蓉、茯苓、黄芪、枣皮、麦冬、山药、远志、柏子仁、川芎、桃仁、白蜜、杏仁、羊脂、当归、白石英、大枣、芍药、附子、鸡子、白羊肉、猪脂等。

16. 减肥轻身类

[**功效**] 消肥减胖,使身体轻盈。

[**作用机制**] 健脾化湿,祛痰利水,通腑逐瘀。

[**常用药物**] 桃花、荷叶、黄芪、白术、川芎、泽泻、山楂、丹参、茵

陈、大黄、黑白二丑、草决明、何首乌、薏苡仁、茯苓、玫瑰花、茉莉花、代代花等。

七、药膳美容分类

饮食疗养又称药膳，是将特定的中药与饮食配合，经烹调而成，具有营养人体的功效，其主管医师古时称为"食医"。《备急千金要方》《千金翼方》分立"食治"专篇与"养老食疗"专节，《备急千金要方》指出："食能排邪而安脏腑，悦神爽志以资血气，若能用食平疴，释情遣疾者，可谓良工。"食疗专著有《食疗本草》（孟诜）、《食医心鉴》（昝殷），后世先后出版过的主要专著还有《饮膳正要》《寿亲养老新书》《食鉴本草》《随息居饮食谱》《饮食辨录》等，《寿亲养老新书》指出："人若能知其食性，调而用之，则倍胜于药也。"

根据我的临床体会，许多病人对具有美容功效的药膳需求迫切，其中香港的病人尤为显著，我根据自己多年经验，将可用于食养的中药和食材分为七类，分述如下。

1. 滋阴类

[主治] 肢体羸瘦，面容憔悴，虚烦不寐，皮肤干燥瘙痒，皱纹多且深，爪甲枯脆等。

[常用中药] 黄精、干地黄、桑椹子、女贞子、枸杞子、天冬、麦冬、耳环石斛、玉竹、柏子仁、酸枣仁、百合等。

[常用食物] 甲鱼、乌龟、乌鸡、鲍鱼、燕窝、银耳、海参等。

注意事项：凡脾胃虚弱、痰湿内阻、腹满便溏或者正在感冒期者，均不宜用。

2. 壮阳类

[主治] 面色㿠白少华，畏寒肢冷，神疲乏力，男子阳痿，女子性冷淡。

[常用中药] 姜、肉苁蓉、巴戟天、菟丝子、花椒、鹿茸（含鹿角片、鹿角胶等）。

[常用食物] 动物肾、牛鞭、羊肉、狗肉、鹿肉、獐子肉、虾、泥鳅等。

注意事项: 素体阴虚内热以及患痈疽疮毒者均不宜用。以冬季食之为佳。

3. 益气类

[**主治**] 气短乏力，食少纳差，内脏下垂，或者脱肛。

[**常用中药**] 人参、党参、太子参、北沙参、黄芪、山药、冬虫夏草、大枣、紫河车等。

[**常用食物**] 鸡、鱼、猪肉、兔肉等。

注意事项: 实证、热证、外感病证均不宜使用。

4. 补血类

[**主治**] 心悸，失眠，倦怠无力，面色㿠白无华，爪甲、口唇苍白等。

[**常用中药**] 当归、熟地黄、黄芪、阿胶、白芍、鸡血藤、枸杞子、紫河车、龟甲胶等。

[**常用食物**] 羊肉、牛肉、鸡、鹅、鸭等。

注意事项: 实热证、痰湿中满、外感发热者均不宜使用。

5. 补肺类

[**主治**] 气短声低，面色㿠白，皱纹较多，皮肤干燥、不润泽。

[**常用中药**] 沙参、百合、银杏、冬虫夏草、梨、麦冬、天冬、川贝母、杏仁、银耳等。

[**常用食物**] 猪肺、鸭、鸡、龟、瘦肉等。

注意事项: 脾胃虚弱、痰湿内阻、便溏者等不宜使用。

6. 扶脾类

[**主治**] 容颜憔悴，皮肤粗糙或者状如锉刀等。

[**常用中药**] 山药、莲子、红枣、白扁豆、白术、茯苓等。

[**常用食物**] 燕窝、牛奶、蛋类、兔肉、鸡肉、冰糖等。

注意事项: 实邪未尽者不宜使用。

7. 补肾类

[**主治**] 腰膝酸软，头昏耳鸣，头发早白、早秃或者焦枯，男子有阳痿、遗精，女子月经不调或性欲淡漠。

［**常用中药**］桑椹子、枸杞子、覆盆子、芡实、巨胜子、楮实子、制首乌等。

［**常用食物**］鸡、牛肉、狗肉、胡桃肉、蜂蜜、动物肾。

注意事项： 脾虚便溏者不宜食用。

其中鸭肉因其营养丰富、味道鲜美，为人们餐桌常备，此特意介绍如下。

【鸭肉】味甘，性冷，具有益阴利水的功效。

鸭肉入肺、肾两脏，滋阴利水，养金止嗽，退热滋阴，专能解石毒、金银砒葛之毒。李时珍说："鸭，水禽也，治水利小便，宜用青头雄鸭。治虚劳热毒，宜用乌骨白鸭。"黄宫绣对本品的药效，曾有如下的评价："阴虚者，食之不见燥；阳虚者，食之不见冷。岂非性之平者乎。但雌者为温，雄者为冷，不可不辨。"

不过鸭肉嫩者有毒，老者无毒，黑鸭肉有毒，凡冷痢、脚气不可食，肠风下血不可食。

附：古代中医美容拾遗

1. 妆扮美容

古代十分盛行妆扮美容，其中以唐代最为盛行。诸如落梅妆、佛妆、催妆、红妆、晓妆、醉妆、泪妆、桃化妆等。

2. 发式美容

古代妇女崇尚高髻，常用玉簪、金花簪等装饰头发。战国时期盛行三环发型，汉代王昭君梳环云髻，汉末貂蝉梳双环发髻，唐代杨玉环梳高云髻等等。

3. 常用化妆品

传统的化妆品多取材于大自然，可谓是绿色产品，常用有以下几种。

胭脂：殷纣时期开始用红地所产的红茎花叶为原料，捣烂取汁，凝脂做饰面，故又名燕脂。

粉黛：用上等米粉，用水浸后取白汁，澄清干燥后取白粉，既可直接外扑，又可加少量红粉以扑面，更显娇艳。

澡豆：用豆粉、猪胰、面粉为主要原料，但以豆粉为主，作为洗涤的一种粉剂。李时珍曾说胡豆、毕豆、绿豆、大豆并作澡豆，不仅能保养皮肤，还能清洁美化皮肤，防治皮肤病。

面脂：面脂出现最迟不过秦汉之际，常用猪、马、犬、羊、牛、熊、鹿等的脂肪、骨髓作为基质，再加入相应的药物粉末制成化妆品。

膏类：膏类是最古老的制剂，迄今仍为世人所青睐，主要有头膏、面膏、手膏、唇膏等。

|第|六|章|
黏膜性皮肤病

黏膜是皮肤与内脏的移行区域。这个区域的皮肤病具有四个特征：第一，痛痒较重；第二，愈合相对缓慢；第三，用药应避免刺激；第四，复发倾向较强。在临床中，比较常见的有唇炎、复发性阿弗他口腔炎、龟头炎、急性女阴溃疡、老年性阴道炎、滴虫性阴道炎、念珠菌性阴道炎、幼女性外阴阴道炎以及鼻腔湿疹、眼睑湿疹、外耳道湿疹等。现就一些疾病主要特征和中医治疗分述如下。

一、唇炎

因外涂药物或者日光刺激所引起的上下唇部黏膜急性或慢性炎症，其中医发病机制有以下几个方面：一是胃腑积热化火，熏灼唇部；二是思虑伤脾，血热化燥，上熏致使唇干或裂口；三是多由不良生活习惯与舔唇、咬唇而诱发。

【辨证施治】

临床一般分虚实两证治疗。

1. 实证

病程短，起病急，唇部发红肿痛，伴有口干口臭。治宜清热泻火，方用双解通圣散：防风、荆芥、连翘、白术、黄芩、白芍各10g，当归、桔梗、甘草、栀子、升麻各3g，生石膏、滑石各15g。

2. 虚证

病程缓慢，时轻时重，重时唇燥如火燎，轻时有少量干裂脱皮。治宜滋阴润燥，解毒生肌，方用麦味地黄汤加减：麦冬、干地黄、山药、炒白芍各12g，升麻3g，茯苓、炒丹皮、白薇、白蔹各6g。

外治法：外用蛋黄油涂之。

二、复发性阿弗他口腔炎

复发性阿弗他口腔炎是指口腔黏膜反复发生浅表性溃疡，在人体抗病力较弱的情况下，一月数发，当体质增强时也可一年复发一至二次，在发病时给病人饮水或进食带来极大的痛苦。中医认为其发病主要与心、脾、胃三脏有关：溃疡发生在舌体部位多因虚火上炎；溃疡发生在颊黏膜，多与脾胃积热有关；溃疡发生在牙龈，多与胃腑热盛有关。

【辨证施治】

本病根据具体发病部位分型治之。

1. 舌体溃疡

与心有关，治宜清心泻火，方用导赤散加减：生地、金银花各 12g，竹叶、栀子、甘草各 10g，灯心草 1.5g，车前子、车前草各 12g，滑石 15g，莲子心 3g。

2. 颊膜溃疡

与脾有关，治宜清脾泻火，方用清胃散加减：生地、生石膏各 12g，玄参、炒知母、炒丹皮、熟大黄各 6g，焦山栀、升麻各 3g。

3. 牙龈溃疡

与胃腑热极有关，治宜清胃养阴，方用玉女煎加减：生石膏 15g，生地 12g，炒知母 6g，甘草 3g，玉竹、石斛各 12g，蒲公英、忍冬藤各 15g。

外治法：外用炒蒲黄炭，用湿棉签沾药粉外涂患处，一日 2 次。

三、黏膜白斑

黏膜白斑是一种发生在口腔和外阴黏膜的局限性白斑病，分别称之为口腔黏膜白斑和女阴黏膜白斑。这种病多数发生在 40 岁以上的成年人。口腔黏膜白斑以男性居多，并且伴有吸烟、饮酒等不良生活习惯；女阴黏膜白斑多发生在闭经后的女性，表现为大小阴唇萎缩，伴有瘙痒，随着时间的推移，还会出现湿疹样变或苔藓样化多种外观，其治疗也是复杂多变。

【辨证施治】

本病按照临床经过分为五大证型治之。

1. 心脾虚火证

病变多数在唇、颊黏膜等处，初期可见乳白色小点，逐渐融合成网状斑块，若遇冷、遇热及辛辣刺激则疼痛不已。治宜养阴清热，解毒安神，方用增液汤加减：玄参、沙参、酸枣仁、炒黄柏各10g，石斛、炒白芍、茯苓各12g，柏子仁、甘草各6g，北豆根3g，山药30g。

2. 肝郁脾湿证

口腔或外阴黏膜损害变白，边缘稍红，入夜阴痒，甚至抓后红肿灼痛，黄带较多。治宜舒肝理脾，清热利湿，方用丹栀逍遥散加减：炒丹皮、柴胡、炒龙胆草各6g，当归、生地、炒白芍、炒白术、陈皮、车前子、车前草各10g，茯苓、薏苡仁、赤小豆各15g。

3. 肝肾阴虚证

外阴黏膜干燥皲裂，阴道干涩，时有瘙痒或刺痛。治宜滋肝补肾，方用归芍地黄汤加减：当归身、炒白芍、熟地黄、山萸肉各10g，山药、生龙骨、生石决明各15g，鸡血藤、钩藤、活血藤各12g。

4. 气血两亏证

外阴黏膜萎缩，色泽淡白，常发生在绝经后期，伴有面白无华、夜寐不安等。治宜补气养血，方用八珍汤加减：当归、黄芪、熟地黄、白术、茯苓各12g，白芍、远志、酸枣仁各10g，炙甘草、砂仁、莲子心各6g，丹参、鸡血藤各15g。

5. 脾肾阳虚证

黏膜为白色，或粗厚或枯萎，瘙痒、灼热、疼痛并不严重，伴有带下清稀、尿频等。治宜温肾健脾，方用二仙汤合理中汤加减：仙茅、干姜、甘草、陈皮各 6g，仙灵脾、炒黄柏、生熟地黄、茯苓、白芍、党参各 12g，山萸肉、山药各 15g，制附块 3g。

外治法：口舌黏膜用养阴生肌散；外阴黏膜肥厚用治白膏 1 号；外阴黏膜萎缩瘙痒选用仙灵脾、鹿衔草、覆盆子各等份，研细末，凡士林调糊外搽。

四、龟头炎

龟头炎是指龟头、阴茎包皮的急性、慢性炎症。常由外伤、局部刺激、各种感染及包皮过长等引起，类似中医所称袖口疳。本病因肝经湿热下注，阴器受病，或包皮过长，洗浴不勤，污垢浸渍，晦浊蕴结，或交媾不洁，或外涂春药，导致淫毒鸱张，损及阴茎而致。

临床常见的龟头炎分型及主要表现如下。

急性浅表性龟头炎：局部水肿性红斑、糜烂渗液和出血，摩擦后疼痛明显，伴有轻度全身症状，如疲劳、乏力、低热、腹股沟淋巴结肿大。

环状溃烂性龟头炎：龟头及包皮发生红斑，逐渐扩大呈环状或多环状，以后形成浅表性溃疡。

念珠菌性龟头炎：既可原发于念珠菌病，又可继发于糖尿病、老年消耗性疾病及抗生素和激素治疗之后，表现为表面光滑红斑，边缘轻度脱屑，并有卫星状分布的丘疱疹和小脓疱，病变部位可找到念珠菌。

浆细胞性龟头炎：中年病人多见，为单个或多个，局限性斑块，形成缓慢，其表面或光滑，或脱屑，或潮湿，浸润明显，边缘清楚，不形成溃疡。

阿米巴性龟头炎：少见，常在原有包皮龟头炎病变的基础上，因失去屏障作用，由肠阿米巴病传染而成，表现为浸润、糜烂、溃疡、组织坏死等，分泌物直接涂片可找到阿米巴原虫。

云母状或角化性假上皮瘤性龟头炎：龟头浸润肥厚，局部角化过度并有云母状痂皮，呈银白色，龟头失去正常弹性，日久呈萎缩性改变。

滴虫性龟头炎：龟头起丘疹、红斑，范围逐渐扩大，并可见针头至粟粒大的小水疱，互相融合，形成轻度糜烂面，分泌物中可找到滴虫。

【辨证施治】

1. 湿热下注证

急骤发病，龟头红肿，局部肿胀，排尿刺痛或涩痛，摩擦后尤为明显，伴有发热恶寒，心烦口干，乏力倦怠，臀核肿痛，舌质红，苔薄黄微腻，脉滑数。治宜清热化湿，解毒驱邪，方用龙胆泻肝汤加减：炒胆草、焦山栀、炒黄芩、木通、柴胡各 6g，赤茯苓、马鞭草、忍冬藤、败酱草、鱼腥草各 15g，车前草 30g，生地 10g。

2. 淫毒蚀阴证

病前曾有过嫖妓娈童史，或者曾外涂过春药之类，龟头红肿或暗红，溃烂如红烛，黄色脓性痂皮不易脱落，伴有小便淋漓，尿道刺痛不适，舌质红，苔少或无苔，脉细数。治宜泻火祛毒，方用暗治饮加减：黄柏、蒲公英各 10g，茯苓、白芍各 15g，生甘草、龙胆草、柴胡各 3g，豨莶草、琥珀各 6g，白茅根、赤小豆各 30g，灯心草 3 扎。

3. 湿热蕴毒证

龟头已溃烂成疮，脓液外溢，气味臊臭，局部肿胀灼痛，附近臀核肿大，影响正常步履，小便淋漓不畅，舌质红，苔薄黄，脉弦数。治宜清热利湿，解毒凉血，方用金银花解毒汤加减：金银花、白茅根各 30g，连翘、牡丹皮、焦山栀、黄柏、车前子（包）各 10g，赤芍、紫花地丁各 12g，生甘草、白花蛇舌草各 15g。

外治法：凡见红肿、渗液较多时，选用马齿苋水洗剂、龙胆水洗剂；然后选用月白珍珠散、青黛散，外掺或植物油调成糊状外涂患处，每日 1~2 次，直至伤愈。

五、急性女阴溃疡

急性女阴溃疡是发生在女性外阴部的急性炎症，类似中医所称阴蚀。究其病因多与湿热内蕴，化生为毒，毒热之邪，随肝经所循而下趋于阴器，或由肾脏虚邪，热结下焦，经络痞涩，气血不行，或房劳洗浴不洁有关。

【辨证施治】

1.肝火湿热证

患处嫩红肿胀，溃烂成疮，脓水黄稠且多，自觉剧疼，伴有畏寒发热，口苦咽干，带下黄白，腥臭气味颇重，舌质红，苔黄干或微腻，脉滑弦数。治宜泻火、利湿、杀虫，方用龙胆泻肝汤合芦荟丸化裁：炒龙胆草、焦山栀、木通各6g，当归、生地、柴胡、芦荟、泽泻各10g，车前子15g，炒黄连、胡黄连各3g，青皮4.5g。

2.肝肾亏损证

病初始觉阴器剧痒，隐忍不就医，因循日久，则见外阴多处溃烂，大小不一，状如虫蚀，时流清稀脓液，淋漓不尽，病情反复发作，严重时阴器蚀去大半，自觉攻刺疼痛，入夜更剧，伴有心烦寐少，腰酸头昏，低热形瘦，食少乏力，舌质淡红，苔少或薄白，脉虚细数。治宜养肝滋肾，清热化湿，方用知柏地黄丸合革薢渗湿汤化裁：盐水炒黄柏、炒丹皮各6g，山茱萸、泽泻、赤茯苓、干地黄各10g，山药、薏苡仁各15g，赤小豆、败酱草各30g。

加减法：心烦少寐、纳呆加服归脾汤；腰酸、头昏、眼花加炒杜仲、续断、菟丝子、枸杞子、茺蔚子；溃疡日久不敛，脓液稀薄加黄芪、白蔹；带下黄白，淋漓不尽加金樱子、椿根皮、乌贼骨、煅龙骨、煅牡蛎；尿频如淋加滑石、琥珀、瞿麦等。

外治法：

（1）病变初期，脓水淋漓不尽，痛痒相兼阶段，分别选用苦参汤、塌痒汤，水煎2次，兑入一起，先趁热气熏蒸患处，待温后洗之，或者湿敷。

（2）若疮面溃烂，脓腐渐少，疼痛不重，酌情选用银杏散、珍珠散，每次取药粉1.5g，纱布或丝绵包裹做成栓剂，先用上方熏洗或湿敷后，再将药栓纳入阴器内，每日1~2次（小便时取出，便后洗净，再纳入）。

（3）溃疡脓腐虽然脱尽，但新肉生长迟缓，可分别外掺月白珍珠散、银粉散于溃疡上，外盖黄连膏或玉红膏贴敷之，每日1~2次。

六、老年性阴道炎

老年性阴道炎多见于绝经后的老年妇女。外阴、阴道呈萎缩性外观，白带增多，呈黄色水样，或脓性，或桃花脓性，甚至阴道少量出血，外阴有瘙痒或灼热感，伴有下腹及阴道坠胀不适，若炎症侵及尿道口，还可见尿频、尿痛。本病多由肾阴亏损，湿热蕴结所致。

【辨证施治】

依据老人多虚证的原则，治疗如下。

带下增多，略有腥臭，外阴灼热或瘙痒，伴有口咽干燥，心烦易怒，舌质红，苔少，脉细数。治宜滋养肾阴，清热除湿，方选知柏地黄丸加减：黄柏、知母、牡丹皮、泽泻、山茱萸各10g，茯苓、干地黄各20g，山药、贯众各15g，金银花30g，车前子12g。

加减法：带下夹有血丝加墨旱莲、茜草；阴道干涩加麦冬、玄参、石斛；纳呆、胸闷加茵陈、豆蔻；大便秘结加麻仁、杏仁。

外治法：白带多，痒重，用蛇床子、地肤子、五味子、黄柏各15g，水煎熏洗；阴道干涩，刺痒不适，用蛋黄油外涂；外阴灼痛，用紫草油外涂。

七、滴虫性阴道炎

滴虫性阴道炎多表现为带下量增多，质稀薄呈泡沫状，外阴瘙痒或灼热疼痛。本病总由湿热下注或不慎摄生，通过房事发生。

【辨证施治】

带下量多，阴痒，尿频尿痛，伴有口燥咽干，舌红苔少，脉弦数。治宜清热利湿，杀虫止痒，方选止带汤加减：黄柏、栀子、牡丹皮、川楝子、猪苓各10g，茯苓、泽泻、赤芍、白鲜皮各15g，贯众、薏苡仁、蒲公英各20g。

外治法：白带多用生乌梅 10g 煎水，冲洗阴道，每日 1 次；阴痒用乌梅 15g，千里光 30g，蒲公英、黄柏、秦皮、白鲜皮各 20g，水煎熏洗，每日 1~2 次。

八、念珠菌性阴道炎

念珠菌性阴道炎表现为带下量多，白带呈乳白色豆腐渣样，伴有外阴瘙痒或灼痛。本病是由肝脾湿热，遏于阴中所致。

【辨证施治】

内治法同滴虫性阴道炎。

外治法：阴道瘙痒、白带多用蛇床子 15g 水煎冲洗，每日 2 次；外阴处见充血、糜烂时用冰硼散 1 支，锡类散 2 支，混匀后，外扑局部，每日 1 次；白带多，痛痒相兼，用蛇床子、苦参、川木槿皮、小蓟各 15g，川椒目、艾叶各 9g，水煎，先熏后洗，每日 1 次。

九、幼女性外阴阴道炎

幼女性外阴阴道炎多见于婴幼儿女童，表现为外阴红肿、痛痒，脓性分泌物增多，患儿多烦躁不安，哭闹不休。本病总由湿热蕴毒，注于下焦，或体弱外毒侵袭而成。

【辨证施治】

治宜清热除湿，养阴扶正，方用二至丸加减：女贞子、墨旱莲各 10g，金银花、野菊花各 12g，蒲公英、贯众、黄柏、竹叶、甘草各 6g，薏苡仁、生地、车前子各 15g。

加减法：小便灼痛加木通、滑石；口干喜饮加麦冬、花粉；食欲欠佳加麦芽、扁豆；烦躁不安加琥珀、莲子心。

外治法：带下多，痒痛相兼时用蒲公英、金银花、野菊花各 12g，苦参、

赤芍各 5g，水煎坐浴，每日 1 次；抓痕明显或红肿，用紫草油外涂，每日
1~2 次。

十、白色念珠菌病

白色念珠菌病是由白色念珠菌所引起的一种感染性疾病，类似中医所
称鹅口疮。多数由心脾两经积热，热气循经上熏于口，致使满口皆生白斑雪
片；或者病后失调，特别是热病之后，气阴两虚，外邪乘虚而袭，虚火上
炎，火热结聚，熏蒸于口。好发于婴幼儿营养不良者和病后失调者。病变部
位可发生在口腔任何区域，但以舌、颊、软腭及口底更为多见。在病变处发
现乳白色绒状膜，似豆腐渣或凝乳状，刮去时基底发红，容易出血，部分伴
见口角发红，浸渍、脱屑，甚则糜烂，并有皲裂等现象，或有灼痛感，婴幼
儿拒食，流涎，烦躁不安和低热等。

【辨证施治】

本病依据病程的长短和正邪衰进的情况分为虚证和实证两大类。

1. 实火证

多见于婴幼儿。口内色红，满口皆生白斑雪片，口涎增多，啼哭不安，难
以哺乳，小便短赤，大便秘结，唇红舌赤，苔黄，指纹透三关，色暗紫。治宜
清泻实火，方用黄连解毒汤加减：炒黄连、木通、莲子心各 3g，炒黄芩、炒黄
柏、焦山栀各 6g，金银花、连翘、赤茯苓各 10g，灯心草 3 扎，竹叶 4.5g。

2. 虚火证

多见于成人及长期患有慢性病的病人，如消渴或癥瘕积聚、白血病等重病
病人，或长期应用抗生素者，口内色淡，白斑细点散布于口，甚者陷露龟纹，
不思饮食，面色无华，大便秘结或溏泄，舌苔白或厚腻，脉虚。治宜扶正补
虚，方用保元汤加减：炙黄芪、党参、茯苓、炒白术各 10g，上肉桂 1.5g，黄
连、琥珀各 6g，山药、生熟地黄、炒白芍各 12g，白薇、甘草各 4.5g。

加减法：热甚加地骨皮、生石膏；湿甚加苍术、枳壳、陈皮或养胃汤，
或平胃散；饱胀加栝楼、枳实、山楂或凉膈散。

外治法：实火证可选用野蔷薇露或金银花露或一枝黄花 30g，外洗或搽拭患处白点；虚火证可选用青吹口散外涂。

十一、眼睑湿疹

眼睑湿疹病变仅局限在眼睑区域。初起可见睑红赤，继则出现针尖大小的丘疹、丘疱疹和水疱等，疱破则糜烂，溃处色泽如涂朱砂，自觉痒痛并作。病程常是此起彼伏，迁延日久，若失治还有影响眼球的可能。本病由饮食不节，过食辛辣，脾胃蕴热，复感风邪，引动内热，上攻于目，风热相搏，客于胞睑肌肤而致。

【辨证施治】

本病根据临床经过和皮损特点予以针对治疗。

1. 脾经风热证

眼胞睑红赤，灼痒肿痛，起疱，渗出黏液。治宜清脾热，除风邪，方用除风清脾饮加减：连翘、防风、玄参、生地各 12g，黄芩、桔梗、荆芥、知母、赤芍各 10g，焦山栀、茺蔚子各 6g。

2. 风热上攻证

胞睑红赤，干涩瘙痒，或焮痛难忍，局部溃烂。治宜清热解毒，疏风散邪，方用普济消毒饮加减：黄芩、玄参、板蓝根、生地、连翘各 12g，黄连、升麻、陈皮、马勃各 6g，炒牛蒡子、柴胡、赤芍各 10g。

3. 湿热偏重证

胞睑肿胜于痒，紫血脓烂而腥臭，痂壳湿秽堆积。治宜清热除湿，方用除湿汤加减：连翘、茯苓、防风、炒枳壳各 10 g，滑石（包）15g，车前子（包）12g，黄连、木通、荆芥、甘草各 6g。

加减法：痒重，加苍耳子、蝉蜕、蛇蜕、地肤子；赤痛重，加赤芍、牡丹皮；溃烂脓血，加土茯苓、金银花、蒲公英、紫花地丁。

外治法：皮肤红赤干燥或虽烂而黏汁不多者，可按干证施治，用青黛与麻油调敷之；黏水多，可按湿证治之，外敷滑石粉或精制炉甘石以除湿清热。

十二、乳头湿疹

乳头湿疹是指乳头连及乳晕，可见暗红色斑丘疹，轻微渗出糜烂，或干燥脱屑，自觉痛痒相兼，小儿吮吸则刺痛如刀割，伴有口苦、大便秘结或小便短黄。本病由肝胃湿热，循经外溢而成。

【辨证施治】

根据乳房属胃、乳头属肝的经络学说，本病分两证治疗。

1.肝胆湿热证

乳头肤色潮红，丘疱疹渗出糜烂，或潮湿，自觉刺痛难忍，舌红，苔薄黄，脉弦数。治宜清肝化湿，方选龙胆泻肝汤加减：炒龙胆草、焦山栀、柴胡、木通各6g，生地、茯苓皮、赤芍、车前子、防风各10g，白鲜皮、钩藤、薏苡仁各12g，甘草3g。

2.脾虚热燥证

乳晕及其周围干燥脱屑，时有乳头破裂或皲裂，自觉刺痛难忍，舌质淡红，脉濡细。治宜扶脾润燥，方选益胃汤加减：北沙参、麦冬、石斛、玉竹、生地各12g，防风、蝉蜕、莲子心各6g，山药、赤小豆、炒扁豆各15g。

外治法：渗出、糜烂严重时，先用五倍子、吴茱萸各10g，蚕沙6g，水煎取汁，湿敷，待渗出减少后用蛋黄油外涂，直至病愈；局部干燥脱屑、刺痛时选用黄连膏外涂，每日2~3次。

十三、外阴湿疹

外阴湿疹主要发生在男性阴囊、女性外阴和肛周区域，初期皮肤黏膜轻度水性肿胀，继而出现丘疹、丘疱疹、渗出糜烂和结痂，日久因搔抓，导致搔痕累累，皮肤浸润、肥厚，乃至皲裂等，奇痒难忍。女性常因月经及分泌物的刺激而使病程迁延难愈。本病主要由脾虚湿浊，循肝经所环部位，下注于外阴，浸淫肌肤所致；或由于肾经亏虚，风热外邪乘虚而袭，致使外阴肤燥、干痒，甚则皲裂。

【辨证施治】

临床中根据皮损的特征分两证治疗。

1. 肝脾湿热证

皮疹肥厚，浸润亦深，状如席纹，搔破则滋水渗出，甚则糜烂，自觉剧痒，并有越痒越腐、越腐越痒的趋势，舌质淡红，苔薄黄，脉濡细且数。治宜清肝扶脾，祛湿止痒，方用知柏地黄汤加减：盐水炒黄柏、炒苍术、小茴香、炒丹皮各6g，生地、山萸肉、赤茯苓各12g，山药30g，炒杜仲、川续断、蛇床子各10g。

2. 肾虚风袭证

皮损干燥、肥厚、粗糙、甚至皲裂，病程迁延日久，痒感日重夜轻，部分女性病人伴见大小阴唇萎缩或色素脱失，男性病人则有阳事不举的现象，舌质淡红，苔少，脉虚细。治宜补虚益肾，息风止痒，方用三才封髓丹加味：天冬、熟地黄各12g，玄参、黄柏、党参、茯神、炒苍术、炒杜仲各10g，砂仁（后下）、五味子、山萸肉各6g，山药、生龙骨、生牡蛎各30g。

加减法： 剧痒，夜难入睡加炒黄连、酸枣仁、合欢皮、钩藤；女性带下淋漓加椿根皮、金樱子、芡实、生龙骨、生牡蛎；皮肤干燥、皲裂加地骨皮、枸杞子、桑椹子、何首乌、菟丝子。

外治法： 用石青散，药为熟石膏30g，苦参、黄柏、五倍子各10g，滑石15g，硼砂、青黛各6g，冰片3g，研细末，外搽或油调敷之。

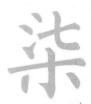

手足皮肤病

一、手足皮肤结构与功能

（一）皮肤的解剖与生理

人体皮肤来源于胚胎的外胚层和中胚层，外胚层发育形成表皮，中胚层发育形成真皮与皮下组织。表皮由角质层、透明层、粒层、棘层和基底层五部分所组成，没有血管，也没有神经。真皮在表皮之下，通常由胶原纤维、弹力纤维、网状纤维及纤维束间的无定形基质所构成。真皮向上伸部分叫乳头，含有丰富的血管和神经末梢，在指端、乳头等处的真皮里，乳头数目特别多，感觉也非常灵敏。在乳头下面则是分界不清的网状部分。皮下组织位于真皮的下部，由结缔组织纤维束与大量脂肪细胞所构成。纤维束中含有血管、淋巴管、神经、汗腺、毛囊等。此外，皮肤的附属器，如汗腺、毛发、爪甲、皮脂腺等都深埋在皮下组织中。

皮肤覆盖在人的整个体表，具有独特的功能，它既是内部器官与组织的保护者，又是内部器官、神经与周围环境的效应器官。现将皮肤的生理功能归纳如下。

1. 保护作用

皮肤坚韧、柔软、富有弹性，能使体内各种组织和器官免受外界物理性、化学性或生物性侵袭或刺激。

2. 调节作用

通过调节、分泌、排泄、渗透、吸收与代谢等方式，维持机体的健康状况。特别是高度发育的神经感受器与神经传导系统，将外界环境的刺激与中枢神经系统联系起来，通过神经的调节，使机体更好地适应外界的各种变化。许多内部组织和器官的变化，也能通过皮肤很快反映出来。

3. 免疫作用

皮肤与变态反应和免疫密切相关，许多变态反应的观察都是从皮肤入手，如皮肤试验、接种等。

（二）手足皮肤结构与功能

为了适应各种复杂和精细的动作，手足具有某些特异性的结构，以便充分发挥其生理功能。归纳起来主要表现在 4 个方面。

1. 感觉灵敏

在手足区域的皮肤内，分布有丰富的神经，特别是在手掌、足底无毛区感觉神经的末端，形成许多特殊的神经末梢器官。比如触觉小体或称麦斯纳氏小体存在于真皮乳头中，感受触觉，并且只分布在手部、足部，越接近指（趾）端数目越多，触觉越灵敏。指尖是含麦斯纳氏小体最多的部位，大约每 4 个乳头就有 1 个触觉小体，传统中医即凭借这些触觉小体来切脉看病。在皮下组织里有种感受压觉的环层小体或称法—帕二氏小体，最常见于手掌、足底，以指（趾）尖最多。正因为在手足区域里存在着上述特殊神经末梢器官，当人类接触物体后，指端的腹面，不仅感觉最为灵敏，而且还有"实物感"，所以，即使闭着眼睛用手摸物体，同样能够识别该物体的形态、大小、硬度、冷热等，借以代替部分视力的作用。经过训练的盲人能够用手摸特殊符号来识字，就是一个好的例证。

2. 坚韧耐磨

手足掌跖的皮肤比其他部位的皮肤要厚得多，比躯干部位的皮肤厚 10 倍左右。与上肢前臂内侧的表皮角质层比较，前者只有 0.02 毫米，而掌跖区的厚度则超过 0.5 毫米，体力劳动者还会更厚些。正因为手足掌跖的皮肤较厚，一方面坚韧耐磨，可以抵御外界物理、化学等因素的伤害；另一方由于手足频繁接触各种各样的物质，容易遭受到损伤，可造成多种多样手足皮肤病的发生。

3. 生命档案

在皮肤表面有许多皮嵴、皮沟和皱襞，位于手指及足趾末端屈面的皮嵴呈涡纹状，称为指（趾）纹。鉴于每一个人的指纹不同，指纹素有"生命档案"之称。据考证，在公元前的各种史料中，就有用指纹作为识别对象的记载。将指纹的这一特性应用到医学领域是近 50 年的事情，近 20 年又有很大的进展。

指纹分弓型纹（简称 A）、箕型纹（简称 L）、斗型纹（简称 W）三种基本纹型。在人群中，上述三种基本指纹的分布是有一定规律的，最多的指纹是正箕型纹，占 63%，其次是斗型纹，占 26%。在五个手指中，小指、中指、大拇指多见正箕型纹；无名指多为斗型纹；食指则多为正箕型纹或者斗型纹。

检查指纹不仅可以作为染色体畸形病变的筛选检查法，对某些特异性疾病也有一定的诊断价值，如先天性心脏病、肝豆状核变性、白血病、风疹、斑秃、银屑病（牛皮癣）等。

4. 保护爪甲

甲由硬角蛋白组成。爪甲组织致密而坚实，位于指（趾）末端的伸侧面，扁平而略有弹性，自后向前稍弯曲，呈半透明状，具有保护指（趾）端避遭外力损伤的作用。

手足的多种功能，除与结构有关外，更重要的还依赖于皮肤含有的丰富的神经末梢。西医学告诉我们，在皮肤真皮乳头内的神经末梢，有的来源于脑神经和脊神经的感觉纤维，但大多数是髓神经纤维，形成游离神经末梢和被囊神经末梢，从而使手足部位的皮肤能感受到外界各种刺激而产生痒、痛、触、压、冷、热等感觉。手部的神经主要由正中神经、尺神经、桡神经和肌皮神经所支配。正中神经由颈 5~8、胸 1 神经根发出，分外侧支和内侧支。外侧支支配拇指、第一掌指关节的活动；内侧支支配第二、第三掌侧和指尖。尺神经由颈 3、胸 1 神经根发出，分深浅两支。深支支配小指；浅支支配无名指、小指的一部分。桡神经由颈 5~8、胸 1 神经根发出，其浅支的外侧支支配拇指的桡侧，内侧支支配拇指、食指和中指；深支支配拇指和食指。肌皮神经的前支支配大鱼际近端的皮肤；后支支配手背部的近端皮肤。

此外，手掌没有毳毛，但有丰富的小汗腺。掌跖部位的小汗腺，是人体密度最大的区域之一，其腺体部分自我盘旋呈不规则线球状，埋入真皮和皮下组织交界处，导管垂直或稍弯曲地向上穿过真皮，到达表皮突的下端进入表皮，呈螺旋状上行，开口在皮肤表面。这些小汗腺分泌出来的汗液，能够滋润手足皮肤的角质层，使其含水量保持在 10% 左右，以维持皮肤表面的柔软与坚韧，从而避免手足掌跖皮肤的干燥、脱皮和皲裂。

手还有许多小关节和肌腱，它们之间相互配合，使手的活动范围广泛，运动灵巧。

总之，手由于其特殊的解剖结构以及神经和肌肉分布，其灵巧性远胜于足，保证了人类进化过程中双手功能的实现。

二、常见手足皮肤病

（一）足癣和手癣

足癣是青年和成年人群中最常见的一种浅部皮肤霉菌病。在我国南方，由于高温、潮湿的环境，尤其在夏天，足癣的发病率高达50%~60%，其危害性不仅表现为自身传染，发生手癣、股癣、体癣和甲癣，而且还会传染他人，因此，足癣是皮肤霉菌病的防治重点。

【病因】在我国引起足癣和手癣的病原菌主要有红色毛癣菌、石膏样毛癣菌、絮状表皮癣菌等，其中，以红色毛癣菌的抵抗力最强，不易被消灭，故较为多见。手和足所处位置不同，皮肤损害的形态也有一定的差别，比如手癣以红斑、鳞屑、皲裂为主，状似鹅掌；足癣的皮肤损害除与手癣相似外，还能见到潮湿、浸渍、腐白、脱皮、多汗等现象，所以，民间称手癣为"鹅掌风"，称足癣为"脚湿气"等。

【临床表现】足癣和手癣的皮损形态为什么有很大的差别呢？分析原因，手暴露在外，每天都要从事各种劳动，接触各种物质，这样，霉菌感染的机会较之其他部位要多得多，而且，临床表现也复杂多变。一般来讲，霉菌感染的初期，仅在手掌或手指的边缘，出现针尖至针帽大小的丘疱疹，呈成群状排列，自觉瘙痒难忍。随着时间的推移，加上摩擦等因素的刺激，逐渐出现种类繁多的皮损，如干燥、脱皮、过度角化、皲裂、粗糙等。部分病人的手癣仅发生于一只手，虽然经过很长时间并不传染给另一只手，其原因尚不明确。

足常穿鞋袜，使足部的皮肤得到一定的保护，直接遭受外界刺激的机会比手要少得多。但是，也正因为这个缘故，足部的汗液得不到充分的蒸发，趾间潮湿多汗，汗液中的尿素分解产生氨，呈碱性，有利于霉菌的生长；足跖部位皮肤的角质层厚，而角质层中的角质蛋白是霉菌寄生的营养物质，从而为霉菌的生长、繁殖提供了良好条件；又因掌跖皮肤缺乏皮脂腺，无皮脂分泌，缺乏抑制皮肤癣菌生长的脂肪酸，也间接有利于霉菌的生长。趾间特别是第 4、5 趾间的皮肤，通常出现浸渍、腐白、糜烂，或是大小不一的潜在性水疱，擦破则外溢黏稠样液体，揭去腐白的表皮后，基底部裸露出鲜红的糜烂面，并能闻到恶臭的气味，自觉剧烈瘙痒。当足跖皮疹继发感染时，还能导致腹股沟淋巴结肿大、压痛，行走不便。此外，极少数病人跖部皮肤增殖、肥厚，状如疣赘样，这种特殊的皮损，多由须疮癣菌引起。

总之，为了临床诊疗方便，多数人主张按足癣和手癣皮疹的不同形态，分水疱型、擦烂型和鳞屑型。手癣以鳞屑型常见，足癣以擦烂型较多，具体类型及其临床表现详见表 3。

表 3：手足癣不同型鉴别

类型	临床表现
水疱型	掌跖或指（趾）间出现水疱，疱壁较厚，不易破裂，常有剧烈痒感，疱破脱屑，偶有继发感染，夏发冬愈
擦烂型	指（趾）间皮肤浸渍、腐白、糜烂明显，揭去腐白的表皮，裸露出鲜红的糜烂面，趾间常有难以忍受的剧痒
鳞屑型	以脱屑为主，间或有少数水疱，疱液干涸则脱屑，部分角化严重时，还会发生皲裂，进而影响工作、劳动，夏重冬轻

【治疗】以局部治疗为主，要坚持用药到治愈为止。目前常用的、局部有效的杀灭霉菌药物有碘、苯甲酸、麝香草酚、水杨酸、雷琐辛、硫、龙胆紫、丙酸、十一烯酸、甲醛等。但是，如何选用适当的药物和剂型，应当根据皮疹发生的部位和病情变化来决定。

1. 水疱型

皮疹以丘疱疹、水疱、潜在性水疱而未破者为主，可选用 10% 冰乙酸溶液浸泡患处，每日 2 次，每次 10~15 分钟；若感觉浸泡不方便时，可改用复方苯甲酸酒精（苯甲酸 6~12g，水杨酸 3~6g，95% 乙醇加至 100ml），每日外擦 2 次；若水疱较大，胀痛不适时，可先将疱液抽除，然后扑上足粉（水杨酸 2g，硼酸 10g，氧化锌粉 20g，滑石粉加至 100g）；水疱已破，并有少量疱液外溢和轻度糜烂，先涂 10% 龙胆紫溶液，后扑足粉，或扑花蕊石散（花蕊石 30g，枯矾 10g），或扑 2% 双氯苯咪唑粉剂等。若浸渍糜烂较重时，应先用紫草油纱布换药保护，待新的上皮长出，再用伊曲康唑霜等；如果渗液

较多，可先用 3% 硼酸液、0.1% 雷佛奴尔液或 1:5000 的过锰酸钾液冷湿敷，
还可选用敛湿止痒的中草药，如黄精、石榴皮各 30g，丁香 15g，加水适量，
煮沸取汁，浸泡或湿敷，每日 2~3 次，每次 10~15 分钟，待渗液渐止，新的
上皮长出后，外擦癣药水如卡氏药水（硼酸 0.8g，雷琐辛 8g，丙酮 4.2ml，
碱性品红 0.4g，90% 乙醇 8.3ml，水加至 100ml）、复方苯甲酸酒精等。

2. 擦烂型

手指以第三、四指间，足趾以第四、五趾间易发病，表现为浸渍、腐
白、擦烂，自觉痛痒。当局部皮肤处于腐白、薄嫩状态，可用 10% 龙胆紫溶
液外涂，每日 2 次，或用半边莲 60g，煎取药汁待温，浸泡患处 15 分钟，须
涂卡氏药水、十一烯酸溶液，干后扑上足粉、花蕊石散、2% 双氯苯咪唑粉
剂等。

3. 鳞屑型

皮疹以脱屑为主，特别是指（趾）间、掌跖面皮肤，呈碎屑状脱落。局
部治疗以软膏为主，常用药物有复方苯甲酸软膏（苯甲酸 12g，水杨酸 6g，羊
毛脂 30g，凡士林加至 100g）、克霉唑软膏，每日 1~2 次。若见局部皮肤肥厚、
增殖、疣赘状改变的足癣，则可用中药浸泡与外涂软膏相结合的方法来治疗。
中药处方：金毛狗脊 30g，黄精、桂皮、陈皮各 15g，水煎取药汁，待温浸泡
10~15 分钟，然后再擦复方苯甲酸软膏，一般坚持治疗 7~10 天后即能获效。

较严重的手足癣影响工作劳动者，在外用药的同时可口服灰黄霉素，但
一般不主张。

另外，抓住足癣和手癣常在夏天加重的特点，可采用"冬病夏治"的方
法，如应用"鹅掌风醋泡剂"，亦有较好的防治效果。处方：浮萍、白鲜皮、
猪牙皂各 12g，荆芥、防风、川乌、草乌、羌活、独活、僵蚕、威灵仙各
10g，鲜凤仙花一株（去根、土，留用花、叶、茎），食醋 1000ml，将上药浸
泡 24 小时，再用小火煎开，滤去药渣，留药醋泡手。每日 3 次，每次 15~30
分钟，拭干即可工作，千万不要立即用水冲洗。每 1 剂药醋可连续泡用 5 天，
但泡至第 3 天，需再用小火煮沸，留用，防其腐败变质，影响疗效。

总之，尽管足癣和手癣感染途径并不十分明确，但以上防治措施多有疗效。

【预防】手足癣的预防比治疗更为重要，特别是足癣的预防与预防手部
感染密切相关，预防的措施是多方面的。

徐宜厚皮肤病临证经验笔录

124

（1）平时要讲究个人卫生，不用公用拖鞋、脚盆、擦布等。

（2）手足多汗和损伤往往是脚癣或手癣最多见的诱因之一，此类病人要少饮刺激性饮料，如浓茶、咖啡、酒类等，因为这些饮料激惹汗腺的分泌与排出，给表皮霉菌的感染提供了有利的环境。

（3）晚上洗脚或洗澡后，要揩干趾缝间的水分，扑上脚气粉（市售）或消毒撒布粉（薄荷脑 0.1g，麝香草酚碘化物 2g，硬脂酸锌 4g，碳酸镁 2g，硼酸 15g，滑石粉加至 100g），目的在于尽量保持各趾间的干燥，防止表皮霉菌的再感染。

（4）对于足多汗的人，避免穿纯羊毛或尼龙袜子，提倡穿棉织袜或防足癣的药袜。

（5）鞋子要干燥、通风，定期煮沸、消毒袜子、擦布、鞋垫之类；还可将浸泡于 40% 甲醛溶液的湿棉球，用纸包好，放置在皮鞋里，过夜后第二天再穿，也有较好的杀灭霉菌的效果。

（6）炎热的夏天，凡患足癣的病人，应鼓励和提倡穿通气良好的布鞋、皮凉鞋。

（7）浴室、游泳池等公共场所是传染足癣的主要地方，应严格执行消毒管理制度。

（二）孢子丝菌病

在自然界中，广泛存在着各种致病性的因素，孢子丝菌就是一种寄生在土壤、木材和植物的腐生菌。部分工人（造纸工、矿工）、农民（种甘蔗、种花草的农民）以及园林工作者，一旦皮肤发生轻微损伤，工作时接触被孢子丝菌污染的草木、泥土，就有染上孢子丝菌病的可能性。此病虽不是多发病，但自 1898 年申克氏发现本病后，世界各地都有许多报告，我国于 1951 年在上海首次发现该病病例。

【病因】孢子丝菌病的病原菌是申克氏孢子丝菌。这种深部霉菌由于所处环境与条件的不同，表现在外的形态也不一样。比如，孢子丝菌在组织内呈酵母型，在体外或室温的条件下，又呈菌丝型，故医学上将这种霉菌称之为"双相型霉菌"。在一般的情况下，用显微镜直接检查，或者病理切片检查，都不容易查出，只有经过霉菌培养，在生长出的菌落内，才可以查出典型的孢子丝菌和孢子。

【临床表现】由于本病主要通过损伤的皮肤或黏膜、上呼吸道或消化道而传染。人与人之间甚少直接传播。当孢子丝菌由损伤口进入组织，即可引起局部化脓性病变。当机体抵抗力强，损害局限于侵入部位附近，即成固定型孢子丝菌病；有些则沿淋巴管蔓延，成带状分布，系皮肤淋巴管型孢子丝菌病；也有少数病例由血液循环播散全身，引起系统性孢子丝菌病。

临床上分为皮肤型和内脏型，前者主要侵犯四肢，尤其是上肢。

1. 皮肤型

按其病变部位与性质又分为固定型、淋巴管型、血源型（播散型），其中以淋巴管型最常见。

（1）固定型：约占皮肤型的25%~30%。病人抵抗力较强，皮疹固定于侵入的部位而不扩散，常在上肢单侧发生。病原菌侵入后约经1~4周，个别长达3~6个月，在损伤处出现圆形、硬而有弹性、不痛的结节。继而表面皮肤渐变紫红，破后溢出少量脓液，形成溃疡或呈疣状、乳头状增殖，部分为浸润性斑块，或为扁平粗糙、鳞屑性红斑等多种形态，病程较长。

（2）淋巴管型：此型最常见，约占皮肤型的70%。病变为圆形的坚硬小结节，沿四肢，尤其是上肢的淋巴管纵行呈带状排列，初期有弹性，能移动，皮肤无粘连，无压痛，肤色亦正常。结节长大则高出皮面，呈淡红色或暗紫红色，中央变软，破后流少量脓液或结痂，愈后留萎缩性瘢痕。一般无全身症状。

（3）血源型（播散型）：此型极少见，多无明显的原发病灶，病原菌通过血液循环播散。其损害形态同淋巴管型，只是数目较多，严重时散发全身，病情可呈急性或亚急性发作，全身症状明显。

2. 内脏型

极少见，病原菌通过血行感染引起，故除四肢有皮疹外，还可在鼻、口、咽等黏膜上发生红斑、化脓、溃烂、赘生性或乳头瘤样损害，口腔也可发生似阿弗他溃疡或扁平苔藓样损害。此外，还可侵犯眼、骨骼、关节及脏器。

【治疗】本病治疗比较容易，口服10%碘化钾溶液有较好的效果。开始每次服5ml，每日3次，如无不良反应则可逐渐增加剂量至10~20ml，每日3次，一般连服1~2个月，病损完全消失后还需坚持再服半个月左右，以防复发。不过，此药可使肺结核病播散，故在完全排除结核时方可服用，在大多数情况下，对固定型、淋巴管型常有效。如口服 10% 碘化钾溶液治疗失败或对碘化物过敏，此时应考虑以下治疗：①二性霉素乙或 2- 羟眯替 50~200mg/日，加于 5% 葡萄糖液 500ml 中，静脉滴注。2- 羟眯替副作用有恶心、呕吐及肝、肾功能损害，但比二性霉素乙副作用小。② 5- 氟胞嘧啶，用量为 100mg/kg。③ l%~2% 球红霉素二甲基亚砜透剂及 0.2%~0.4% 球红霉素生理盐水纱布条外敷和 0.2% 球红霉素氧化锌油局部外用治疗孢子丝病，可获得满意效果。

总之，从临床治疗效果及药物的毒副反应看，应首选碘化物内服，只有在无效或过敏情况下才考虑其他药物。

【预防】 对损伤后的皮肤要及时清洗或涂以碘酒，消毒包扎，以防本病的发生。一旦在皮肤损伤后治疗中出现结节，应警惕本病的可能性，争取早期诊断和治疗。

（三）足菌肿

足菌肿又称足肿病、霉菌肿、马杜拉脚，是一种由皮肤损伤部位入侵，并直接蔓延至周围，中年男性经常赤脚者易患的瘤肿样霉菌病。这种皮肤病在世界各地都有发生，但主要发生于热带及亚热带地区，如西半球发病率最高的是墨西哥、委内瑞拉，阿根廷次之；东半球的非洲，多数发生在塞内加尔、苏丹和索马里；我国的上海、西安、成都也有散在性发病的报告。

【病因】 当人们赤足行走或赤足在田间劳动时，稍不留心足部损伤破皮，隐藏在土壤中的病原菌，如裂殖菌纲的放线菌、奴卡氏菌，子囊菌纲的波氏霉样菌、曲霉菌、青霉菌等，不完全菌纲的足菌肿性马杜拉氏链丝菌、印第拉菌、单孢子菌、头孢子菌等均可能侵入皮肤、皮下组织、筋膜及骨骼，致使足部肿胀、畸形、窦道性损害而形成足菌肿病。

【临床表现】 本病的致病菌尽管不同，但其临床表现甚为相似，只是由于病变的部位、发病期、处理情况及病人的体质而略有差异。病变部位主要在足部，也可见于手、前臂等处。常有外伤史，在伤口愈合处出现皮下结节，日渐增大，并与皮肤粘连，呈暗红色，继而中央破溃，溢出少量带有各种颜色、颗粒状的脓液。白色颗粒系链丝菌、奴卡氏菌、波氏霉样霉菌；红色颗粒系链丝菌；黑色颗粒系足马杜拉分枝菌、灰色足分枝菌等。伤口虽然在短期内自愈，但在附近区域又相继发生多个类似的结节，再度溃破流脓，日久形成瘘管，最后愈合留下瘢痕。本病缠绵难愈，初期在浅表；后期则会波及骨骼、关节，引起骨、关节的炎症反应，甚则形成死骨或关节畸形。部分严重病例的病原菌亦可侵入血循环、肺及脑膜。一般无局部症状和全身症状，劳动后肿胀加剧，稍有痛感，病程长，经久不愈，病程可长达 10~20 余年。

【治疗】应根据致病菌的不同，选用不同的药物来治疗。比如，放线菌性足菌肿选用大剂量青霉素，效果较好；奴氏卡菌性足菌肿病选用磺胺嘧啶，每日 3~10g，以血液浓度达到 8~15mg/100ml 为宜。还可选用氨苯砜，成人剂量为每日 200mg，尤其当上述药物出现反应时，可用此药代替。瘢痕偏多的病例，口服碘化钾溶液。此外，还可酌情选用克霉唑、二性霉素乙、5-氟胞嘧啶、庐山霉素、球红霉素等。

局部治疗：对早期局部损害，可考虑手术切除或切开引流；亦可配合应用 X 线照射。

【预防】

（1）穿上鞋袜，避免直接接触泥土。

（2）外涂防护药膏。

（3）足部外伤破皮，应立即消毒包扎，不要再接触泥土。

（四）着色霉菌病

着色霉菌病自 1911 年裴德鲁萨首次在巴西发现以来，世界各地均发现散在病例，但大部分病例发生于热带及亚热带，特别是湿热气候的地区，温带地区也有发现。据统计，自 1953 年到 1972 年，本病在多米尼加增加了 77 倍，日本增加了 64 倍，澳大利亚增加了 30 倍，墨西哥增加了 25 倍。国内自尤家骏教授在 1951 年首次报告此病以来，自北至南，吉林、沈阳、河北、河南、陕西、安徽、上海、江苏、江西、广东和贵州等省市先后发现此病。病人以农民最多，男女之比为 4:1，58.8% 病人的年龄在 20~60 岁之间，夏秋两季发病占 61.8%。

【病因】在自然界中，土壤和残枝腐叶内广泛存在着许多霉菌，着色霉菌病就是由多种暗色孢科真菌引起的皮肤以及皮下组织和内脏的感染性疾病。

【临床表现】着色霉菌病按病原菌和感染部位的不同，分为皮肤着色霉菌病、暗丝孢霉菌病和脑暗丝孢霉菌病，以皮肤型者最常见。着色霉菌侵犯皮肤，可以引起肉芽肿、脓疡和囊肿等损害，也可侵犯脑部。临床分成三种类型。

1. 疣状皮炎

又称皮肤着色霉菌病。主要累及皮肤，不侵犯骨骼，病变多在下肢或手腕。初起在外伤部位，出现硬性小丘疹或结节，后期皮疹扩大、增多，融合成肿瘤样或斑块状。随病程迁延而病变不断扩大，中央愈合，边缘扩展，形成大小不一的斑块状结节，色泽深红或深褐色，表面呈疣状增殖。揭去疣状表面结痂，则有少量的分泌物，显露出乳头瘤状增殖，宛如菜花样外观，病程进展缓慢，至慢性期可呈象皮肿样改变。

2. 暗丝孢霉菌病

可侵犯皮肤、肌肉和骨骼，常是单发或多发的皮下囊肿样损害，质较坚，亦可在皮下或肌肉内形成脓肿。很少破溃，若破溃，有稀薄的脓液流出，不易愈合。局部可以排菌，很少发生播散。

3. 脑暗丝孢霉菌病

可能通过外伤血行感染。发病较急，始有头痛、恶心、呕吐，随之出现颈部强直，或突然发生半身麻痹，若损害颅神经，则会发生抽风，病人会很快死亡，此种情况常发生在体衰或应用皮质类固醇激素的病人中。

【实验室检查】在显微镜下可发现单个的或成群的棕黄色圆形厚壁孢子，其繁殖方式是分裂法而不是芽生法，这种特征很有诊断价值。至于是哪一种霉菌则需要培养才能确定。

【治疗】目前此病的治疗方法虽较多，而且有一定疗效，但尚无满意的特效疗法，尤其对损害广泛的久病病人，各种方法均难达到治愈目的。

全身药物治疗：口服 5% 碘化钾溶液，开始每日服 1~2g，逐渐增加剂量至 3~6g，分 3~4 次服，直至皮疹消失，霉菌检查阴性为止；静脉点滴碘化钠 1g，每日 1 次，不过对此病的疗效不如治疗孢子丝菌病好。维生素 D_2，每日 10~20 万 U，与碘化物同服，有增强疗效的辅助作用。此外，静脉点滴大蒜素、5- 氟胞嘧啶、噻苯达唑、二甲基二硫、甲氨酸酯锌、二性霉素乙、庐山霉素、球红霉素等，虽有一些效果，不过，由于硬化的细胞壁太厚不易透入，而晚期又常有瘢痕形成，局部血液循环欠佳，药物不易达到，故其疗效尚不肯定。

局部治疗：在早期，皮疹单个者，主张切除整个病灶，术后加服抗真菌药物以巩固之；部分用二性霉素乙行皮疹下注射（每5mg加2%普鲁卡因溶液1ml），每周1~2次，3个月为1个疗程，亦有一定疗效。电灼、电凝固、30%桂皮粉软膏、斑蝥酒（10个斑蝥浸入10%乙醇100ml，3~5天即可外用）涂之，均可酌情选用。近年来，有人根据着色霉菌在38℃以上停止生长的特性，采用各种局部温热疗法，如蜡疗、坎离砂或电辐热等，使局部加温到50~60℃左右，每日1次，每次半小时，可望治愈，这种疗法尤其适用于广大农村。以上各种局部治疗均有激惹病损播散的可能性，应予注意。

【预防】

（1）受伤的肢端部位，应立即严格消毒包扎，避免再去接触残枝腐叶和泥土。

（2）若在足或手处发现孤立的红色丘疹或结节，应摘除并送病理检查，以便及时除外着色霉菌病，对于预防和争取早期治疗均有实际意义。

（五）癣菌疹

患癣菌疹的病人，大约有12.7%同时患有足癣。夏季气温高，湿度大，很适合表皮癣菌的繁殖、生长。在这个时期处于活动期的足癣或头癣，如果治疗不当，或者病人擅自用热水烫洗，以图一时之快，由原发霉菌感染灶（足癣或头癣）释放出循环的霉菌抗原与它的代谢产物，通过血液循环与抗体发生一种变态反应，传播到足背上而表现出皮肤过敏。这种包括烫洗、治疗不当的外来因素对原患癣病的强烈刺激，常常是癣菌疹发病的重要诱因。

【临床表现】癣菌疹表现在外的皮疹类型很多，比较常见的皮疹有湿疹样皮炎、远心性环状红斑、游走性闭塞性脉管炎、猩红热样红斑、多形红斑、丹毒样红斑、结节性红斑、苔藓样皮疹、汗疱疹等。实际上这些皮疹也都是皮肤癣菌疹的不同表现，只是为非水疱性皮疹，且不只局限于手掌及指侧；部分病人还能在躯干部位见到针尖大或平顶状苔藓样丘疹。若因头癣而引起的癣菌疹，除皮疹呈急性播散分布外，还会伴有发热、厌食、周身淋巴结肿大、脾肿大以及白细胞增多等全身症状。临床将癣菌疹归纳为下列三大主要类型。

1. 湿疹样癣菌疹

皮疹从足背开始，自下而上蔓延直到小腿的下 1/3；皮疹为红斑、丘疹、丘疱疹、渗出、糜烂、结痂和脱屑等多形性表现。部分病例迁延日久，甚则有向肥厚苔藓样变的可能性。

2. 汗疱疹样癣菌疹

此种类型是最多见的一型，主要发生于平素掌跖多汗的人。在足部跖缘、脚背处，隐约可见成群的深在性针帽大小的水疱，疱破则有圆形脱屑，自觉剧痒和烧灼感，有时瘙痒难以忍受，原发病灶不除，皮疹也会时有反复，一旦病灶得到控制，皮疹将会随之好转乃至消除。

3. 落屑样癣菌疹

掌跖、趾端和趾缘处经常有不规则的鳞屑脱落，严重时还会由于缺乏汗液的湿润，造成足趾的裂隙与疼痛。

上述三类癣菌疹，一般不伴有全身症状。但是，在少数病情较重的情况下，如丹毒样红斑，也可以见到畏寒、发热、腹股沟淋巴结肿大、步履艰难等急性症状。

【实验室检查】凡可疑病人应做霉菌直接镜检，初期可能为阳性，若足癣病灶处于活动期，其阳性率还会更高一些。足癣以外的部位，是查不到菌丝或孢子的，不过，癣菌素试验可为强阳性。

【治疗】癣菌疹的治疗要分清主次。总的原则是，当病情处于急性期，外治的药物与方法以温和为宜，同时，还要考虑全身性治疗，如抗组织胺类药物、抗真菌药物治疗，如发热、厌食、全身浅表淋巴结肿大等反应较显著时，还应适当加用皮质类固醇激素如强的松、地塞米松等。中医对急性期的治疗，常用清热解毒、利湿消肿的药物，如二妙丸加味：黄柏、归尾、川牛膝各 10g，苍术、槟榔各 4.5g，青皮 6g，赤茯苓、泽泻、金银花、野菊花、赤芍各 12g，萆薢 15g，白茅根 30g。水煎服，每日服 2 次。足背肿胀明显加汉防己、茵陈、赤小豆；渗出、糜烂重加茯苓皮、车前草（或子）、猪苓；畏寒、发热加荆芥、防风、薄荷（后下）。

外治法：要视病情的演变而分别处理。急性期若渗出、糜烂较重时，选用①黄精、马齿苋、石榴皮各 30g，丁香 15g，水煎取汁，待温浸泡或湿敷，每日 3~5 次，每次 10~l5 分钟；② 0.1% 明矾溶液或 3% 硼酸溶液湿敷，每日 3~5 次；③渗出减少，则用三妙散（大黄、黄柏、苍术各等份，研极细末），植物油调成糊状外涂，每日 1 次；④干燥、脱皮阶段，选用 5% 水杨酸软膏，或益康唑霜等。

此外，穴位封闭疗法对于局限本病的扩展，帮助皮疹的康复很有帮助。方法：取 0.25% 普鲁卡因注射液，在三阴交、太溪穴，各推注 1~1.5ml，2 日 1 次，7~10 次为 1 个疗程。

总之，癣菌疹的治疗，忌用任何刺激性强的癣药水、癣药膏，以防病情的恶化。

【预防】

（1）首先要对原发病灶，如活动性足癣、头癣，进行积极防治。

（2）趾间经常扑些足粉，以保持趾缝间的干燥。所穿鞋袜应勤洗勤换，放在太阳下曝晒。

（六）手足的多汗与少汗

在人体肌肤表面上分布有 200 万 ~500 万个汗腺，每个汗腺又由腺体和导管所组成。腺体位于真皮网状层或皮下组织，导管开口在皮肤的表面。汗腺分小汗腺和大汗腺两类，小汗腺不均匀地遍布全身，其中以手掌、足跖部位最多；大汗腺仅见于腋窝、乳晕、外阴和脐周。

【病因】多汗与少汗包括全身性的多汗与少汗和局限性的多汗与少汗。一般来讲，全身性的多汗与少汗，主要和全身性疾病密切相关，引起多汗的全身性疾病有甲状腺机能亢进、糖尿病、帕金森病、脑震荡、交感神经系统紊乱以及转移性肿瘤引起的脊髓完全性横断等；引起少汗的全身性疾病有先天性外胚叶发育不良、深部粟粒疹、Sjogren 氏综合征、直立性低血压、多发性脊髓瘤、黏液性水肿、银屑病（牛皮癣）、鱼鳞病、麻风等。手足的多汗与少汗，属于局限性多汗与少汗最常见的一种，其原因主要与冷热刺激和神经—精神状态密切相关，不少人在心理上处于恐惧和紧张时，掌心汗湿漉漉。气温偏低的冬天，手足出汗少，角质层含水量低于 10%，于是皮肤干燥，缺乏弹性，若再遇上外力的牵拉，就会发生手足皲裂。

【临床表现】足多汗时，表皮被浸软腐白，甚至糜烂，趾间有裂口，还会散发出恶臭气味。这种多汗还会为霉菌的繁殖、生长提供良好的环境，容易导致表皮霉菌的感染，有时还会导致手足部疣赘病的发生。手多汗影响写字、绘画和其他精细的手工劳动。

手足的少汗与无汗，以掌跖部位的皮肤干燥、脱屑、角化和皲裂为主要特征，偶尔由于汗出不良，掌跖指（趾）间出现深在性小水疱，如粟米大小，疱壁厚，疱液清亮，自觉奇痒难忍，反复发作，迁延较长时间不愈。还有部分病人并不起水疱，只是在掌跖部位经常脱皮，其经过是，开始只见针尖至针帽大小的白斑，继而向四周扩展，中央部位的表皮破裂脱落，最后融合成片状脱皮（主要由于手足汗出不良所致），在医学上称之为"剥脱性角质层松解症"，又叫"薄片状出汗不良症"。

【治疗】

1. 手足多汗的治疗

局部外擦止汗药，可以收到暂时性效果，常用的有 0.5% 醋酸铅溶液、5% 明矾溶液、5% 鞣酸溶液、3%~5% 甲醛溶液、20%~30% 氯化铝溶液等，任选一种，每日外擦 1~2 次。若对甲醛过敏，则改用 10% 戊二醛溶液外擦，亦有良效。中药干葛根 30g，枯矾 16g，加水 1500~3000ml，煮沸待温，浸泡手足，每日 2~3 次；还可用苍耳子 15g，蛇床子 15g，生甘草 15g，明矾 15g，用法同上。此外，还可用 0.25% 普鲁卡因注射液行穴位封闭（手多汗取合谷、内关；足多汗取三阴交、太溪），每穴各推注 1ml，2 日 1 次，敛汗效果甚好；若遇严重的手足多汗，经其他方法治疗后效果不满意时，酌情使用浅层 X 线放射治疗。与此同时，在医师的指导下，口服镇静药（如溴剂、苯巴比妥、谷维素等）、抗胆碱能药物，但应注意其副作用。中药可健脾、清热、利湿，安全有效，常用中药有茯苓、山药、茵陈、焦山栀、泽泻、车前子、乌梅、牡蛎、生甘草、蒲公英等。

2. 手足少汗的治疗

手足少汗除了要重视原有全身性疾病的治疗外，局部可以选用 5% 水杨酸软膏、10%~20% 尿素软膏外擦，还可用些无刺激性油质软膏，每日 1~3 次，以润泽、保护皮肤。薄片状出汗不良症用焦油霜剂外擦，常获满意疗效。手足少汗若适当口服维生素 A 和甲状腺片，有改善皮肤干燥、粗糙的效果。不过，先天性外胚叶发育不良所引起的手足少汗者，是无法治疗的。

【预防】减轻手足多汗的方法很多，如消除恐惧、紧张、焦虑的情绪；

避免食用激发汗出的食品和饮料，如酒、浓茶、咖啡、辛辣食物等。

（七）汗疱症

汗疱症又称汗疱疹、出汗不良，也称掌跖汗疱，是一种对称性发生在掌跖部位，以水疱、脱屑交替复发为特征的疾病。

【病因】汗疱症的发病原因尚不完全清楚。不过，本病的发生可能与下述因素有关：①精神紧张、抑郁、疲劳常为发病的重要原因；②掌跖多汗，汗液潴留于皮内而引起本病；③为足跖活动性霉菌感染的发疹性反应；④食物、药物、细菌等也偶尔成为本病的病因；⑤其他如便秘、胃肠功能紊乱等，可能与本病的发生有关。

【临床表现】本病多数在春末夏初发病，夏季加重，冬季常能自愈。皮疹成群或分散性分布在手掌及指腹、指侧，也见于足跖，呈对称性分布。典型的皮疹为深在性小水疱，状如细米粒样，水疱早期含有清亮的疱液，偶尔变为混浊，水疱呈半球形，稍高出皮面，水疱一般不自行破溃，经过数日，自行吸收而消退，并形成领圈状脱皮，严重时波及整个手掌呈弥漫性脱屑，此时，患处有干燥、疼痛等不适感觉。多数病人的损害，可以自行消退，但容易复发，病期长久有时指甲发生营养不良性改变。

【治疗】

（1）适当应用镇静剂，如地西泮、三溴合剂等。

（2）顽固病例，酌情给予皮质类固醇激素（症状减轻，渐减剂量，乃至停用）。

（3）选用补气、养心、敛汗的中药治疗，如党参、太子参、酸枣仁、柏子仁各12g，远志、五味子各6g，煅龙骨、生牡蛎各30g，水煎服。

（4）针刺疗法：主穴为合谷、劳宫，配穴为曲池、足三里。方法：施平补平泻手法，每日1次。

（5）局部治疗：早期水疱性皮疹，选用0.5%醋酸铅溶液或0.2%明矾溶液湿敷或浸泡患处，每日4~6次，每次15分钟。多汗者可外涂6%甲醛溶液。进入剥脱期，脱屑、干燥、疼痛时，外擦3%~5%水杨酸软膏、10%尿素软膏、蓝油烃软膏、皮质激素类软膏或霜剂也有疗效。

（6）对各种治疗不满意时，可考虑应用浅层X线放射治疗。

【预防】注意精神因素，避免情绪激动可减少手足的多汗。

（八）手足脱皮

在秋冬之际，有的人手掌会出现明显的脱皮现象，医学上称为"剥脱性角质层松解症"，也叫做"板状出汗不良"。

【病因】发生这种表浅剥脱性皮肤病的原因，至今尚不清楚，不过，从临床实践中发现，凡患有手部脱皮的病人，绝大多数同时患有多汗症。手足局部的出汗多少，常与植物神经功能紊乱有一定的关系。众所周知，汗腺的功能，不仅能调节体温，而且还能湿润皮肤。当处于焦虑、忧愁、恐惧的状态，就会促使植物神经功能紊乱，掌跖部位丰富的小汗腺所分泌的汗液也相对减少，使表皮内的含水量降至10%以下，难于维持皮肤表面的柔韧，再加上秋冬之际的气候比较干燥，因此，在手掌上会出现针帽大小、无炎性改变的小白点，继而向四周扩大，同时中央部位的表皮破裂和撕脱出浅表细薄的白色鳞屑。随着病情的进展，又常不断出现新的剥脱性皮疹，最后融合成大片状白色鳞屑。本病除发生在掌跖外，偶尔见于手足背侧，呈对称性发生。大多数病例经过3~6周后自愈，但极易复发。手足脱皮易在暖热季节复发，一年可复发一至数次。

【治疗】

（1）少数病例若经常发生较重的脱皮现象，可选用陈皮、金毛狗脊各30g，五倍子、苍耳子、金钱草各15g，加适量水，煎后取汁，待温泡患处，每日1~2次，有润滑柔软、防止脱皮的作用。

（2）适当外涂护肤霜或软膏，如2.5%水杨酸软膏、5%尿素软膏、焦油霜剂等，也有较好的疗效。若伴有出汗障碍时，应予相应处理。

【预防】

（1）正确认识本病与手足癣、接触性皮炎和脂溢性皮炎是完全不同的。

（2）不要看到掌跖部位一有脱皮，就动手去撕鳞屑，避免感染。

（3）平时应尽量不用或少用碱性大的肥皂洗手足，以防止掌跖皮肤干燥和出汗不良。

（4）保持良好的精神状态，这对于预防手足脱皮也有一定的作用。

（九）手部湿疹

湿疹是一种由多种内外因素引起的瘙痒性皮肤病，在皮肤科门诊病人中，占有很大的比例。湿疹可发于全身各处，反复发作，病程迁延。湿疹发病部位不同，可发生于头皮、耳部、口周、眼周、乳部、脐窝、股部、肛门、女阴、阴囊及手部等处，其中以手部湿疹较多见，约占所有湿疹的1/3。

【病因】由于手的活动范围最广，接触物质最多，特别是洗印工人、护士、家庭主妇等，经常与水、染料、寒热物质、油漆、药物等打交道，从而构成了手部湿疹发病的复杂性。据分析，接触过敏物质者约占手部湿疹的1/2；非过敏性原发刺激亦可引起。异位性湿疹、光敏反应及光毒作用也常在手部呈湿疹样改变，因此，有人主张，将细菌疹、手部癣菌及手部汗疱疹等也列入手部湿疹的范畴。

【临床表现】手部湿疹好发于30~50岁之间男女，多为病程较长的慢性顽固性湿疹。尽管手部湿疹有各种类型，但以手掌慢性盘状湿疹最为常见。皮疹易发生于手掌和手背，可侵及腕部和手指。手掌的汗疱疹与疹型发疹性水疱性损害，常在水疱未破前即已干燥，以后则脱屑。手部湿疹多为限局性干燥的鳞屑斑，可合并皲裂，对称发生，边界多不清楚，这是与手癣的鉴别要点。手背的钱币状湿疹为限局性苔藓化斑，亦可发生水疱和鳞屑性湿疹，常见水疱、红斑和鳞屑同时存在。水疱性湿疹易发生在手指两侧，其中以疹型尤为多见。若与职业有关所发生的手部湿疹，病变的皮疹有时呈湿疹样变，有的干燥、脱皮、粗糙、肥厚和皲裂，有的皮疹状如体癣，指甲变厚，毁坏样改变也偶尔有之。此外，手背湿疹侵及手指可引起湿疹性甲周炎、甲周皮肤肿胀、鳞屑，继之可引起甲的改变，甲根部变浑浊与肥厚，但不发生甲碎裂，此与甲癣不同，甲板凹凸不平。总之，不论手部湿疹是由何种原因引起，皮疹的多变性及其易受到继发因素影响这一特点，促使病情复杂化，给治疗带来一些困难。

【治疗】手部湿疹的治疗方法虽然很多，但是，要想获得事半功倍的效果，医生必须对病人的全身健康状态、生活习惯、环境、职业、饮食嗜好及既往治疗等做深入细致的调查，在全面分析的基础上，针对其主要发病因素来治疗，才会收到立竿见影的疗效。为此，从临床实践的角度，介绍一些简便有效的方法，仅供参考。

1. 中医疗法

拟用养阴祛湿、散风止痒法，方用四物消风散加减：当归、赤芍、生地、茯苓皮、白术各9~12g，苦参、荆芥、防风、焦山栀、炒黄连各3~6g，茵陈、小胡麻、地肤子、白鲜皮各 12g。水煎取汁，每日服 2 次。中成药有三妙丸、二术膏、龙胆泻肝丸等。

2. 西医疗法

选用非特异性脱敏疗法，如维生素 C、抗组织胺类药、钙剂、自血疗法、镇静剂、静脉封闭疗法等。不应滥用皮质激素，用药不当不但可引起"反跳"作用，而且再用其他抗过敏药物时，其疗效将明显减低。

3. 局部治疗

急性期渗出较多、糜烂、感染较重时，选用 3%~4% 硼酸溶液、醋酸铅溶液，或用野菊花、马齿苋各等份，水煎取汁，湿敷，每日 3~5 次。亚急性期皮肤潮红，渗出轻微，少量脱屑，痒重，选用湿疹散（煅石膏、甘草各 60g，滑石 30g，枯矾、樟脑各 15g）、黄蜡、麻油各 240ml，调成糊状，外涂，有良好的凉血、祛湿、止痒等功效；还可用氧化锌油（氧化锌 35g，液体石蜡 10ml，蓖麻油加至 100ml）。慢性期皮疹肥厚，苔藓样变，选用由硫黄、黑豆馏油、糠馏油、煤焦油、雷琐辛等成分配制的软膏，如 2%~10% 硫黄煤焦油软膏（硫黄 2~10g，煤焦油 2~10g，樟脑 1g，液体酚 1g，单硬脂酸甘油脂 5g，凡士林加至 100g）；还可选用黑豆油软膏外涂后，再加电吹风吹，效果更佳。

4. 物理疗法

对用其他疗法治疗而未愈的手部慢性湿疹可考虑 X 线浅层照射，或用同位素、锶 90 敷贴，亦有较好疗效。

5. 针刺疗法

针刺内关、曲池、合谷、血海，施泻法，每日 1 次。

6. 耳针疗法

针刺肺、肾上腺、神门、皮质下、内分泌等，留针 10~15 分钟，2 日 1 次，均有良好的止痒作用。

【预防】

（1）向病人宣传湿疹的防治知识，积极配合治疗，患处应避免肥皂、热水烫洗、搔抓和摩擦等不良刺激。

（2）注意调整饮食习惯，以清淡而富有营养的素食为主，尽量避免饮酒、喝浓茶、喝咖啡、吃酸辣性食物、食用虾蟹等抗原性高的菜肴与其他刺激性食品，同时，告诫病人留心观察和分析，找出使湿疹病情加重或复发的食物，并避免食之。

（3）注意内脏疾病的发现，如肠寄生虫、便秘、慢性病灶、神经—精神系统疾病等。

（4）劝告病人不要或尽量少戴橡胶或化纤手套，避免化学因素对皮疹的激惹。

（十）拖鞋皮炎

夏天，有些人的足背常发生红斑、丘疹、丘疱疹、渗液、糜烂等多形性皮疹，自觉瘙痒，主要与穿橡胶带或塑料带的拖鞋有关，称之为拖鞋皮炎，按病变性质讲，属接触性皮炎的范围。

【病因】为什么穿拖鞋会发生皮炎呢？据实地调查有两方面的因素：其一是制作拖鞋橡皮带的原料易引起皮肤过敏；其二是皮肤本身具有过敏性。

首先谈第一个问题。有人从生产橡胶的全过程中调查发现，橡胶里的配合剂很多，诸如①防老化剂：MB（2-硫醇基苯并咪唑）、D（N-苯基-β-萘胺）等；②促进剂：M（2-硫醇基苯并噻唑）、DM（二硫代二苯并噻唑）等；③着色剂：有许多种无机和有机颜料。此外，还有活性剂、增塑剂、补强剂等。在这些众多的配合剂中，某些添加剂和防老化剂更容易引起皮肤过敏反应。其次，皮肤本身的耐受性也很重要，特别是过敏性体质的人，不仅服药可以引起药疹，即使是穿橡胶带拖鞋也会导致皮炎发生。若是患有足多汗症、慢性湿疹、足癣等，更容易促使拖鞋皮炎的发生与发展。

【临床表现】拖鞋皮炎常被误诊为足癣和湿疹。但是，只要详细询问病史并仔细检查，不难做出正确诊断。拖鞋皮炎多发生在5~8月份的高温、潮湿的季节里，病前有穿橡胶带拖鞋史，皮疹常局限在足背的前半部，呈交叉形，其轮廓与鞋带基本一致，病情严重时，皮疹还会波及到踝部、足底两侧等处。病程短者多为急性接触性皮炎表现；病程长者常为湿疹样改变，反复发作。

【治疗】与接触性皮炎大致相同。包括口服抗组织胺类药物，如每次口服盐酸氯苯丁醇25mg，维生素 B$_6$ 10mg，维生素 C 100~200mg，每日3次。其他解毒、脱敏等疗法，也可酌情选用。局部用药应按急性期（红斑、丘疹、丘疱疹，渗出、糜烂）、亚急性期（肤色暗红、渗出极少，略有糜烂）和慢性期（皮肤肥厚、部分苔藓样变）临床表现，分别给予湿敷、洗剂、糊膏和软膏等对症治疗。

【预防】拖鞋皮炎的预防措施有以下三点。

（1）体质过敏的人，应劝其尽量不要穿橡皮带或塑料带的拖鞋，可穿布或皮拖鞋。

（2）原患有足多汗症等皮肤病的人，应避免穿橡胶带拖鞋。

（3）穿拖鞋后，若发现足背前半部的皮肤出现针尖大小的丘疹，并有瘙痒等症状时，应立即停穿此种拖鞋。

（十一）手足荨麻疹

荨麻疹俗称"风疹块"，中医学称之为"风疙瘩"。一生当中发生荨麻疹或血管性水肿的人群大约有 15%~20%。

【病因】荨麻疹病因复杂，约 3/4 的病人不能找到原因，尤其是慢性荨麻疹。发生在手足部位的荨麻疹，通常与昆虫的叮咬或物理因素有关。根据发病原因可以分为延迟性压力性荨麻疹、原发性冷荨麻疹和日光性荨麻疹等。

1. 延迟性压力性荨麻疹

手掌、足跖受到轻微机械刺激或压迫，经过 1~2 小时，乃至 4~6 小时后，被压的部位相继发生肿胀和瘙痒，这种症状可能是由激肽活性异常变化而引起。

2. 原发性冷荨麻疹

任何年龄均可突然发生。当手浸入冷水或接触寒冷物体，约过数分钟，被寒冷侵犯的部位出现瘙痒、水肿和风团。这类病人若在冷水中游泳或淋冷雨时，将会发生组织胺休克的全身症状，应当慎重对待。近已证明这种过敏反应主要由嗜酸性粒细胞趋化因子参与。

3. 日光性荨麻疹

手足在日光的曝晒下，数分钟内局部会出现瘙痒、红斑和风团，若停止日光照射一小时后，上述皮损也会随之消退。这类病人对波长为 300m μm 米的光线最敏感，其次是对波长为 360~450m μm 和 >500m μm 的光线敏感。

此外，还有由臭虫、跳蚤、螨、鸡刺皮螨、蠓虫类昆虫等叮咬所致的皮肤过敏，这类荨麻疹的风团通常发生在手背或足踝区域，常有剧痒，搔破还会发生继发感染。

【治疗】本病的根本治疗是除去病因，药物治疗首先采用抗组织胺药，如盐酸氯苯丁醇（安其敏）、马来酸氯苯那敏片（扑尔敏）、苯海拉明、赛庚啶等，效果不理想时，可将两种药物同时联合应用。静脉注射钙剂、硫代硫酸钠，皮下注射麻黄素、肾上腺素，均有一定疗效。

【预防】

（1）减少各种促进发病的因素，特别是物理性因素。

（2）注意个人及环境卫生，消灭臭虫、蚤及其他昆虫。

（十二）药疹在手足上的表现

药疹是指通过各种给药途径如内服、注射、雾化吸入、坐浴等，将治疗、诊断或预防性药物导入体内所引起的不良反应。

【临床表现】药物在机体内的反应，既可是全身各系统的损伤，又可是皮肤上的多形性皮疹，其中以手足部位的皮疹较为突出，根据具体表现可分为以下几种。①固定性药疹：用致敏药物后，在手足部位和皮肤黏膜的移行处，发生大小不一的红斑，形态特殊，易于识别，其特点是限局性圆形或椭圆形红斑，呈鲜红色或紫红色，水肿，剧烈者中央可形成水疱，愈后留色素沉着，发作愈频则色素愈深。②多形性红斑：在手足上出现豌豆大至蚕豆大，圆形或椭圆形红色水肿性红斑或丘疹，中央常有水疱，边缘带呈紫色。严重时还能侵犯口、眼、外阴黏膜等，疱破糜烂，剧烈疼痛。③剥脱性皮炎：药疹中最严重的一种，在全身皮肤明显水肿、潮红、大量脱屑的同时，掌跖角层增厚，大片角质剥脱，甚至状如手套样，指甲变浑浊、肥厚，严重时爪甲脱落。此外，在手足部位上还能发现紫癜、关节肿痛或光敏性皮疹等。

【治疗】

（1）查找致敏药物并及时停用。

（2）应用抗过敏药或其他拮抗药物，重者可用皮质激素。

（3）促进药物的排泄。

（4）采取对症和支持疗法。

（5）选用滋阴、解毒、利尿的中药，如沙参、白茅根、绿豆衣各30g，茯苓皮、炒白芍、山药、玉竹、石斛各 15g，车前子、车前草、连翘、天冬、麦冬、白薇各 12g，甘草、赤小豆各 10g。水煎服，每日 1 剂。

（6）局部进行处理。

【预防】

（1）在未明确诊断前，不应盲目应用有特殊作用的药物。

（2）在对病人进行治疗时，应详细询问有无药物过敏史。

（十三）手足部位的银屑病

银屑病俗称牛皮癣，又叫白疕，在青壮年人群中发病率尤高，对病人的身体健康和精神影响甚大，因此，银屑病是当前皮肤科领域内重点研究和防治的疾病之一。

【病因】银屑病的发病因素是多方面的，各家学说不一，不过，目前以遗传、感染、代谢障碍、内分泌影响、神经精神因素及免疫等学说较为公认。

【临床表现】银屑病在其病程发展中，皮损形态可表现为多种多样，手足部的皮损发生率仅次于头皮，居第二位，因此，仔细观察掌跖、爪甲的改变，对银屑病的早期诊断至关重要。一般而论，50% 的银屑病病人具有指（趾）甲损害，特别是脓疱型银屑病病人，几乎均伴有指（趾）甲损害。最常见的损害是甲板上有点状凹陷，状如顶针样的小窝，甲板不平，失去光泽，有时甲板出现纵嵴、横沟、混浊、肥厚，游离端与甲床剥离或整个甲板畸形或缺如，有时呈甲癣样改变。

泛发性脓疱型银屑病在急性期，除皮损泛发全身、高热、关节痛、白细胞增高等全身症状外，指（趾）甲也可能出现萎缩、碎裂或溶解，有的甲板下有堆积成层的鳞屑，甲床亦可出现小脓疱。

掌跖脓疱型银屑病的皮损仅限于手足部，其特点为掌跖对称性红斑，斑上可见许多针头至粟粒大小的脓疱，疱壁不易破裂，约经 1~2 周后自行干涸，结痂脱落，继而在痂下又出现成群的新脓疱。

此外，银屑病病人的指（趾）关节发生红肿、疼痛，活动受阻，以至关节僵硬或畸形，临床上则称之为关节病型银屑病。

【治疗】

（1）泛发性脓疱型银屑病、关节病型银屑病可在医师指导下用皮质类固醇激素进行治疗，其他药均无效。

（2）脓疱病型银屑病可用阿扎利宾（Azaribine）又名三天青（Triazure），按 125mg/（kg·日）的剂量，分 3~4 次口服，连用 8 周。

注意： 服药前和服药时每周应查血、尿常规等。

（3）关节病型银屑病治以搜风除湿、败毒祛瘸法，方用独活寄生汤加减：独活、寄生、炒杜仲、牛膝、秦艽、人参各 12g，防风、茯苓、白芍、当归各 10g，干地黄 15g，细辛 6g，徐长卿 30g。病情处于退行期，常服逍遥丸，每日 3 次，每次 6g，温姜水送下，对于促进爪甲的康复是很有帮助的。

（4）外用 1% 氟尿嘧啶（5-Fu）溶液，涂在银屑病病甲，有一定的治疗价值。

【预防】鉴于本病病因未明，目前尚无良好的预防方法。急性期病人不宜饮酒，不宜食用刺激性的食物，不宜用热水或剧烈药物刺激或激惹。嘱病人避免上呼吸道感染，消除精神创伤，树立信心，配合医生治疗。

（十四）疥疮

疥疮是一种世界性、流行性皮肤病。据各国报告，在皮肤病中曾占过第 3、4 位。疥疮的易感年龄在 16~30 岁之间，在日常生活中，不少病人在发病前，均与疥疮病人有过直接或间接的接触，比如握手、同睡，用过疥疮病人的衣物、工具等。

【临床表现】疥螨有一个显著的特性，通常寄居于皮肤较薄而柔软的部位，如指蹼、指间、手腕以及腹股沟等，其中以指蹼最为多见，因此，一旦发现指蹼夜间剧痒，很可能是染上疥疮的信号。疥疮的典型皮损为在上述区域里，可以见到针头大的毛囊性丘疹、丘疱疹、水疱以及隧道。这种隧道呈灰白色、浅黑色，皮肤略显隆起，有的为线条状、弧状，有的为不规则的曲线状，若用尖手术刀剪开，则可以刮查到虫卵、幼虫、若虫、成虫和分泌物。因痒而抓，还会出现表皮剥蚀、血痂、继发感染等。

【治疗】局部用药为主，常用药如下。

（1）5%~10% 硫黄软膏（成人男性用 10% 硫黄软膏，女性及儿童用 5% 硫黄软膏），早晚各涂搽一次，连用 4 天。

（2）25% 苯甲酸苄酯洗剂或乳剂，用热水、肥皂洗澡后，不用拭去身上的水即可用毛刷或丝瓜络蘸药液涂搽，待药液干后再涂一遍，24 小时后洗澡更衣。目前认为此药疗效最好。

（3）40% 硫代硫酸钠溶液（第 1 液）和 4% 盐酸溶液（第 2 液）。先涂第 1 液，待干后再涂一次，再干后改涂第 2 液，也涂两遍，早晚各涂药一次，连用 3~4 天。由于该药可释放出硫，直接杀死疥螨。

注意： 疥疮治疗后，应观察两周，注意有无复发，因为疥卵需 15 天左右才能变为成虫。

【预防】

（1）积极宣传教育，使群众了解疥疮的基本知识与简便的治疗方法。

（2）培训基层医生，提高对疥疮的警惕性，以便及早发现、及时诊断和治疗，控制疥疮的传播。

（3）对病人应隔离治疗，衣物、用具要煮沸消毒或日光曝晒消毒。

（4）开展群众性爱国卫生运动，养成良好的卫生习惯。

（十五）烂手烂脚

我国南方广大的水稻产区，从每年的五月下旬开始，常有一些农民（特别是女性）在稻田劳动后，手脚指（趾）蹼间的皮肤出现发白、糜烂和剧烈瘙痒等症状，俗称"烂手烂脚"，医学上称之为浸渍擦烂型皮炎。这种皮肤病在八月份的抢收早稻和抢种晚季稻时节，发病率还会增高，可达到 60%~80%，如果不及时防治，对个人和生产均有较大的影响。

【病因】在稻田里容易发生浸渍擦烂型皮炎的原因是多方面的，与以下几个因素有关。

1. 长时间浸水

本病的发生与浸泡在水中的时间有关，浸水时间越长，发病率愈高。

2. 水的温度

水温偏高（40℃）时，发病率迅速升高，说明偏高的水温，常能促使发病。

3. 机械性擦烂

特别是已被浸渍数天后的手足皮肤，在劳动过程中，不断地与稻秧、杂草、泥土发生机械性摩擦，必然会引起表皮的擦破、糜烂，这种机械性摩擦，很可能是发病的决定性因素。

此外，稻田水的酸碱度对发病也有一定的影响。一般稻田水的酸碱度（pH 值）为 7.4~8.0，偏弱碱性，这种碱性稻田水能除去皮肤表面的、具有保护作用的皮脂，增加表皮的渗透力，这时如浸泡时间过久，就会出现浸渍现象。

【临床表现】当手脚浸泡在水田中，连续劳动 2~5 天后，指（趾）蹼间的皮肤肿胀，呈乳白色，并起皱纹，这种现象在医学上称为"浸渍"；当指（趾）蹼间出现浸渍现象后，如果继续下水劳动，加上拔秧、插秧的摩擦，原来已经被浸渍的皮肤，很容易被擦破，显露出鲜红的糜烂面（又称"擦烂"），并有少量的流水。

"烂手烂脚"的发病部位，虽然以手脚为主，但由于劳动条件的不同，表现在外的皮肤损害和部位也不一致，有时手重脚轻，有时手轻脚重。比如在耕田、挑秧、耕耘阶段，脚接触水的机会比手部要多，病变主要在脚；插秧、拔秧时期，手脚虽然同浸泡在水田中，但手动作的频率比脚要多得多，因此，手比足部的病变要重得多。同样一双手，拔秧时，往往双手同病；到了插秧阶段，左手的发病比右手又要重得多，这是因为左手长时间握着潮湿的秧苗的缘故。不过，右手在插秧的过程中，比较容易发生指甲损害、甲沟炎和条状皮肤擦烂。脚较长时间浸泡在水田中，除了普遍存在的浸渍现象外，也有少数人在手掌、足跖处，发现一些形如绿豆至黄豆大小的蜂窝状角质层剥蚀，呈圆形或椭圆形外观。上述皮肤损害的发生，以指（趾）蹼间浸渍糜烂最为常见，占 55.3%；甲沟表皮剥蚀或指甲损伤次之，占 26.9%；掌跖蜂窝状角层剥蚀，占 17.3%。

【治疗】以清洁、干燥、收敛、止痒为主要治疗原则。

在浸渍阶段，洗净皮肤后，扑上干燥性粉剂，诸如枯矾扑粉（樟脑 2g，枯矾 25g，氧化锌 20g，滑石粉加至 100g）、赤石脂散（赤石脂、花蕊石各等份，研细末）。有擦烂时可外用 1%~2% 龙胆紫溶液、10% 鞣酸软膏（鞣酸 10g，甘油 10ml，樟脑 1g，石炭酸 1g，亚硫酸钠 0.2g，滑石粉 5g，石蜡 25ml，凡士林加至 100g）。如有继发感染时，用 20% 石榴皮煎汁浸泡或湿敷，或用 1:5000 高锰酸钾溶液湿敷，适当选用抗生素药膏，如 0.5% 新霉素软膏等。对甲沟炎、甲床炎、指头炎及甲刺，下工后用温水洗净，将剥离的游离甲板削去，清除污物，以 1% 新霉素和 0.5% 苯氧乙醇溶液浸泡半小时，每日 3次，或持续封闭冷湿敷，直至痊愈。脓肿应及时切开排脓，必要时加用抗菌药物。此时，劝其短期休息，也是十分必要的。

【预防】归纳起来主要有三个方面。

（1）实现农田作业机械化，是预防农业职业性皮肤病的根本措施。

（2）进行个人防护。常用的防水（或防虫）皮肤防护剂有如下几种：①明矾盐水溶液（明矾 12.5g，食盐 3g，水加至 1000ml）；②复方邻苯二甲酸二丁酯（DBP）擦剂（邻苯二甲酸二丁酯 5~15ml，氯硝柳胺 0.1g，明胶 lg，樟脑 lg，羧甲基纤维素钠 lg，苯酚 0.5g，尼泊金乙酯 0.05g，蒸馏水加至 100ml）；③复方聚乙烯醇缩丁醛防护膜（聚乙烯醇缩丁醛 4.9g，苯甲酸二辛酯 3.9g，石炭酸 lg，松香 3.9g，漆片 3.9g，95% 乙醇 87.5ml）。用法：在劳动前或劳动中间休息时，先用清水洗净手足皮肤，然后外涂一层皮肤防护剂，或者把手足放入明矾盐水溶液中，浸泡半分钟，不要揩拭，干燥后则会在皮肤上留有一层白色的薄膜。劳动后用温热肥皂水洗去。还有一种简单的预防方法，就是下水前涂一层防水的油脂，如凡士林、蛤蜊油等。插秧的人，拇指、食指可戴上橡皮指套（劳动保护用品商店供应），以防指甲发生损伤。

（3）改善劳动条件：包括调整劳动和休息时间，水温高的 7~8 月份，可提早出工、早歇工，午后迟出工、迟歇工，适当延长中午休息时间。对土地实行干湿轮作，改进操作技术，实现农业机械化等。

（十六）蛇头疔

在日常生活中，由于种种原因与不慎，拇指突然肿胀，状如蛇头，灼热剧痛，甚则损筋伤骨，呻吟不已，中医将这种貌似蛇头化脓性的疾病，称之为蛇头疔，类似西医化脓性指头炎。但因为发病部位的不同，病名亦不尽相同。如生在指尖，肿胀似蛇头的叫"蛇头疔"；漫肿剧痛的叫"天蛇毒"或"天蛇头"；局部肿胀不重，并有明亮水疱的叫"水蛇头疔"；生在指两旁，貌似蛇的眼睛叫"蛇眼疔"；生在指背，形如红枣，色赤胖肿的叫"蛇背疔"；生在指腹面，肿如鱼肚的叫"蛇腹疔"（或"鱼肚疔""中节疔""鳅肚疔"）；生在指节骨，绕指俱肿的叫"蛀节疔"，等等。总之，尽管病名繁多，但其病变部位在指，治疗方法又大致相同，因此，现统称为"指疔"。

【病因】蛇头疔是怎样发生的呢？主要有内、外两方面因素。①外因：因劳作不慎，手指被针尖、竹签、鱼骨刺伤，或者由于修剪指甲、昆虫叮咬受伤，从而染上金黄色葡萄球菌，促使化脓感染。②内因：脏腑蓄积火毒，特别是心脾两经之火偏炽，阻于肌腠经络所致。

【临床表现】本病初期只有轻微刺痛，继而红肿扩大，形如蛇头。若自觉患处跳痛不止，这是积脓的征兆，部分病人此时伴有畏寒、高热、头痛等全身中毒性症状。若局部赤肿剧痛，易脓易溃易敛为顺证；肿势上延，难脓难溃难敛（损及掌指筋骨）为逆证。对于逆证治疗不及时、不正确，常会导致筋骨的损伤，甚则使手指功能丧失，这种结局对于从事某些精细工作的人来说，自然是不可挽回的巨大损失。

【治疗】内服用药：早期治宜解毒止痛，方用五味消毒饮加减：野菊花、金银花、紫花地丁各12~15g，蒲公英、浙贝母、玄参、连翘各10~12g，甘草6g。水煎服，中成药有外科蟾酥丸、梅花点舌丹、醒消丸等。中期治宜托里排脓，方用透脓散加减：金银花、野菊花、黄芪、当归各12~15g，皂角刺、甲珠、川芎、陈皮各6~10g，甘草、浙贝母各6g。水煎服，中成药有犀黄丸等。后期治宜清补解毒，方用叶氏养胃汤加减：沙参、麦冬、玉竹、金银花、石斛各12~15g，白术、白芍、干地黄、玄参各10~12g，甘草、白蔹各6~10g。水煎服，每日1剂。

外治法：早期宜消肿止痛，选用如意金黄散（大黄、黄柏、姜黄、白芷各250g，南星、陈皮、苍术、厚朴、甘草各100g，花粉500g，研极细末），用蜂蜜或凡士林，按25%浓度调成软膏，敷贴患处，每日换1~2次；或用八将丹（腰黄12g，冰片1.2g，蝉蜕6g，蜈蚣10条，全蝎10条，五倍子24g，穿山甲9g，麝香0.9g，研极细末）3~6g，倒入猪胆内，套在患指上，每日换1次，有利于炎症消退，或者聚毒早溃。中期脓肿形成可切开排脓，切口要顺皮纹，或在指（趾）端的侧面切开引流。后期若遇坏死组织不脱或死骨未出时，可点用推车散（蜣螂、干姜各等份，研极细末），促使坏死组织或死骨的早日脱落；溃疡面脓腐脱尽，显露出红活新肉，选用收敛生肌长皮药，如冰石散（煅石膏30g，梅片0.6g，分别研细，兑入混匀）或生肌散（制炉甘石15g，滴乳石、血珀各9g，滑石30g，朱砂3g，冰片0.3g，研极细末），掺疮口中，外盖药膏，直至愈合。

【预防】

（1）工作或劳动时要特别小心，必要时应戴防护手套。

（2）发现竹签之类的刺伤，应及时外涂2.5%碘酊，每日多次。

（十七）类丹毒

类丹毒，是猪丹毒杆菌侵入人体皮肤伤口后引起的皮肤急性感染性疾病。猪丹毒杆菌的生命力强，广泛地存在于自然界，不少家畜如猪、牛、羊、鸡及鱼、虾等都可以成为本菌宿主而传染给人类。本病发生多是在人在剖猪肉、清洗鱼时，被刺破皮肤，猪丹毒杆菌趁机袭人而致，病者以从事屠宰业、皮毛业、渔业者和兽医等较为常见。

【临床表现】病人以青壮年男性为主，偶尔发生于家庭妇女。本病从受伤到发病的潜伏期为1~5日（平均2日）。临床上根据病情的演变与轻重，大致分三型。

1. 局限型

是最常见的一型。初起仅在被刺伤的手指局部，出现绿豆粒大红点，略肿胀，色泽紫红，随之渐向周围扩展，中央部分自愈，边缘隆起而成环状，其范围直径不超过10cm，自觉局部灼热或瘙痒。手指被侵犯，则有指关节疼痛，伸屈活动困难。

2. 全身型

较少见。皮损形态与局限型相同，只是在离受伤较远的部位发生皮疹，呈弥漫性分布，在全身可见大小不等、形色各异的紫红色斑片，伴有微热及关节酸楚不适。病程一般在10~12日，亦可长达3~4周，愈后亦可在原处或附近复发。

3. 败血症型

病情严重，皮疹分布全身，呈泛发性紫红斑片或紫癜样损害，伴有较重的毒血症样症状群，如发热、神昏谵语、关节酸楚疼痛，甚至发生心内膜炎，症同疔疮走黄，如不积极治疗，重者可危及生命。

【治疗】

（1）抗生素首选青霉素，皮试后每次40万U，每日2次，肌内注射，连续用5~7天。其次四环素、氯霉素、金霉素、链霉素等均可酌情选用。重症除给予青霉素外，还可加服磺胺类药物以协同治疗。

（2）抗血清治疗也有效。

（3）中医疗法：选用清热解毒药，如金银花、蒲公英、紫花地丁各15g，连翘、白花蛇舌草、赤芍各12g，炒黄连、焦山栀各6g，桑枝、浙贝母、生甘草各10g。加减法：高热神昏，毒邪内攻（败血症型者）加犀角3g（或用水牛角30g，先煎），绿豆衣15~30g，安宫牛黄丸1~2粒化服；关节酸痛加羌活、独活各6g，桑寄生、鬼箭羽各12g；心慌、胸闷隐痛加麦冬、高丽参各10g，五味子6g。

（4）局部治疗：患肢宜用三角巾吊悬，忌用水洗，外敷鱼石脂软膏，一般10天左右可望治愈。

【预防】

（1）猪丹毒杆菌是一种纤细微带弯曲的革兰氏阳性杆菌，抵抗力强，在外界普通环境中，可以长期存活，因此，应当做好杀灭本菌的工作。

（2）要加强从事肉、鱼类行业工作人员的卫生宣传和教育，对养猪场、屠宰场、生肉、生鱼类食品进行严格管理，严格执行卫生防疫检查制度。

（3）对患病动物要妥善处理。

（4）受伤后，应立即消毒包扎，并密切观察病情的演变。

（十八）手（足）浅表性大疱性脓皮病

在气温高、湿度大的环境中，很容易患脓疱疮。有一种仅发生在掌跖部的大疱性脓疱病，医学上叫手（足）浅表性大疱性脓皮病，其疱液培养显示病菌多数是葡萄球菌，有时亦可为链球菌。

【临床表现】本病特征通常是在掌（跖）、指（趾）、甲周发生疱壁紧张的水疱，基底部的四周绕以红晕，水疱由小逐渐向周围扩展，形成指头大的水疱，但因为掌跖的角质层较厚，水疱不易破裂，水疱肿胀得像金鱼的水疱眼。疱液初期常为透明，后转混浊呈淡黄色或乳白色。自觉胀疼不适，经过2~3周后，水疱干涸、结痂，痂皮脱落而愈。水疱内容物可培养到病原菌。

【治疗】

（1）抗生素首选青霉素、链霉素和磺胺类药物，对重症尤不可少。

（2）中医疗法：治宜清热解毒，涤暑化湿，方用清暑汤加减：藿香、佩兰、扁豆、陈皮各10g，沙参、金银花、绿豆衣、茯苓皮各12g，车前子、车前草各15g，灯心草3札，水煎服。中成药有银黄片、牛黄消炎丸、解毒消炎丸等。

（3）局部治疗：高度肿胀的水疱，用消毒针穿刺抽液，并以无菌棉球吸净，勿让疱液污染他处，外涂 1% 新霉素软膏或 1% 硫酸卡那霉素软膏等。还可用青黛散（青黛、黄柏各 30g，煅石膏 60g，滑石 15g，研极细末）与植物油调成糊状外涂患处，每日 2~3 次，有收水、解毒、敛疮之效。

【预防】

（1）注意个人卫生，保护好皮肤的完整性和洁净。

（2）在集体生活中的儿童，一旦发现本病，应隔离，凡用过的毛巾、衣服、玩具等均应消毒。

（3）大力开展卫生宣教，及时治疗各种瘙痒性皮肤病。

（十九）连续性肢端皮炎

手指或足趾的末端部位，反复出现丘疹、丘疱疹、脓疱、糜烂、脱皮等症状，这种皮肤病缠绵难愈，因此，有的人从时间上将其命名为"持久性肢端皮炎"，又叫"固定性肢端皮炎"，又称"稽留性肢端皮炎"，有的人从皮疹进展的状态，称之为"匐行性皮炎"，现统称为"连续性肢端皮炎"。中医从本病特征出发，称之为"镟指疳"。该病是一种好发于指（趾）上的慢性、复发性脓疱性皮肤病。

【病因】本病发生与以下四种因素有关。①感染：包括细菌、霉菌的感染，多数认为葡萄球菌是主要的病原菌，其理由是不仅在疱液中能培养出葡萄球菌，而且病人血清对白色、金黄色葡萄球菌有凝集反应，且用磺胺吡啶治疗有效。持反对态度的学者指出，本病用各种抗生素治疗无效，脓液细菌培养阴性，不过，将脓液接种于兔角膜获得成功，由此支持病毒学说。②内分泌失调：本病在女性病人中，往往有月经期加剧、妊娠期减轻的趋势，尿 17- 酮类固醇正常。③植物神经功能紊乱：部分病人有明显的植物神经功能紊乱，如皮肤温度降低、放射性疼痛、电击样抽痛，对上述症状采用冬眠类药物治疗后可获好转，故认为本病发病除有病菌作用外，植物神经功能紊乱对本病的发生、发展起了一定的作用。④免疫功能：有人认为本病是自身免疫性疾病，或者是疱疹性脓疱病之一型。

【临床表现】连续性肢端皮炎好发于中年人，男、女发病无差别。初起常在一个手指或足趾的末端、指（趾）甲周围发生感染性病灶或甲沟炎，继而在患处的皮肤浅层发生针尖至米粒大的水疱或脓疱。这些水疱或脓疱互相融合、溃破，露出鲜红的糜烂面，并有少量的渗液结痂，亦可自行干枯、结痂、脱屑，或者原有的皮疹未愈，又在原皮屑下出现新的水疱或脓疱，此起彼伏，绵延不断。皮疹常限局于单侧一个手指或足趾的末端，逐渐向上蔓延，很少超过腕、踝关节，但严重时可以侵犯整个手指、足趾、掌背和足背。病程迁延日久，指（趾）甲病变营养不良、毁坏脱落、皮下组织萎缩和甲沟炎等相继出现。极个别病人的皮疹偶可累及黏膜，如舌背、口腔、鼻腔、女阴等部位，可见到红斑、脓疱、白膜、皲裂或沟纹加深。自觉局部灼热疼痛，轻度瘙痒。皮疹局限，则无全身症状，但有时合并淋巴管炎、淋巴结炎等。若皮疹泛发在四肢、躯干、外阴、颈部、头面部呈对称性红斑、脓疱等，常自觉灼热、灼痛，伴有高热、肝脾肿大、白细胞计数轻度升高、嗜中性粒细胞增多。

【治疗】

（1）选用青霉素、链霉素、四环素、氯霉素、红霉素、强力霉素等。

（2）试用磺胺吡啶及葡萄球菌疫苗。

（3）采用多种维生素治疗。

（4）激素与抗生素合用，适用于皮疹泛发并兼有全身症状者。

（5）中医疗法：治宜利湿解毒，药用茯苓、金银花、紫花地丁各30g，车前子15g，白术、赤小豆各10~15g，炒黄连、焦山栀、桑枝各3~6g，水煎服，每日1剂。加减法：病变在拇指加桔梗、葱白、升麻；在食指加白芷、生石膏；在足次趾加苍术、白芍；在小指外侧加藁本、黄柏；在小指内侧加黄连、细辛；在小趾外侧加羌活；在掌心加知母、肉桂；在手中指加柴胡、牡丹皮；在手四指外侧加连翘、柴胡；在足小趾、次趾外侧加青皮；在大趾加吴茱萸、柴胡；脓疱反复发作加半枝莲、龙葵、白花蛇舌草。

（6）局部治疗：皮疹以丘疱疹、水疱、脓疱为主，选用苍肤水洗方（苍耳子、地肤子、威灵仙、艾叶、吴茱萸各15g），或用金毛狗脊、威灵仙各30g，艾叶、苦参、乌梅各15g，水煎取药汁，湿敷患处，每日3~5次，每次15~30分钟，然后外涂1%新霉素软膏，若渗出不多，可涂皮质激素霜剂、白降汞软膏等。

（7）其他疗法：皮疹时常反复，顽固难以消除，可用放射性同位素磷82局部照射，一般可收到良好效果。

【预防】寻找感染性病灶，如扁桃体炎、鼻窦炎、咽炎和龋齿等，一旦发现上述潜在性病灶，应当及时予以治疗。

（二十）肠病性肢端皮炎

肠病性肢端皮炎是一种罕见的遗传性锌缺乏症，临床表现为肢端皮炎、脱发、腹泻三联征。皮疹好发于口腔周围及四肢末端，表现为红斑、斑块、水疱、糜烂、结痂等，具有特征性。

【病因】锌是人体内的一种微量元素，其含量为 0.004% 左右，而皮肤的含锌量占总量的 15%~20%。近年来发现，不少疾病都与锌缺乏有关，如肠病性肢端皮炎、掌跖脓疱病、银屑病（牛皮癣）、脂溢性皮炎、寻常性痤疮、下肢溃疡、胶原病、各种脱毛症和某些大疱性皮肤病等。

肠病性肢端皮炎病人部分有家族病史，或其父母为近亲结婚，这说明本病是一种遗传性疾病。但是，本病经过补充锌治疗后获得卓著疗效的事实，也说明了肠病性肢端皮炎与锌缺乏的关系甚为密切。有人还发现病人血清中不饱和脂肪酸异常，静脉注射脂肪酸可使病情改善。

【临床表现】肠病性肢端皮炎的特点为口腔周围和肢端发生疱性、脓疱性和结痂性皮炎，并有腹泻和脱发。发病多在一岁以内。皮肤表现常为早期和显著的症状。初发皮疹呈群集性水疱，先清后浊，水疱迅速融合成大疱，周围绕以红晕，疱液破后结痂，呈大小不一的斑块状。上述皮肤损害对称性发生于口、鼻、眼、头皮、肘、膝和手足，特别是指甲周围。头发可以局部或全部脱落，眉毛、睫毛也可脱落。胃肠症状常较明显，有厌食、腹胀，大便每日 6~7 次，量多，呈脂肪性，伴有黏液，缓解期大便可正常。部分病人还有舌炎、口腔炎、结膜炎、畏光等。病人生长发育迟滞，病程呈间歇性、进行性，病人常在发病 l~3 年内死亡。实验室检查无特异性，皮肤黏膜损害处或尿、粪中可检出白色念珠菌，此外还有贫血、低蛋白或低白蛋白血症和脂肪痢。

【治疗】

1. 支持疗法

包括人乳喂养，补充维生素和输血。

2. 双碘喹啉疗法

应用双碘喹啉治疗前，本病预后较差，自采用该药治疗后，预后大为改观。成人一日剂量为 200~300mg，分 3 次服完，小儿剂量为 10~l5mg/

（kg·次），一日 3 次，一般在用药后几天到几周内症状开始消退，停药后复发，再用药仍有效。其他碘制剂还有喹碘仿和氯碘喹啉等，此类药的副作用有腹泻、腹痛、呕吐、肝损害、呼吸困难、心悸、神经过敏、头痛和肛门瘙痒等，使用时应注意观察。

3.硫酸锌疗法

口服硫酸锌 50mg，每日 3 次，治疗后临床症状快速、完全缓解，皮损消退，毛发、身高和体重恢复正常，血清锌水平也恢复正常。若口服锌有困难，如患有回肠末端炎、溃疡性结肠炎等，以及需要长期静脉输液来维持营养的病人，均可采用静脉给药法，具体方法是将 10~20mg 离子锌（相当于 1~2ml 4.4% 硫酸锌溶液）加入 1000ml 等渗盐水中，由锁骨下导管输入，每日 1 次，疗程不超过 2 周。此种方法奏效较口服要快，无明显副作用，但需注意，输液速度不可过快，否则可以引起大汗淋漓、心搏过速、体温降低和感觉迟钝等，若意外地大量输入，还会危及生命！

4.其他疗法

包括抗生素、皮质类固醇激素、胰岛素、甲状腺素、制霉菌素等治疗，但因为本病有时是自行缓解和恶化交替出现，尚难对这些药物的疗效予以评论。

（二十一）小儿丘疹性肢端皮炎

小儿丘疹性肢端皮炎是一种比较"年轻"的皮肤病，自 1955 年意大利皮肤科医师 Gianotti 首次报道至今，只有 30 多年的历史，因此，尚有许多问题还在探索中。

【病因】本病属于 HBV 抗原疾病，后来又发现本病的发生与 HBV 抗原 ayw 亚型关系密切，因此，有人认为本病是以皮疹为主要特征的乙型肝炎的异型，但病毒培养与分离皆未能成功。

【临床表现】本病的临床表现主要有三大症状。

（1）皮肤症状：在手背、足背对称性突然发生皮疹，严重时波及到臀部、面部。基本皮疹为直径 3~4mm、单一性红铜色扁平丘疹，偶尔见到紫癜样皮疹、水肿性红斑、钱币状湿疹及全身中毒症样皮疹，无明显瘙痒。皮疹大约 6~8 周后消退，伴之脱屑，无复发倾向，不累及黏膜，也无卡他症状。

（2）淋巴结肿大。

（3）肝脾肿大：肝脏病变大多表现为无黄疸型肝炎，5% 为急性黄疸型肝炎，血清转氨酶升高，多数在 100~800 单位，个别则高达 2000 单位；醛缩酶、6- 磷酸葡萄糖酶、碱性磷酸酶升高，澳抗阳性。这些肝功能指标异常，一般在发疹后 2 周出现。

【治疗】目前无特殊疗法，因本病有一定的自限性，故仅做对症治疗。不过，根据中医辨证论治的原理，不妨采用清热解毒、活血化湿的中药来治疗，可能有利于早日康复。如金银花、败酱草、贯众各 12g，绿豆衣、生薏苡仁、茯苓皮各 15g，炒丹皮、生地、赤芍、白芍、板蓝根各 10g，赤小豆 30g，桑枝 6g。水煎服，每日 1 剂，分 2 次口服。

（二十二）摩擦性角皮症

摩擦性角皮症，又称摩擦性苔藓样疹，还有人认为本病与幼年丘疹性皮炎系同病异名，是一种多发生在儿童手背部的散在性、丘疹性皮炎或慢性角化性皮炎。

【临床表现】病人以幼儿和儿童为主，偶尔发生在长期坐粗糙凳子的成年人臀部。本病多见于夏季，由于幼儿长期摩擦肘部、膝部，可见皮肤粗糙，上覆糠秕状细小鳞屑，进一步发展，患处皮肤变厚、角化，形成苔藓样变。冬天摩擦刺激因素去除后，即可自然痊愈，夏天若持续摩擦，则可再次发病。

【治疗】先用陈皮 30~45g，金毛狗脊、威灵仙各 30g，五倍子 15g，加水适量，煮开待温浸泡患处，每次 10~15 分钟，角化柔软后，再外涂低浓度黑豆馏油软膏、皮质激素类软膏等，均有效果。

【预防】

（1）改善儿童玩耍、游戏环境，避免经常在砂土上伏卧爬行。

（2）婴幼儿躺卧的床铺最好不用粗糙的毛毯等，应选用质地柔软的床单和被褥。

（3）成人要改善劳动条件，对经常受摩擦的部位进行保护，如用护肩、坐垫等。

（二十三）摩擦性水疱

摩擦性水疱主要发生在掌跖部位，故又称手足打泡。

【病因】本病多发生于平素很少参加劳动者，或者穿不合适的鞋长途跋涉者，均可因摩擦掌跖部位而发生水疱。

【临床表现】发疱前，局部由于压力、摩擦等因素的刺激，掌跖部位首先出现红斑与疼痛，此时继续压挤、摩擦即可发生水疱。疱的数目不定，大小不等，疱液呈半透明状或为血性分泌物，破溃后留下鲜红糜烂面，也可继发感染。疱未溃，只要保护得法，疱液自然吸收，如无感染，在1周左右自愈，愈后局部往往有角质增生。

【治疗】水疱未破，可在局部消毒后，用针刺破水疱，将疱液放出，行无菌包扎，5~6天可愈。如疱已破溃糜烂，可用紫草油纱布包扎，每日换1~2次。

【预防】

（1）加强劳动保护，工具把柄应光滑、粗细适当；开始劳动不要操之太急，手尽量少来回摩擦，并戴手套。

（2）长途走路时，鞋底要厚要软，大小适度，休息时可用温热水烫洗双脚。

（二十四）冻疮

每年的冬季，有些人的手背、足趾、颧部和耳廓皮肤就会发痒、红肿，甚则灼热不适，发生溃烂，这就是平时所说的冻疮。

【病因】一提起冻疮，似乎就与天寒地冻、冰天雪地结下了不解之缘，其实冻疮的发病条件，并不一定非要达到滴水成冰的低温不可。这里，应该把冻疮与冻伤简要地区别一下，就会明白其中的界限了。冻疮是寒冷气候在较长的时间里，慢慢地作用于人体；冻伤则是在很短的时间里，严寒气候强力地作用于人体。因此，冻疮多为局限性红斑、水肿；冻伤则是由于冰冻导致局部组织的供血阻断，瘀血、坏死，与烧伤的临床表现很相似。冻伤临床上分为三度：Ⅰ度红斑，Ⅱ度水疱，Ⅲ度坏死。

冻疮的发生有内因和外因两方面：外因主要指寒冷的气温，特别是在0℃以上、10℃以下的初冬时节里，冻疮更容易发生；内因包括贫血、结核病、慢性恶病质、内分泌障碍、疟疾、手足多汗和饮酒过多，这种体质虚弱的人耐寒力很差，常可诱发冻疮。

【临床表现】冻疮病人除青年女性常见外，还常见于儿童、久坐不动及周围血液循环较差的人。发病部位主要在手背、手指、足背、足趾、足跟、颧部、耳廓等处。寒冷刺激后，先有痒感或烧灼感，若受热或睡入被窝内这种感觉更为厉害；继而在上述部位发现圆形或境界不清的水肿性红斑。虽然局部红肿，但用手触摸皮肤，却又有冰凉的感觉，这是由于在寒冷的刺激下，末梢血管强烈收缩，流向体表的血液减少了，表现在外的皮肤就冰凉，但是，在血管收缩的过程中，血液通过主管血管舒张和收缩的中枢神经系统，使部分血管麻痹，失去扩张能力，静脉出现瘀血，血管的渗透压发生改变，于是皮肤呈现红肿。若血管的收缩影响到局部组织的灌注，使之不足，肌肉活动力降低，进一步减少血液的供应，组织缺氧较重，很可能发生坏死，或者合并细菌感染而导致溃疡。其中一部分红斑与溃疡，往往要持续较长的一段时间才能愈合，极少数病人甚至要迁延到第二年的春末夏初才完全愈合。

【治疗】治疗时既要重视全身性治疗，又要处理好局部的换药。

全身治疗：体质虚弱，冻疮较重的配合口服药，必不可少。宜用温经散寒、益气助阳的方剂如当归、黄芪、党参各 12g，桂枝、赤芍各 10g，吴茱萸、片姜黄、炙甘草各 6g，红枣 10 枚，生姜 3 片，水煎服，每日 1 剂。中成药有全鹿丸、十全大补丸、养血归脾丸、毛冬青片等。西药可用维生素 B_3 100mg，维生素 P 60mg，溴本辛 5mg，维生素 C 100mg，日 3 次，口服。

局部治疗：未破溃时，治疗应侧重促进血液循环，如选用当归、红花、花椒各 15g，或用川芎、草乌、当归、红花各 9g，透骨草 15g，水煎洗，并应轻轻摩擦患处。还可用辣椒酊（樟脑 3g，新鲜红辣椒 5~10g，甘油 30ml，10% 樟脑酊加至 100ml）外涂，每日 2~3 次。已发生水疱未溃，先用温开水洗净患部，擦干后涂上辣椒软膏（辣椒 30g，切碎，不去子，樟脑 15g，凡士林 500g，先将凡士林加热熔化，放入辣椒熬至凡士林沸腾 10~15 分钟，滤去辣椒，再加入樟脑即成）轻轻搓擦，每日 2~3 次。或用仙人掌，洗净去刺，捣烂如泥，敷贴患处，2 日换 1 次。冻疮初溃选用保护性软膏为宜，如紫云膏（紫草 30g，当归 30g，胡麻油 1000ml，黄蜡 150g）或用马勃膏（马勃 60g，研末，凡士林 240g，调成膏），或用蜂蜜 60g，猪油 60g，生姜汁一茶匙，充分混和调成油膏，外敷患处，有消肿之效。若溃烂感染，则先用 1:4000 高锰酸钾溶液洗去脓腐，再敷贴石炭酸樟脑软膏（石炭酸 0.6g，樟脑 0.6g，2% 碘酊 2ml，鞣酸 1g，羊毛脂 20g，凡士林 10g），或敷 10% 硼酸软膏。

此外，针刺神门、交感、皮质下与肺等穴，2 日 1 次；照射紫外线或红外线、超短波或微波、透热疗法等，皆有效果。

【预防】

（1）冻疮预防要早，治疗也要早，可采用冬病夏治的方法，对每年都发生冻疮的人，可在夏天采用辣椒、细辛、桂枝、红花各 6~10g，水煎取药汁，待温，浸泡并按摩患处；或者外涂 5%~10% 樟脑乙醇，此皆有利于促进和改善局部血液循环。

（2）坚持体育锻炼，如慢跑步，打太极拳、乒乓球等，以增强机体的抗寒和耐寒能力。

（3）注意加强营养，特别是体质虚弱和患有慢性消耗性疾病的人，尽可能多摄入一些高蛋白、高糖和含维生素丰富的食物。

（4）外出劳动或工作时，要穿戴好御寒性能好的棉衣、棉帽、棉手套等。

（5）手足多汗者应该经常洗晒鞋袜，保持温暖、干燥、舒适。

（6）告诫病人对被冻的部位，要注意保持卫生、干燥、避免外伤。

（二十五）浸渍性足

浸渍性足是由于下肢长期浸于水中，局部血液循环障碍，从而使足部发生浸渍性损害的皮肤病。在临床中往往会发现水手、船夫以及长期站立在寒冷有水的战壕中的战士易发此病，故亦称战壕足。

【病因】本病发生与环境密切相关，主要是长期站立在寒冷的水中（有的在 15℃的水中也可发生），由于水的浸泡和寒冷刺激，使局部血管痉挛收缩，加上紧缚的绷带、不合适的鞋靴等，均能引起机械性血液循环障碍。全身性虚弱、吸烟和原患有血管病可加重或诱发本病。

【临床表现】浸渍性足表现为两足苍白、发冷、知觉迟钝或丧失，离水后血管扩张充血、瘀血，皮肤发红、灼热，继而皮肤肿胀发绀，出现瘀点、瘀斑及水疱，重者由于组织缺氧、细胞损伤可发生软组织坏死。自觉症状为局部麻木、灼热、疼痛等。另外，还有一种热带浸渍足，这是由于足在温水中浸渍 48 小时以上，皮肤浸渍变白，起皱纹，并伴有红斑或水肿，自觉瘙痒、灼热、疼痛等。在某些行业的工作人员，由于上班时常要穿不透气、不吸湿的胶鞋、塑料鞋，也可引起足部浸渍。轻者仅足跖、足跟浸渍变白，重者可使整个足底浸渍，受浸渍的边缘皮肤充血变红，自觉疼痛。

【治疗】

（1）病后离开发病环境，嘱其卧床休息，可帮助恢复微循环。

（2）其他治疗同冻疮。

【预防】

（1）穿宽松、干燥、舒适的鞋袜。

（2）经常按摩、活动肢体，增强耐寒、抗寒能力。

（3）经常用温热水浸泡双足，并立即拭干，扑上祛湿粉（花蕊石 10g，枯矾 5g，梅片 0.3g，研细末），使之干燥、爽快。

（二十六）猫抓病

猫是鼠的天敌，近些年来，城乡养猫之风颇为盛行，因猫抓、猫咬及猫舐，或者是接触了猫的排泄物将致病体传给人类，这就是猫抓病，又名猫抓热、良性淋巴网状内皮细胞增生症。

【病因】本病由衣原体所致，猫虽携带该病毒，但本身并不发病，不过常经猫抓、猫咬等方式而传播，因此，病人以儿童、青年人多见，并且世界各地皆有发现。

【临床表现】潜伏期为 3~30 天（平均 10 天），人被猫抓或猫咬后，手、前臂、下腿等部位发生红色丘疹，继而形成水疱、脓疱以及溃疡，但不结痂。与此同时，还会发现各种不同形态的皮疹，诸如多形红斑、结节性红斑、荨麻疹等。有时全身淋巴结肿大，脾肿大，极少数病人尚可发生良性脑病及特异性肺炎。

【实验室检查】实验室检查发现血沉轻度增快，嗜中性粒细胞增多。多数病人对猫抓病抗原皮试呈阳性。

【治疗】本病有自限性，一般无需治疗。不过，用氯霉素和四环素等治疗可缩短病程。据报告强的松可以很快控制症状及淋巴结的肿大。若见已化脓的淋巴结，可用注射器将其脓液抽出，但不可切开排脓。

【预防】

（1）加强对猫的管理，教育儿童尽量少去逗惹猫，避免被猫抓伤。

（2）被猫抓伤后，经过 10 天左右，若发现皮肤异常并有全身不适，应当立即到医院就诊。

（二十七）匐行疹

匐行疹又称移行性幼虫疹或幼虫移行症。在温热地区，寄生于狗、猫肠道的钩虫，其卵随粪便排出，在潮湿温暖的土壤或砂堆中孵化成感染性幼虫，当人接触时，幼虫就会钻入皮肤而引起病变。此外，牛蝇、马蝇的蛆虫以及存在于水中的粪类圆线虫，皆能引起本病。

【临床表现】幼虫钻入的部位通常是与土壤接触过的手、足、小腿等露出部位，因此，儿童及从事园林、农业的人，染病机会比较多。钻入人体后，局部产生非特异性皮炎，表现为小丘疹、丘疱疹或红斑。幼虫既可在原处潜伏数日乃至数月不动，又可钻入后立即开始匐行性移动。其移动范围、速度不等，移行方向可呈直线，也可左右迁回，形成一条或多条蜿蜒曲折的线形损害，外观非常奇特。自觉瘙痒或刺痛，呈间歇性发作，搔破虫可出或继发感染。内脏匐行疹除皮肤损害外，同时伴有肝肿大、肝粟粒性肉芽肿、肺炎、嗜酸性细胞增多症和高球蛋白血症等。

【治疗】

（1）挑出虫体，病损很快痊愈。

（2）采用冷冻或灼烧的方法将虫杀死，即可愈。

（3）口服噻苯咪唑，每日 50mg/kg，连服 2~3 天；或每周服药一次，至活动性皮损消退为止。

（4）瘙痒性皮疹和继发性感染，可采取对症处理。

（二十八）游泳池肉芽肿

游泳池肉芽肿又称鱼缸肉芽肿，1939 年在瑞典公营游泳池首次发现，继而美、英、日等国陆续发现有关该病报告。1978 年金源发现本病不但好发于游泳者，而且热带鱼饲养者和水族馆工作人员感染此疾也比较多见，因此，提出鱼缸肉芽肿这个名称。

【病因】本病的致病菌为游泳池分枝杆菌，淡水鱼、蛇、龟等冷血动物亦有寄生。

【临床表现】病人以儿童及青年居多，特别是在游泳池或养鱼池受伤后易感染。皮损好发于足、踝、指（趾）、肘、膝等处，鱼缸内感染时手部症状尤为突出。典型的皮损为限局性慢性肉芽肿性肿块或斑块，表面稍有脱屑，并有少量分泌物，有时可见表浅的脓疡，但无瘘管与坏死。一般在几个月至2~3年内自愈，个别持续几年或十几年，病变处形成瘢痕或呈疣状外观。

【治疗】抗结核药物治疗一般无效。甲氧苄氨嘧啶加磺胺甲基异恶唑治疗有效；利福平治疗按每日口服450mg计算，100天可治愈。可视病情选用局部热敷、透热、红外线照射、液氮冷冻和外科切除等疗法。

（二十九）手足上的白斑性疾病

在人际交往中，手发挥着十分重要的作用，因此，手部皮肤的色素增多或减少，皆会引人注目。手足上的白斑主要包括以下几种疾病。

1. 白癜风

白癜风是一种古老的皮肤病，公元前1500~1000年的印度婆罗门教经书上就有记载。白癜风的分型很不一致，根据组织病理学改变及治疗反应，以手足为主要发病部位的白癜风，主要属自体免疫型，其特点是：境界清楚，边缘有不规则的小型白斑，对称分布在手足部位上，同时常合并甲亢、恶性贫血、斑秃、糖尿病等自身免疫性疾病。采用皮质激素治疗有显著效果。

2. 斑驳病

本病又名图案状白皮病，系常染色体显性遗传。病人出生时，在手、腕、足、踝以及面中央、前胸等部位，出现大小不等、形态不一的限局性完全性色素脱失斑。病人额顶部三角形白发为本病主要特征。本病尚无有效疗法，治疗白癜风的方法可以试用，但疗效难以肯定。

3. 职业性白皮病

从事橡胶工业的工人易于发病，因为橡胶中含有抗氧剂，以防橡胶老化。常用的抗氧剂是氢醌单苯醚，由于它能抑制酪氨酸酶的活性，故可引起皮肤脱色变白。此外，长期穿戴防护性橡胶外套如手套、袜套等，均可在接触的手足部位发生白斑。手经常接触酚类消毒剂，也可以引起脱色。脱离接触后，上述白斑多能恢复正常肤色。

4. 对称性肢端白斑病

为一种常染色体显性遗传病，好发于婴儿，出生后即见到甲裙周围发生白斑，至青春期发展到近端指关节处，不伴有其他先天性发育异常，也无任何自觉症状。目前尚无有效治疗方法。

（三十）昆虫蜇伤手足

手和足暴露在外，很容易被昆虫蜇伤。对人类侵犯较多的昆虫主要有水母（如海蜇）、蜈蚣、蝎及蜂等。若被这些昆虫蜇伤后，治疗不及时，严重时还会危害生命，所以，应该引起足够的重视。

1. 水母（海蜇）皮炎

每年的 6~10 月份，在我国沿海各省如广东、福建、江苏、山东、河北、辽宁等地，常有成熟的水母浮游在海面上。当人下水游泳或劳动时，手、足、前臂等处，常被海蜇蜇伤，大约经过 3~5 分钟，受蜇部位的皮肤即感觉刺痒、麻木、疼痛或烧灼，继而出现红斑、丘疹、风团，严重时还会发生瘀斑、水疱等，这些皮疹的排列呈点状、条状或地图状。若全身大面积蜇伤则会出现全身性症状，常见有倦怠、胸闷、口干、肌肉疼痛、冷汗、恶心、腹痛和烦躁不安等。部分体质虚弱，特别是易发生过敏的人群，在被蜇伤后的 2 小时内，还会发生呼吸困难、肺水肿和血压下降，抢救不及时，有死亡的可能性。造成这种严重后果的原因主要是由于海蜇刺丝囊内含有刺激性毒液，据研究得知，僧帽水母的触手内，1g 刺丝囊含 5500 万个单刺丝囊，因此，只要人一接触海蜇的触手，就会立刻被几千个刺丝囊蜇伤，刺丝囊内含有大量的类蛋白、肽类、强麻醉剂、5- 羟色胺、致痛剂和组织胺等毒素，随着触手内的刺丝囊的刺蜇而进入人体，影响循环系统和呼吸系统，严重者可出现休克。

【治疗】当出现呼吸困难、肺水肿等较重的中毒症状，应及时采取抢救措施，包括迅速注射麻黄素或洛贝林，吸氧，补液，以及其他对症处理。局部用海水冲洗后，可用收敛剂，如 10% 明矾溶液冷敷，或用含有止痒剂的炉甘石洗剂（炉甘石 10g，氧化锌 5g，液体酚 1g，薄荷脑 1g，甘油 5g，水加至100ml），每日外涂数次；还可酌情涂用皮质类固醇激素气溶剂、10% 氨水、10% 碳酸氢钠溶液冷敷，一般情况下麻痹不适、兴奋等自觉症状会迅速减轻，乃至消失。

【预防】

（1）认真做好卫生宣传工作，使群众了解水母的生活习性、出现季节，下海作业时，切勿直接用手推拿或托捧。

（2）加工海蜇皮，最好戴防护手套。

（3）一旦被水母蜇伤，应立即用海水冲洗患处，彻底清除患处的水母触手。

2. 蜈蚣蜇伤

蜈蚣多足，喜欢栖息在温暖、潮湿的地方，两前足各有一对毒爪与体内毒腺相通，当其毒爪刺入皮肤时，立即放出毒汁，使被蜇处皮肤出现两个小出血点，周围绕以水肿性红斑，进一步演变为硬性水肿或者淋巴管炎、淋巴结肿大，大约要经过数日，多数病人的上述炎症反应消失。被蜈蚣蜇伤的部位常有剧痛或剧痒的感觉，有时还会伴有较重的全身中毒症状，如发热、头昏、恶心、呕吐、眩晕、谵语、痉挛、浑身麻木等，儿童被蜇还有危及生命的可能性，因儿童对蜈蚣蜇伤特别敏感。

【治疗】

（1）用雄鸡口内涎沫涂患处。

（2）甘草、雄黄各等份，研细末，菜油调成糊状外涂。

（3）取新鲜桑叶捣汁外敷。

（4）蜘蛛捣烂敷患处。

（5）取鲜芋艿、鲜瓦松、鲜扁豆叶、鲜苋菜、南瓜叶、苦瓜叶等，任选1~2种，捣烂如泥外敷。

（6）局部红肿、剧痛者，立即用1%盐酸吐根碱水溶液3ml，或用每安瓿含盐酸吐根碱0.03~0.06g溶液，在患处皮下或被蜇伤的肢体近心端作皮下注射；还可用0.5%普鲁卡因溶液作局部环封。

（7）全身中毒症状较重者，加服上海蛇药片（市售），首次10片，以后每4小时服5片，3~5日为1个疗程。还可用南通蛇药片（季德胜蛇药片），首次服5~20片，以后每次服5~10片，6小时服1次。上述两种药片，冷开水溶化成糊状，外涂在被蜇伤处的四周，皆有良好的消肿止痛的功效。

【预防】墙角、树皮、腐木和堆放杂草的阴暗潮湿地方，应当经常清扫，或者洒些石灰、六六六粉剂，以防止蜈蚣的孳生和爬行。

3. 蝎蜇伤

蝎有家蝎与山蝎之分，在其末端有锐利的弯钩与体内毒腺相通。毒腺主要分泌酸性神经毒物质、溶血素和抗凝血素等。蝎子喜欢干燥，怕阳光，白天隐伏于墙缝、石间、砾下、草木内，有时潜入室内衣物上，夜间出来觅食昆虫等。蝎子很少主动去蜇伤人，但人触之就会被蜇伤。若手足被蝎蜇伤，毒腺内的溶血素和神经毒素迅速发挥作用，偶尔还会危及生命。被蜇伤部位的皮肤发生大片红肿、瘀斑，严重时还有坏死的可能性，部分形成水疱，附近淋巴结肿大，自觉剧烈疼痛，并有烧灼感，上述临床体征是溶血素作用的结果。神经毒素则直接作用于中枢神经和心血管系统，从而导致出现反射性痉挛、心慌、嗜睡、流涎、说话不清、吞咽困难、发热、尿闭、斜视、精神错乱、惊厥等症状，甚至出现呼吸麻痹而死亡。5岁以下的儿童受到蝎蜇更为危险，可在3小时以内死亡。如被山蝎蜇伤，除上述症状外，还会发生严重的中毒症状，颇似毒蛇咬伤。据文献报告埃及蝎（五线蝎）蜇伤儿童的死亡率高达50%！

【治疗】

（1）抢救措施：被蜇患肢应立即在稍上处缚扎止血带，同时尽快用火罐或吸乳器拔吸毒汁和恶血；必要时采用外科扩创术。

（2）采用鲜猫眼草，折断其枝取白汁外涂，或用鲜椿树嫩叶捣烂调鸡蛋清外敷，皆有消肿止痛作用。

（3）用雄黄、枯矾各等份，研细末，茶水调敷；或用明矾细末，米醋调敷伤口，亦有良效。

（4）局部剧痛不解，参考蜈蚣蜇伤处理之。

（5）口服上海蛇药片或南通蛇药片（季德胜蛇药片）。

（6）病情严重时给予抗蝎毒血清，同时，酌情给予皮质类固醇激素、阿托品等。

【预防】

（1）居处四周不要堆积砖石、木板等杂物，应当经常清理、打扫，并喷撒2%氯丹或5%滴滴涕乳剂。

（2）在山区劳动时，穿好鞋袜，戴好手套等防护用品。

4. 蜂蜇伤

常见的蜂有蜜蜂、黄蜂、大黄蜂及土蜂等。蜂尾生有毒刺，通于毒腺，蜇人时注入蜂毒可引起疼痛、痒性皮疹，甚至出现严重的全身症状。

蜜蜂中的雌蜂尾部生有毒刺和毒囊，主要用来产卵和同别的蜂王搏斗，但由于交尾后退化，失去蜇人的功能。雄蜂不蜇人。工蜂蜇人，尾部生有蜇针，它由两根坚硬的刺针互相钳合而成，尖端生有倒钩，中央呈管状，基部与毒腺、毒囊相连。工蜂蜇人时将含有蚁酸、盐酸、正磷酸等的毒液注入皮肤内。由于蜇针上下滑动，越刺越深，受蜇皮肤紧张收缩，加上倒刺的缘故，以至使蜇针、毒囊、毒腺等一起与蜂体分离。

土蜂仅偶尔蜇人。黄蜂俗称马蜂，一旦蜂窝受到威胁，就会蜂拥而上蜇人，由于黄蜂毒液的毒性较强，受蜇后可引起严重的反应，甚至危及生命。

【临床表现】蜂蜇后患处即刻感到灼痛或痛痒，很快出现红肿，中心有小出血点，甚至发生水疱，特别是手、前臂和面部更是常被蜇伤的区域。蜂毒正巧刺入浅静脉内，则会出现大面积明显肿胀，偶尔发生休克或中毒现象，表现为全身发热、头痛、恶寒、恶心、呕吐、烦躁不安等，严重时还会发生痉挛、虚脱、肺水肿、心力衰竭、昏迷及呼吸麻痹，往往在数小时内死亡，但也有经过数日而死亡者。

【治疗】

（1）被蜜蜂蜇伤后，应首先将遗留在皮肤上的毒刺拔除，再外涂10%氨水、5%碳酸氢钠溶液；其他蜂蜇可直接涂搽。

（2）大片红肿皮疹，可用1%醋酸铅溶液湿敷。

（3）中草药如鲜佛耳草、鲜马齿苋、鲜青蒿、鲜野菊花等，任选1~2种，捣烂如泥，外敷患处，每日2次。

（4）患处剧痛难忍，也可在患处用1%盐酸吐根碱作环封。

（5）内服清热解毒中药，如金银花、蒲公英、车前草、紫花地丁、半枝莲等，严重者加服南通蛇药片（季德胜蛇药片），每次10片，每日3次。

（6）出现休克及中毒症状，应对症处理，迅速抢救。

【预防】

（1）养蜂人员在管理时应穿工作服，戴好防蜂面罩和手套，接近蜂群之前不要喝酒，蜜蜂钻入衣内，应尽快捕之。

（2）教育儿童不要随便捅马蜂窝，不要靠近房檐、树枝、农作物上的蜂窝，以免激惹蜂群。

（3）需要消灭黄蜂，最好在暴雨时进行，可以蘸取稀泥去捅掉房檐下的蜂窝，消灭蜂群。

（三十一）毒鱼刺蜇

在夏秋两季下海作业时，部分渔民与工人的手足常被毒鱼刺蜇而引起剧痛性皮肤损害，医学统称为毒鱼刺蜇。

【病因】海洋中毒鱼种类较多，在太平洋沿岸的热带海域有龙鲈鱼、角鲨、海䲒、魟类鱼等；温带海域有红鱼、鲷鱼、鲶鱼、青蓝子鱼、瞻星鱼和蟾鱼等。我国渤海、黄海沿岸常见的毒鱼有鬼䲒和赤魟。

鬼䲒又称海蝎子、蝎子鱼等，属毒䲒科，系食肉性毒鱼，常在水底或水边的石缝里或砂土上生活。头棘和背棘的两侧有棘沟，与基部的囊状毒腺相连，当刺入人体时，毒汁由棘沟注入。毒性甚烈，若刺伤多处，注入量大，偶有致死者。

赤魟俗称黄鳐、洋鱼等，属魟科。尾长如鞭，尾侧有一对很长的扁形尾棘，棘边有锯齿形小棘，棘上的棘沟与基部的毒腺相连。当人被刺时，毒腺液体由棘沟注入人体。毒性剧烈，若被大鱼尾棘刺入较深，毒液注入量多时，可致死亡。

【临床表现】当人赤脚、赤手下海或在船上作业时，均可误触毒鱼刺蜇。被刺蜇后，立即感到剧烈疼痛，继而红肿，外观似蜂窝组织炎，时间稍久，病人肿胀明显，甚则波及患侧整个肢体，呈紫黑色。个别严重者可发生全身中毒症状，如腹痛、呕吐、多汗、虚脱和心跳过速等，随之发生肌肉麻痹而死亡。

【治疗】抢救治疗以止痛、解毒为主，目前认为以局部注射盐酸吐根碱为佳。以 3% 盐酸吐根碱 1ml，酌加 4~9ml 生理盐水或注射用水稀释后，在伤口附近的近端浸润注射。于注射后几分钟，即可止血、止痛，数日内消肿愈合。有心、肝、肾疾患及孕妇、婴儿忌用。

【预防】

（1）对下海作业者，说明毒鱼的外形特征和危害性，在操作时应注意防护，避免直接接触。

（2）在捕鱼分类时发现毒鱼，如鬼䲒等，应检出妥善处理。

（3）在下海作业前，应做好治疗与抢救毒鱼刺蜇的医药急救箱，以备抢救时应用。

（三十二）手部的职业性皮肤病

在工业劳动生产过程中，由于某些化学、物理、生物等有害因素的刺激，常常在皮肤上发生种类繁多的皮疹，这种类型的皮肤病统称为工业职业性皮肤病。

【病因】尽管各种工业都有发生职业性皮肤病的可能性，但以化学工业的发病率最高，特别是染化、制药、橡胶等工厂，皮肤病发生的机会就更多一些。因此，防治职业性皮肤病是保障工人健康、促进工业发展的一项重要工作。

工业职业性皮肤病的发病原因，很少是某种单一因素，通常是多种因素综合作用的结果。从目前的实践来看，一般分直接原因和诱发因素两大类。直接原因包括化学、机械、物理、生物因素等，其中以化学因素为最多，也是导致发病的主要原因。

化学因素范围很广，常见的有酸类，如硫酸、盐酸、硝酸等；碱类有氢氧化钾、氢氧化钠等；有机酸类，如醋酸、甲酸、水杨酸等；有机碱类，如乙醇、甲基胺类等；此外，还有有机溶媒类，如松节油、石油、焦油、沥青等。这些化学性物质对皮肤都有很强的刺激，直接作用于皮肤后即可发病。但是，有部分人在第一次接触时并不在皮肤上引起反应，经过 4~5 天或更长的时间，再次接触才可发生反应，有时还泛发全身，这种现象在医学上称之为"过敏反应"。常见的致敏物质有：染料和染料中间体，如对苯二胺、间苯胺黄等；显影剂、橡胶制品的促进剂和防老剂、天然树脂或合成树脂等。这些致敏性物质除了高浓度时对皮肤有明显的刺激作用外，它还要受到其他因素的协同作用才会使皮肤发生病变，这种因素在医学上称为诱发因素。诱因包括劳动生产条件、环境防护措施，以及年龄、性别和皮肤的健康状况等，比如夏季衣着少，暴露部位多，接触致病物质的机会要比其他季节多一些，其发病率自然比较高。皮肤病发生与皮肤类型有关，如油腻型皮肤抵抗脂肪性溶媒、肥皂、松节油、汽油等的能力比干燥型皮肤要强得多，但接触机油、沥青等物质后，又容易发生毛囊炎和痤疮等皮肤病。

【临床表现】手是人类劳动的重要器官，每天频繁地接触各种各样的物质，因此，手部发生职业性皮肤病的机会也比其他部位多，而且类型也较复杂。现将常见的几种介绍如下。

皮炎（湿疹型）：最常见，约占整个职业性皮肤病的 90% 左右，对生产影响亦大，是防治的重点。化学因素是其发病的主要因素，当手接触焦油、沥青、酚、环氧树脂、染料、漆、酸等致敏性物质后，首先在手背、指背出现界限清楚的皮疹，如针头大小的丘疹、水疱、红斑，继而由于剧烈瘙痒而被手指搔抓，少量液体渗出，甚至流水糜烂，最终形成角化鳞屑和浸润性肥厚。上述皮疹只要停止继续接触致敏性物质，或者略加治疗，往往能很快恢复。但湿疹比皮炎要顽固得多，且易复发，部分病人可迁延数月、数年乃至更久。

痤疮（毛囊炎型）：比较常见。主要发生在一些长期接触矿物油如原油、柴油、润滑油等的工种，油腻型皮肤的青年工人更容易得此类职业病。临床表现与寻常痤疮相似，通常在颜面，其次在手背、手腕处发生毛囊孔扩大，灰尘沉积，角质栓塞，因而，在手指节背面、手背、手腕前臂等处时常发现黑头、粉刺，角化明显，表面粗糙，这种损害又叫"油疹"。

角化过度（皲裂型）：比较普遍。手掌、手指和指甲周围的皮肤干燥、粗糙增厚和角化过度，严重时在冬天还会发生裂隙、出血、疼痛。皮肤在失去弹性的情况下，常易发生皲裂，促使上述症状加重。

溃疡：引起手部溃疡的化学物质有铬酸、碱等。溃疡的形态、大小、深浅常因接触物的性质、接触方式不同而有较大差异。电镀工的手背、指背的关节处常能见到形态特殊的铬疮。这种铬疮只有赤豆至黄豆大小，边缘凸起呈淡红色或苍白色，中央凹陷较深，呈黑褐色，常需数月才开始愈合，遗留凹陷性瘢痕。这种特殊形态的溃疡颇似鸡眼，故医学上称之为"鸡眼状"溃疡。

此外，有部分橡胶工人，由于接触氢醌等物质，在手背处发生白癜风；从事氯丙嗪生产的工人，手足等处可能发生色素沉着。

【治疗】在离开致敏物质后，给予适当的治疗，一般经过 1~2 周即可痊愈。若脱离接触物 3 个月以上，皮疹仍然未见好转的病人，应考虑更换工种。在治疗中应结合具体病情而灵活运用各种疗法。

1. 皮炎（湿疹型）

皮炎仅有轻微红斑、丘疹时，选用炉甘石洗剂（炉甘石 15g，氧化锌 5g，甘油 5g，石灰水加至 100ml），或用三黄洗剂（大黄、黄柏、黄芩、苦参各等份，研细末，取 10~15g，蒸馏水加至 100ml），外涂，每日 2~3 次。若伴瘙痒较重时，则在上述洗剂中再加 1% 液体酚或者 0.25% 薄荷脑亦可。皮炎较重，症见红肿、水疱、渗出、糜烂时，选用 0.1% 雷佛奴尔溶液，或用 3% 硼酸溶液，还可用马齿苋 60g（鲜品 100g），加水 1500ml，或龙胆草 60g，加水 1500ml，小火煎沸，取汁，湿敷患处，每次 10~15 分钟，每日 3~4 次。待渗液减少，病情好转时，改用氧化锌糊（氧化锌 25g，淀粉 25g，凡士林 50g）外涂，日 1 次。皮疹处于恢复期，略有干燥、脱屑时选用 5% 硼酸软膏、2% 水杨酸软膏等，外擦，日 1 次。

2. 痤疮（毛囊炎型）

以轻度痤疮、毛囊炎皮疹为主，选用 5% 硫黄炉甘石洗剂（炉甘石 10g，氧化锌 5g，液体酚 1ml，甘油 5ml，硫黄 5g，蒸馏水加至 100ml）外擦，日 1~2 次。毛囊炎皮疹较重者选用 0.5% 新霉素软膏，或用 10% 硫黄鱼石脂软膏（硫黄 10g，鱼石脂 10g，醋酸铅 5g，单硬脂酸甘油酯 5g，凡士林加至 100g）外涂，每日 1 次。凡见"油疹"皮疹，选用中药透骨草、金毛狗脊各 30g，山楂片 15g，加水适量，待温熏洗患处，每日 1 次。

3. 角化过度（皲裂型）

先用温热水（35℃左右）浸泡 10~15 分钟，待其表皮软化后再外涂 10% 水杨酸软膏，或 10% 尿素软膏。

4. 溃疡

可按溃疡对症处理。内服药主要是对症处理，较为常见的内治疗法有如下几种。

（1）组织胺类：如苯海拉明 25mg，每日 3 次；二苯环庚啶（赛庚啶）2~4mg，每日 1~2 次；盐酸氯苯丁醇（安其敏）25mg，每日 3 次。

（2）钙剂：如 10% 葡萄糖酸钙注射液 10ml，维生素 C 500mg，静脉推注，每日 1 次。

（3）抗生素类：合并感染时，酌情给药。

（4）维生素类：痒重加服维生素 B_1，皮炎明显加服维生素 B_6，角化皲裂加服维生素 A，总之灵活应用。

（5）激素类：皮疹泛发，病情较重的急性阶段酌服，但在急性症状控制后，则应逐渐递减，直至停药。

（6）中药疗法：治宜清热解毒，药用金银花、连翘、黄芩各10g，茯苓皮、赤小豆、生地各12g，紫草、红花、牡丹皮、赤芍各6g，水煎服，每日1剂。色素沉着可酌情交替口服六味地黄丸、逍遥丸。

【预防】职业性皮肤病的预防很重要，根据我国的经验，包括下列措施。

1. 加强防护措施

改善劳动条件。在生产的过程中，对有毒、有害的致病物质，设备要密闭化、管道化；操作要机械化、自动化和连续化；同时，安装通风、排气、吸尘设备，尽量减少车间的有害粉尘和气体的污染。

2. 加强个人防护

依据工种的不同，佩戴适当的工作服，包括口罩、头巾、围裙、手套、高统靴等，使车间里的有害粉尘和气体不接触皮肤。

3. 重视保健措施

接触有害物质较多的工厂，要有足够的洗手、洗脸、淋浴设备。对从事化工的新工人在进厂前，要认真做体格检查。

4. 防护油膏

经常接触有害物质的工人，手部涂擦防护油膏亦能起到一定的预防作用。现介绍几种有效的配方。

处方1：预防酸性、碱性、漂白粉等用。

硬脂酸 14g	氧化锌 3.5g	植物油 82.5g

处方2：预防沥青或其他油类用。

单硬脂酸甘油脂 17g	三乙醇胺 1g	硬脂酸 2.5g
碱性硫酸铋 12g	对氨基苯甲酸乙酯 2g	
盐酸黄连碱 0.02g	玫瑰油适量	尼泊金 0.1g
蒸馏水 77ml		

处方3：预防石油、煤焦油、碱等用。

羊毛脂适量	植物油适量

（可加入5% 炉甘石）

附录 1

皮肤清洁剂

在日常生活中，有许多污染物用普通肥皂是洗不掉的，可选用一些溶于水、祛污力强又不损伤皮肤，同时还不含有刺激性物质的处方来代替。

处方①：祛除油污。

        磺化蓖麻油 20g   羊毛脂 4g

        白陶土（或其他胶性粘土）76g

处方②：清除机油、颜料、煤油。

        中性肥皂 25g   白陶土 55g   麦麸皮 20g

处方③：除祛印油和不脱色墨。

        二氧六圆（石油精亦可代替）20g   磷酸三钠 4g

        胶性粘土 10g   芳香烃基磺酸钠 20g

        磺化蓖麻油 16g   肥皂 30g

处方④：对普通肥皂过敏或皮肤干燥者可用。

        芳香烃基磺酸钠 20g   羊毛脂 3g   胶性粘土 77g

附录 2

表 4：化学性灼伤的局部紧急处理

灼伤物名称	局部急救处理
酸类（硫酸、盐酸、硝酸、蚁酸等）	立即用大量水冲洗，再用 5% 饱和碳酸氢钠水中和洗涤，然后再用净水冲洗
碱类（氢氧化钠、氢氧化钾等）	先用大量水冲洗，再用 2% 醋酸溶液洗涤、中和，然后再用净水冲洗，亦可用 2% 硼酸水湿敷患处
铬酸	先用水冲洗，再用 5% 硫代硫酸钠溶液或 1% 硫酸钠溶液洗涤，然后用净水冲洗，必要时涂上 2% 二巯基丙醇软膏
磷	有磷微粒附着在皮肤上，应将局部浸在水中，用刷子清除，再用 1%~2% 硫酸铜溶液冲洗数分钟，然后用 2% 碳酸氢钠溶液洗去沉淀的铜，最后用生理盐水湿敷
苯酚（石炭酸）	用大量水冲洗，再用 70% 乙醇洗涤，然后用硫酸钠溶液湿敷

徐宜厚皮肤病临证经验笔录

灼伤物名称	局部急救处理
焦油、沥青（热烫伤）	以棉花沾二甲苯清除粘在皮肤上的焦油或沥青，然后涂上羊毛脂
氧化钙（生石灰）	先用植物油清除皮肤上沾染的石灰微粒，再用 2% 醋酸溶液洗涤

（三十三）红斑性肢痛症

红斑性肢痛症又称红痛症或肢痛症，是一种并不少见的阵发性以血管扩张为特征的皮肤病。其临床特点为多数发生在脚趾，偶尔波及到手，局部疼痛、发热、皮肤潮红、皮温增高，属血管病因学疾病。

【病因】红斑性肢痛症的病因，迄今为止尚不明了，不过，在实践中人们逐渐发现，本病的诱发或加重，可能与下列因素有密切关系：①血管神经障碍，本病或由于周围神经炎及其他神经性病变所致；②对热和张力的过敏；③前列腺素代谢障碍。上述三种因素的提出，基本上能够解释本病的临床表现。比如疼痛是由于血管神经障碍，末梢血管运动功能也随之失调，于是局部充血，当血管内张力增加，压迫或刺激邻近的神经末梢就会产生剧烈疼痛、皮肤潮红、烧灼感，在患有本病的病人中，发现其皮肤中合成前列腺素的能力增加，口服阿司匹林治疗有效就是佐证。此外，有人认为本病的发作与温热刺激有关，口服羟甲丙基甲基麦角酰胺治疗获效，由此推测本病可能是由一种末梢性 5- 羟色胺被激活所造成的疾病。

临床上分原发性与继发性两种，凡无明确特殊原因发病者称原发性红斑性肢痛症。继发于其他疾病者，如多发性硬化病、脊髓痨、外伤性神经官能症、脊髓炎、高血压、酒精中毒、重金属中毒、真性红细胞增多症、痛风、糖尿病、周围血管闭塞性疾病、中枢或末梢神经器质性或功能性障碍等，称为继发性红斑性肢痛症。

【临床表现】本病病人以中年以上的男女为主，极少发生于儿童，广州地区报告的 433 例病例中，青年女性占 92.86%。本病起病较急，呈阵发性发作，常见双足同时发病，少数累及双手，以指（趾）部症状较为明显，也可侵犯掌（跖）部。原发性者，其损害多为双侧；继发性者可为单侧。主要病变是境界清楚的红斑，先呈玫瑰红色，后变为紫红色，轻度肿胀，有时呈凹陷性水肿，局部皮肤温度增高，可比正常高 2~3℃，伴有出汗、局部动脉搏动，此与血栓闭塞性脉管炎不同。病人自诉足趾、足底有灼痛、刺痛或胀痛感，夜间痛重，热刺激、活动、站立及足垂吊姿势，均可使疼痛加剧。休息、浸入冷水中、抬高患肢或将足外露，又可使疼痛暂时缓解。当患处温度超过一定的临界温度（约为 33~34℃）时，疼痛可立即发作，而低于此界限则疼痛消失。

　本病呈慢性经过，夏季加重。原发性红斑肢痛症，健康一般不受影响，发作间歇期可遗留轻度麻木感及疼痛。长期持续发作者可引起瘀血、营养障碍，造成患处皮肤及皮下组织肥厚或萎缩、坏疽、甲变形、骨萎缩等。继发性红斑肢痛症随原有疾病而预后不同。

　【治疗】在发作时，根据病人体质与条件，可采用的治疗方法如下。

　（1）患肢应休息、冷浸或冷敷，抬高患肢，避免局部受热，以减轻疼痛。

　（2）口服小剂量阿司匹林，每日 0.3g，有良好的止痛效果。

　（3）5-羟色胺拮抗剂：如羟甲丙基甲基麦角酰胺 2mg，每日 3 次，口服，可使其症状长期缓解。国产苯噻啶，每片 0.5mg，第 1~3 天每晚服一片，第 4~6 天每日上下午各服一片，从第 7 天起每日服 3 次，每次一片，服药 2~4 周症状即可消失。

　（4）耳针疗法：针刺皮质下、内分泌、心、肾、肝等穴，2 日 1 次。

　（5）针刺疗法：取三阴交、复溜、太溪、血海、照海等穴，施平补平泻手法，留针时可在针柄上点燃艾绒，灸至烧尽，2 日 1 次。

　（6）中医疗法：治宜甘寒解毒，化湿散寒，通络止痛，药用忍冬藤 30g，生地、炒知母、玄参、丝瓜络、地龙各 10g，丹参、木瓜、泽兰、牛膝、海桐皮各 12g，金头蜈蚣 1 条，水煎服，每日 1 剂。

　（7）其他疗法：根据病情可采用周围神经切断术、酒精注射法、交感神经结切除术、普鲁卡因封闭疗法、放血术等。不过交感神经结切除术和放血术应当在有指征和有专家及专门设备条件下进行。

　【预防】本病的防治，仍待进一步研究。不过，尽量避免温热的刺激（包括炎热盛夏的高温、热水的浸泡等）有利于防止本病复发。

（三十四）血栓闭塞性脉管炎

　血栓闭塞性脉管炎是一种血管闭塞的疾病，是侵犯中、小动脉和静脉的炎性疾病,好发手、足血管,病人以 16~40 岁的男性占绝大多数。

【病因】病因尚难肯定,但是吸烟、寒冷和潮湿可能为重要的因素。

【临床表现】本病好发于下肢尤其是左侧的下肢。临床上常将本病的发展过程分为三期。

初期(功能障碍期):患肢有沉重、怕冷、麻木感,足趾有针刺痛,小腿肌肉有抽搐痛现象,并开始出现步履不便(间歇性跛行),休息后消失,手足受冷后疼痛加剧,或有迁移性浅静脉炎,此愈彼起,足背动脉搏动减弱,全身症状不显著。

中期(营养障碍期):病期较久,局部皮肤发冷,患肢抬高则皮肤颜色苍白,下垂则暗红,疼痛转变为持续性,行走困难,夜寐不安,患趾可有粟米样黄色瘀点,反复出现,足背动脉搏动消失或微弱,但全身尚无热症,可有情绪不安、头晕腰痛、筋骨萎软。

后期(坏疽期):患趾肤色暗红,犹如煮熟红枣,甚则五趾相传,波及足背,肉枯筋萎,呈干性坏死;若溃破腐烂,创口或流紫黑血水,伴有稀薄脓液,肉色不鲜,气味剧臭,疼痛剧烈,如汤泼火燃,彻夜不眠,往往抱膝而坐,足背动脉搏动消失,汗毛脱落,趾(指)甲变厚。全身常伴有轻重不同的发热、口干、食欲减退、便秘、尿黄赤等。

【治疗】

1. 中医疗法:根据临床经过将本病概分为三型论治。

(1)寒湿瘀滞型(主症为肢端苍白或暗红、麻木或疼痛等),治宜散寒祛湿,理气活血,方用阳和汤加减:炙麻黄、炮黑姜、桂枝尖各 6g,干地黄、黄芪、党参各 15g,青皮、乌药、制香附各 6g,丹参、当归各 30g,川牛膝、宣木瓜、丝瓜络各 10g。水煎服,每日 1 剂。

(2)毒热壅塞型(主症为局部红肿,状如熟桑椹或烂枣等),治宜清热解毒,扶正通络,方用四妙勇安汤加减:金银花、蒲公英各 30g,当归、玄参、茯苓、浙贝母各 10~15g,生甘草、炒白术、宣木瓜、丝瓜络、橘络各 6g,金头蜈蚣 1 条。服法同上。

(3)气血俱虚型(主症为脓液分泌少,疮口久不收敛等),治宜气血双补,方用八珍汤加味:当归、党参、白术、白芍、干地黄各 10~15g,川芎 6g,茯苓、生甘草各 10g,金银花 30~45g,白蔹 10g。服法同上。

2. 单验方:不论未溃、已溃,每日可用赤小豆 60g,红枣 5 枚,红糖适量，煮熟代茶代点；毛冬青片，每日 3 次，每次 5 片；丹参注射液 2~4ml，每日 1~2 次，肌内注射；象牙屑，研细末，每日 2 次，每次 3g，温开水送下，有促进死骨分离的作用；金头蜈蚣若干，焙黄，研细末，每日 2~3 次，每次 3g，温开水送下，有良好的止痛作用。

3. 口服血管扩张药，如维生素 P、维生素 B_3 等。

4. 外科疗法：病情严重者考虑进行交感神经切除术；坏疽创面或坏死分离时，可施行截肢手术。

5. 针刺疗法：取血海、足三里、解溪为主穴，申脉、照海、三阴交、昆仑、太溪为配穴，施强刺激手法，留针 10~15 分钟。

6. 耳针疗法：取交感、心、肾、皮质下、内分泌。施强刺激手法，捻转可连续 0.5~1 分钟。

7. 局部治疗：初期未溃时用当归 15g，独活 30g，桑枝 30g，威灵仙 15g，水煎待温，熏洗，每日 1 次，每次 10~15 分钟；熏洗后再用红灵酒（生当归 60g，红花 30g，花椒 30g，肉桂 60g，樟脑 15g，细辛 15g，干姜 30g，用 95% 乙醇 1000ml 浸泡 7 天备用）少许揉擦患肢足背、小腿，每次 20 分钟，每日 2 次。疮面收功的后期，亦可用之。溃疡浅表应保持无菌清洁、干燥；溃疡较深则按中医外科换药原则处理。

【预防】

（1）寒冷季节穿长统棉套，使患肢保暖，同时全身亦不宜受凉。

（2）穿着宽大舒适的鞋袜，避免因局部摩擦、挤压而引起外伤。

（3）注意卫生，患肢常用温水或肥皂清洗，保持清洁。常修剪趾（指）甲，尤其要去除积于趾间的污垢，经常用 1∶3000 过锰酸钾溶液洗涤更好。

（4）禁止吸烟，节制饮酒和房事。

（三十五）肢端动脉痉挛

有些年轻女性的手足指（趾）端肤色苍白、发紫或发红，局部皮温冰冷，时间一久，还会导致肢端营养障碍性坏死。上述病症，是由血管神经功能紊乱引起的肢端小动脉和微细动脉的痉挛性疾病，医学上叫雷诺氏病或称雷诺氏现象。

【病因】肢端动脉为什么会发生痉挛呢？从本病的临床表现看，分原发性和继发性两种。原发性病因目前尚不清楚，不过，80% 的病例发生在妇女或有家族病史者。本病与寒冷、精神紧张、内分泌（如性腺、甲状腺、垂体等）障碍也有关系。近来已注意到本病病人血液中邻苯二酚胺、血黏度、血小板凝集、纤维蛋白溶解等可发生变化，特别是在低温的情况下，这种变化可影响手指的血流量。雷诺氏现象继发于各种原因，主要有外伤、职业性血管痉挛，如手指经常在水中作业者、钻机手、打字员、钢琴演奏者、砂轮作业者以及因使用震动强烈的机器造成震动性损伤者（如气锤病），其他因素还有臂丛神经和锁骨下血管受到压挤、肋锁综合征、重金属中毒及麦角中毒、肢端动脉硬化症、皮肌炎、红斑性狼疮、类风湿性关节炎及其他结缔组织病、冷凝集素血症、冷球蛋白血症、先天性梅毒、神经系统疾病、偏侧大脑皮质病变均可导致雷诺氏现象的发生。

总之，原发性与继发性肢端动脉痉挛的发病原因尚不明确。不过，在临床上将原发性称之为雷诺氏病，继发性称之为雷诺氏现象。

【临床表现】本病以 20~30 岁的女性为多见，女性发病率约为男性的 5 倍。在受到寒冷刺激下，指（趾）端皮肤出现典型的三个时期的改变。

局部缺血期：手足指（趾）末节的微细动脉阵发性痉挛，引起局部缺血，手指（趾）苍白、发凉、刺痛、知觉异常、麻木感，手指发硬，不能自由屈伸。

局部窒息期：上期约经数分钟后，局部静脉被动性充血，毛细血管缺氧，血液停滞，进而发生肿胀、紫绀、甲床青紫，同时，伴有刺痛和跳动感。

缓解期：最后小动脉重新扩张，指（趾）端的微循环得以恢复，局部组织出现发红和肿胀，指末变暖，跳动感增强，然后又渐趋恢复正常。

上述动脉收缩、静脉充血、动脉扩张的全过程，其发作的次数不一，多者一月数次，少者偶尔发作，个别病情严重者几乎没有间歇期。如果发绀和疼痛转变为持久性，小动脉处于过长时间的痉挛，造成局部组织的缺血、缺氧，使指（趾）端发生点状浅表性坏死，甚至发生肢端皮肤萎缩、指（趾）甲变形、末节骨脱钙等。雷诺氏病与雷诺氏现象的鉴别见下表 5。

表 5：雷诺氏病与雷诺氏现象临床鉴别

病名	雷诺氏病	雷诺氏现象
病因	由寒冷或情绪紧张而诱发	继发于多种疾病
性别	80% 为女性	男性居多

病名	雷诺氏病	雷诺氏现象
年龄	40 岁以下	50 岁以上
部位	病变对称	病变不对称，局限于 1~2 指
皮肤损害	起病慢，局部缺血，表浅而有小的坏死	起病急，溃疡，坏死
全身病变	少见	伴有发热、疲乏、消瘦、关节痛、血沉增快、贫血、蛋白尿等
性质	原发性	继发性

【治疗】

（1）血管扩张药：如妥拉苏林 25~50mg，或利血平 0.25mg，每日 3 次。维生素 B$_3$ 100mg，或盐酸罂粟碱 30mg，每日 2~3 次。有人报告冬天口服甲基多巴 0.25g，每日 3~4 次，最高不超过每日 2g，可防止因寒冷刺激小动脉和静脉引起的反射性收缩，从而改善局部的血液循环。

（2）维生素 E：每日 800mg，分次口服，有较好疗效。

（3）血浆除去法：每周去除血浆 2~2.5L，共 5 次，据报告此法治疗雷诺氏病，可收到临床疗效。

（4）前列腺素 E：通过一根中心静脉插管，经 72 小时给予。剂量为 6mμg/（kg·次），12 小时后如无副作用则增加到 10mμg/（kg·次）。不过，要注意毒性反应。

（5）10% 低分子右旋糖酐，对增加指（趾）端血流量、减轻指尖溃疡，以及减轻缺血性疼痛是十分必要的，尤其在冬天更为重要。

（6）中医疗法：多数认为病因为寒凝血滞经脉，治宜助阳益气，活血通络，方用当归四逆汤加减：桂枝、党参、赤白芍各 6g，黄芪、熟地黄、茯苓、川牛膝、宣木瓜各 10g，丹参、当归、鹿角片各 12g，淡附片、细辛、炮黑姜各 4.5g。水煎服，每日 1 剂。中成药有八珍丸、全鹿丸、参桂鹿茸丸等。长期坚持服用有一定的预防与治疗作用。

（7）针刺疗法：取曲池、内关、合谷、血海等穴。施补法，留针 30 分钟，每日 1 次，针后加用隔姜灸 3~5 壮，温经通络效果更好。

（8）耳针疗法：取心、皮质下、交感、内分泌等穴，施强刺激手法，留针 15~30 分钟，每日 1 次。

（9）水针疗法：50% 丹参注射液，上肢取内关、曲池，下肢取足三里、三阴交。左右交替轮流注射，每次每穴 2ml。

（10）局部治疗：肢端发绀、发凉选用红花酒（红花 10g，桂枝 5g，50% 乙醇 700ml，密封浸泡 7~10 天，过滤取汁，备用）外涂患处。若加按摩，更有促进血液循环、缓解血管痉挛的功效。中药熏洗常用药有透骨草 30g，姜黄、当归、海桐皮、威灵仙、羌活、苏木各 15g，川椒、红花、乳香、没药各 6g。水煎，熏洗患肢，亦有散寒通络的作用。

此外，不少临床医家介绍家传验方，如四虫丸（蜈蚣、全蝎、土鳖虫、地龙各等份，研细末，水泛为丸）每次 3g，每日 2~3 次；通脉安丸（洋金花 1.5g，丹参 60g，当归、川芎、琥珀各 15g，朱砂 1g，炒酸枣仁、鸡血藤 30g，研细末，炼蜜为丸）每次 9g，每日 2 次，通络止痛效果甚佳。

【预防】

（1）尽量保持手足温暖，避免受寒。

（2）加强体育锻炼，增强机体的抗寒能力。

（3）对继发性疾病，要重点治疗原发疾病。

（4）精神愉快，避免情绪过分激动。

（5）戒烟。

（6）由于使用振动工具而患雷诺氏现象的工人，必须更换工作。

（三十六）肢端青紫症

肢端青紫症，是以手足皮肤长时间的青紫、凉冷、多汗为特征的一种皮肤病，又名肢端紫绀病。

【病因】病因不明，多数有家族病史。本病的发生可能与寒冷刺激有关。在寒冷的环境中，末端小动脉对冷反应而发生痉挛，而较小的血管，尤其是乳头下静脉丛的小血管扩张，继而发生反射性收缩障碍。亦有人认为，本病可能与血液黏稠度的改变有关。

【临床表现】病人以少年女性多见，但男性青年也有发病。智力缺损及精神分裂症病人患本病较正常人为多。每遇寒冷，手足皮肤呈青紫色或暗红色，受暖后逐渐转为红色，自觉麻木、胀痛、多汗。冬天常持续存在，夏天症状减轻，皮肤变为紫红色，一般很难完全恢复。本病多发生在青春期，到了成人期减轻。若发生于中年人以后可伴有动脉性疾病。凡本病病人易伴发冻疮、网状青斑症、小腿红绀病。

【治疗】

（1）血管扩张药：如甲基多巴 0.25g，日 3~4 次；妥拉苏林 25mg，每日 3 次。

（2）维生素类：口服维生素 C、维生素 B_3 等。

（3）中医疗法：治宜温阳散寒，通络活血，方用四逆汤加减：制附片 10~15g，干姜 3~6g，当归、赤芍、黄芪、干地黄各 15g，土炒白术、陈皮、丝瓜络各 10g，炒白芍 12g，炙甘草 4.5g。水煎服，每日 1 剂。中成药有全鹿丸、虎潜丸等。

（4）温针疗法：上肢取曲池、外关，下肢取三阴交、照海。方法：针刺后先施补法，然后将艾炷一壮插在针柄上，点燃温灸，每日 1 次，10 次为 1 个疗程。

【预防】

（1）戒烟，避免饮茶和咖啡。

（2）注意肢体保暖，给予营养丰富且富含维生素的食物。

（三十七）红绀病

本病又名小腿红绀病，是一种发生在年轻女性小腿的慢性皮肤病，又称对称性皮肤红绀病，或称妇女小腿红绀病。

【病因】寒冷与潮湿刺激可能为本病重要的诱发因素，多数医家认为本病是长期寒冷引起的血管异常反应。亦有人因病人往往有月经不调，从而将本病归咎于卵巢功能障碍。还有人认为本病系甲状腺、脑垂体、卵巢机能障碍且相互作用而影响血管运动中枢所致，故视本病为一种内分泌障碍性疾病。

【临床表现】病人以 17~22 岁的青年女性为最多，冬天发病或加重。小腿伸侧下 2/3 及屈侧下 1/4，对称性出现肤色暗红、紫红或紫青色斑片，轻度水肿，局部温度偏低，有的同时发生毛囊性红斑、毛囊角化或弥漫性脱屑。多数并发手足多汗，偶有轻度瘙痒或局部畏寒。

【治疗】

（1）可按冻疮处理。

（2）有内分泌疾病病人给予相应处理。

（3）可试用紫外线治疗。

【预防】

（1）加强体育锻炼，特别应增强肢体的运动。

（2）注意保暖，如穿长裤、皮毛靴以御寒冷。鼓励此类病人穿弹力长袜，既能温暖，又有控制水肿的效果。

（三十八）鸡眼

鸡眼多数生长在足跖两侧和趾间，其中以足跖中部或拇趾胫侧为多发部位，也有见于趾背及足跟，偶尔见于手部。这种以足部皮肤发生局限性圆锥状角质增生的损害，常因剧烈的压痛而影响走路和劳动，所以应当积极防治。

【病因及临床表现】鸡眼的发生，主要是局部长期受到压迫和摩擦刺激，使皮肤发生圆锥形或椭圆形的角质层增生。这种光滑而稍透明的增厚角质层，其顶端像楔子一样嵌入真皮内，再下一层为灰白色薄膜即鸡眼滑囊，外观只有黄豆粒大小，或者略大一些，貌似鸡的眼睛，鸡眼的病名就是由此而来的。

患鸡眼的人，走路不小心被硌就会发生剧烈疼痛。这是什么原因呢？这主要与鸡眼发生的部位和病变的深度有关。因为圆锥状角质尖端嵌入真皮中，刺激乳头层内丰富的感觉神经末梢，因此产生剧烈的疼痛。正因为这样，中医又称本病为"肉刺"。

鸡眼有的呈淡黄色，干燥质坚；有的呈灰白色，潮湿质软。这是因为鸡眼分硬、软鸡眼两种。硬、软鸡眼的发生，既与发病的部位有关，又与局部潮湿或干燥有关。硬鸡眼常发生在足跖和趾的外边突出处，表面扁平，状如圆形或椭圆形，质坚，干燥，呈淡黄色；软鸡眼则发生在相邻近趾间的一趾侧，汗液不容易蒸发，鸡眼表面多被潮湿的汗液浸渍变软，呈灰白色。

【治疗】鸡眼经修剪仍然复发者，可酌情选用以下治疗方法。

（1）紫玉簪花根，捣烂敷贴在患处，外盖薄玻璃纸，2~3日换1次。

（2）鸦胆子（又名苦参子），或鲜半夏适量，捣烂贴敷在患处，3~5日换1次。

（3）取地骨皮、红花各等份，研细末，麻油调成糊状，外敷，每日换1

次，对硬鸡眼有效。

（4）取河豚鱼胆涂在纸上贴之。

（5）先用针拨破，以蟾酥 1.5g，温开水溶化，调入铅粉 3g，外涂，2 日换 1 次。

（6）水晶膏（石灰 18g，糯米 100 粒，面碱即氢氧化钾饱和溶液 100ml，将石灰放入碱性饱和溶液内，搅调均匀，待其沉淀后，再加入糯米，浸泡 24 小时，冬天泡 48 小时，将糯米取出，与剩下的石灰捣烂成膏即成）。用法：先用温水浸泡鸡眼 15 分钟，再用小刀修削鸡眼的角质层，后用中央剪一孔的橡皮膏贴在鸡眼的四周，使鸡眼充分显露，在其表面涂上水晶膏，外盖橡皮膏，纱布包扎，用药期间不要揭开。若涂药后疼痛，说明药物发挥了效力，待 6~7 天后，鸡眼与其粘连的组织分离，可用镊子拔去或涤去黄白色的腐渣物，再涂以 2% 紫药水，即可获愈。

（7）千金散（制乳香、制没药、轻粉、飞朱砂、赤石脂、炒五倍子、煅雄黄、醋制蛇含石各 15g，煅白矾 6g，将各药研细末，和匀，瓶贮备用）、鸡眼散（水杨酸 5g，东丹即广丹 3g，苯唑卡因 2g，白糖 2g，研细末，和匀备用）、鸡眼膏（水杨酸 80g，乳酸 15g，凡士林 5g）。鸡眼周围以胶布保护，敷任意一种上药，再盖橡皮膏固定，7~10 日换 1 次，直至脱落。

此外，电灼、液态氮冷冻、X 线照射、手术挖除等也可酌情选用。近来，有人试用二氧化碳激光烧灼治疗新发鸡眼，方法简便，且不出血，效果良好。

【预防】

（1）不要穿紧脚的皮鞋，要挑选大小适合且柔软的鞋穿，必要时用海绵垫保护。

（2）足骨畸形或患有骨疣者，应当施行手术治疗。

（3）平时用温热水泡脚 15~30 分钟，再用锋利的尖剪刀，把隆起的角化部分削剪掉。中药木贼草、桔矾、金毛狗脊各 30g，陈皮 60g，细辛 10g。水煎取汁，待温，浸泡患处 15~30 分钟，对硬、软鸡眼都有良好的防治作用。

（三十九）胼胝

人的掌跖处，往往可见一层厚厚的老茧，医学上称之为胼胝。有人认为，这种茧非治不可，其实不然。首先老茧是由于长期受压和摩擦而引起的局限性扁平状角质增生性损害；其次，从胼胝发生的原因看，这种老茧也并非一定要治。

【病因】手在从事各种劳动中，掌指部位的皮肤长期受到硬物的摩擦；同样，脚在走路时，足跖要承受体重的压力，时间一久，掌跖部位的皮肤会出现一种保护性的生物反应，局部皮肤的角质层明显增厚，其表现为中央厚而边缘薄的局限性角质板，质硬、光滑，呈半透明状，色泽黄白或黄褐。由此可见，胼胝对健康和劳动不仅没有很大影响，而且还具有一定的保护作用。但是，并不是所有的胼胝都与职业有关，其中有些是由于穿不合适的鞋或畸形足所造成的。

另外，有一种胼胝自幼年发病，在掌跖受压部位，多处出现胼胝损害，压痛明显，若在水中浸泡后胼胝增大，疼痛加重，医学称为遗传性疼痛性胼胝，是一种罕见的常染色体显性遗传性疾病。

【治疗】对范围较大、角质层过厚、妨碍行走的胼胝，可考虑局部治疗，如中药金毛狗脊、地肤子各 30g，香附、木贼草、陈皮各 15g。水煎取汁，待温，浸泡患处，每次 10~15 分钟，每日 2 次，有活血软皮的作用。外涂 0.1% 维生素 A 酸软膏，也有一定疗效。

【预防】只要除去致病因素，就可防止胼胝的发生；已患有胼胝者应在鞋内垫上厚而柔软的鞋垫，对防止加重是有意义的。

附：鸡眼、胼胝、跖疣鉴别表

表 6：鸡眼、胼胝、跖疣临床鉴别

病名	鸡眼	胼胝	跖疣
皮损形态	圆锥形角质栓，有角质中心核	角化呈片块，无中心圆核	圆形或椭圆形，中央有角质软芯，周围有角质环或小黑点
部位	足缘、足趾	掌跖	足跖
数目	单发或数个	少数	多发
表面	近中心核处，皮纹消失	光滑，皮纹清楚	粗糙，常有出血点
压痛	很明显	不明显	明显

（四十）逆剥、指节垫和手足皲裂

在人群中，由于职业和环境的不同，有些人在手指、足跖上，不是发生这种皮肤病，就会患那种皮肤病，其中有些皮肤病虽不严重，但是，有时也会给工作、生活带来不便，逆剥、指节垫和手足皲裂就是经常遇到的三种皮肤病。

【病因及临床表现】

1. 逆剥

指甲包括甲板、甲廓、甲根和甲床等几部分。甲板呈半圆形；甲廓紧接甲板周围；甲根是近端甲廓覆盖的部位，是指甲生长的源泉；甲板的下部是甲床。逆剥症就是发生在指甲根部的一种皮肤病。这种皮肤病表现为甲根部位的甲廓皮肤翘起、离开或游离于甲板之上。至于为什么会发生这种皮肤病呢？隋代巢元方在《诸病源候论》一书中说："手足爪甲际皮剥起，谓之逆胪。风邪入于腠理，血气不和故也。"《说文解字》注："胪，皮也。"这就是说，逆剥是过度伸展的甲上皮，失去气血的濡养而发生裂开，进而使甲边缘区的皮肤翻起。用手钳去，有疼痛感，不用手钳去又令人讨厌，不少人常用口去咬翻起的甲上皮，这是很不好的卫生习惯。其实，只要经常用剪刀修剪掉就行了。对反复发生者，局部可涂搽润肤之类的软膏制剂，如10%~15%尿素软膏、新霉素软膏等，可使角化的表皮软化而获得治疗，并避免复发。

2. 指节垫

指节垫的发生多数与职业有关，从某种意义上说，指节垫也是从事某种职业的标志。指节垫可发生在手足指（趾）的伸面，也可发生在掌骨关节处。节垫是高出皮肤表面的斑块，呈扁平状，其形态为大小不等的圆形或椭圆形，色泽随病程长短的不同而各异（初起时近乎肤色，时间久了呈淡黄色或棕褐色），表面干燥，粗糙不平，但没有鳞屑脱落，节垫与皮下组织并不粘连，可以自由推移，很少有痛痒等自觉症状。若皮损区广泛，可选用软坚通络的中草药，如金毛狗脊30g，金钱草、木贼草、香附、蜂房、细辛各15g，蝉蜕、蛇蜕各10g。水煎取汁，浸泡患处，每日1~3次，每次15~30分钟。还可用液氮冷冻疗法、X线照射等治疗，每次15~30分钟。

3. 手足皲裂

指由各种原因引起手足部皮肤的干燥和裂开。这种常见的皮肤病，不论是体力劳动者还是脑力劳动者均可发生，以冬季最为常见。症状有疼痛、出血等，甚至妨碍劳动和工作。手足皲裂发生的原因是多方面的。如手足皮肤尤其是掌跖部角质层较厚，无皮脂腺，冬季汗液分泌减少，缺乏皮脂滋润即可发生，或经常接触泥灰、化肥、农药、石碱、肥皂等有刺激、脱脂、吸水的物质，或患有手足癣、手足多汗症、慢性湿疹、鱼鳞病、掌跖角化病等更能促使皲裂的发生和发展。

皲裂常发生在拇指、食指突出部位，以及足跟及两侧部。裂口有宽有窄，有长有短，深浅不一，有的深达真皮，伴有出血和结痂，足根处的裂口以垂直而短者多见，斜行而长者较少，裂隙内藏垢纳污，呈棕黑色，并有不同程度的疼痛和压痛。

【治疗】依据病情的轻重不同，可选用各种防裂膏。常用的有：9.5% 厚字红皲膏（血竭 2.5g，羊毛脂 30g，凡士林 70g）；10% 白及软膏（白及粉 10g，凡士林 100g）；紫草白及膏（紫草 250g，白及 120g，凡士林 1500g，麻油 5000g）；0.1% 维生素 A 酸软膏；两草橡皮膏（紫草、甘草、当归、白蔹等量掺入橡皮膏基质中）等。可任选一种涂擦，其中以 10% 白及软膏疗效好，在应用的 84 例中，有效率达 98.81%。此外，对严重皲裂者可用白及硬膏（樟丹 1650g，花生油 25000g，白及 300g，硇砂 60g）外贴，其显效率为 58.2%。

【预防】从发病原因上综合考虑，尽量减少劳动中的直接摩擦，最好戴手套；冬季坚持每晚用温热水浸泡手足，用刀片轻巧削去增殖明显的角质层，最后再涂上角层剥离剂（雷锁辛 10g，水杨酸 10g，凡士林加至 100g），或用 5%~10% 水杨酸软膏，每周涂 2~3 次；用肥皂或碱洗涤衣物用品后，应立即用清水冲洗干净，搽些油剂，如蛤蜊油等；积极治疗原有的皮肤病。

（四十一）掌跖角皮病

在临床中，常碰到有些病人的掌跖皮肤增厚、粗硬、干燥而有鳞屑，这种皮肤病统称为掌跖角皮病。

掌跖角皮病由于形态不一，病因不同，病名亦各异，比较能见到的有弥漫性掌跖角皮症、点状掌跖角皮症、条纹状掌跖角皮症、进行性掌跖角皮症、移行性掌跖角皮症、残毁性掌跖角皮症、局限性掌跖角皮症、绝经期角皮症、掌跖角皮症伴发食道癌、播散性掌跖角皮症伴发角膜营养障碍、掌跖角皮症伴发牙周病等等。

【病因】上述一组掌跖角皮症发生的原因，归纳起来有以下四点。

（1）遗传因素：既包括常染色体显性遗传，又包括常染色体隐性遗传，近亲结婚者发病率尤高。

（2）内分泌因素：部分病例与性内分泌的变化有关，但迄今尚未确定是何种性内分泌激素所致。

（3）外因刺激：多数与肥皂、洗衣粉之类洗濯有关。

（4）疾病因素：有部分掌跖角皮症与某些疾病有关，如银屑病、鱼鳞病、手足癣、扁平苔藓、汗孔角化症、雅司病、慢性砷中毒等均可出现掌跖角化过度改变；有的可能与内脏肿瘤如食道癌同时并存。

【临床表现】掌跖角皮病多数发生于1岁以内的婴幼儿，但亦有在15~45岁之间的中青年时期才发病的。掌跖部位的皮肤发红，明显增厚，表面光滑发亮、干燥、脱皮，随着年龄的增长，病情可能不断加重，到了20岁前后达到高峰。手掌、足跖和指（趾）甲屈侧表皮角层增厚，皮肤发硬，边缘清楚，呈大片黄色胼胝样厚茧；冬天手指、脚趾还会发生皲裂，甚至出血、疼痛；指（趾）甲变厚、变形，呈卷曲状，使指（趾）伸屈活动受到限制等。

先天性掌跖角皮症鉴别可详见下表7。

表7：先天性掌跖角皮症鉴别及临床特征

病症	遗传类型	发病年龄	皮损特点	主要伴发缺陷
弥漫性掌跖角皮症	显性	婴儿期	弥漫性	无，或局部多汗症
点状掌跖角皮症	显性	10~45岁	点状	常无，可有甲变化
条纹状掌跖角皮症	显性	5~20岁	条纹状	常无
掌跖角皮症伴发食道癌	显性	5~15岁	弥漫性	食道癌
进行性掌跖角皮症	显性	婴儿期	弥漫性，伴红斑、脱屑，扩展至手足背，持续发展几年	常无

病症	遗传类型	发病年龄	皮损特点	主要伴发缺陷
残毁性掌跖角皮症	显性	婴儿期	弥漫性	假性趾（指）断症
播散性掌跖角皮症伴发角膜营养障碍	显性	5~20 岁	点状、条纹状	角膜营养障碍
掌跖角皮症伴发牙周病	隐性	1~5 岁	弥漫性，伴发红，扩展至手足背，持续扩展多年或终生	牙周病、掌跖臭汗症
局限性掌跖角皮症	隐性	婴儿期	软胖胝状	智力低下、角膜营养障碍、颊黏膜白斑病

【治疗】全身与局部治疗虽然只能取得暂时性疗效，但对减轻病人的痛苦来说，仍然是必要的。常用药物有以下几种。

（1）维生素 A、维生素 AD，口服或肌内注射均可。

（2）苍术膏（苍术适量，依法熬膏），每日 2 次，每次 15ml，温开水送下。此外，用温热水浸泡患处 10~15 分钟，然后分别选用 10% 水杨酸软膏或 10%~20% 尿素软膏或 0.1%~0.3% 维生素 A 酸软膏等局部外涂，有滋润皮肤、减轻表皮角层增厚的功效。

（3）对非遗传性掌跖角皮病，采用病因治疗能获显效，如绝经期角皮症用雌性激素，甲状腺机能减退给予甲状腺素等。

【预防】因掌跖角皮症由遗传因素所致，目前没有满意的预防措施。避免近亲结婚，避免选择有同样疾病家族史的配偶可有效减少社会发病率。

（四十二）进行性对称性红斑角化病

进行性对称性红斑角化病又名进行性对称性先天性红皮病，是一种发生在掌跖部位，以红斑、角化、鳞屑为特征的常染色体显性遗传病。由于临床表现及组织学所见类似毛发红糠疹，故有人认为，本病是毛发红糠疹的亚型。

【临床表现】本病开始在双侧手掌和足底发生对称性弥漫性红斑，其上有角化过度、鳞屑和皲裂，随之皮疹向手背、足背以至肘、膝及大腿伸侧等处蔓延，严重时，凡是身体的隆起之处皆能见到潮红、浸润肥厚样斑片、糠秕状鳞屑，病久则会使指（趾）甲增厚，失去光泽。自觉轻度瘙痒，病程经过缓慢，常为进行性发展。

【治疗】

（1）口服或肌内注射维生素 A，有一定效果。

（2）口服苍术膏。

（3）煎服健脾祛湿的中药，如苍白术、茯苓、陈皮各 10g，炒枳壳、砂仁、广木香、厚朴、桑枝各 6g，山药、生地、炒扁豆各 15g，亦有一些疗效。

（4）局部治疗：先用陈皮 30g，金毛狗脊 15g，乌梅 12g。水煎取汁，待温，浸泡患处 15 分钟，再分别选用 15% 尿素软膏、0.1% 维生素 A 酸软膏、10% 水杨酸软膏、20% 鱼肝油软膏等局部外涂。

（四十三）朱砂掌

民间常有这样的流传："手掌朱砂，福大命大。"其实这是毫无科学根据的。

朱砂掌在医学上叫掌红斑，又称肝掌。这种红斑主要发生在手掌部，为大小鱼际部的对称性红斑，多数是毛细血管扩张所引起的局部发红现象。这种境界清楚的红斑，往往是鲜红色至暗红色，压之褪色，日久逐渐侵入指腹、掌心以及全部手掌，但以近端腕横纹为界，未见到超过此界限者，这种红斑分布的特点，可能与手部的解剖及血管分布有关。

现在发现，朱砂掌非但不是福的征兆，恰恰相反，是多种内脏疾病和皮肤病在外的一种表现。比较常见的疾病有肝脏病（如肝硬化）、类风湿性关节炎、湿疹、银屑病、毛发红糠疹、系统性红斑狼疮等。妊娠期间的朱砂掌，可能是雌性激素对动脉刺激的缘故，分娩后红斑可自行消失或缓解。此外，还有一种朱砂掌是自幼发病，有家族史，故称为遗传性掌红斑。

肝掌与蜘蛛痣一样，不能仅据此掌红斑的体征，就断言患有慢性肝炎或肝硬化，而应该结合病史、临床体征及各种辅助性检查去全面考虑它的意义。

本病无自觉症状，勿需治疗。

（四十四）掌跖脓疱病

掌跖脓疱病又称脓疱性细菌疹，是一种好发生于掌跖，深在的、周期性的、无菌性小脓疱，伴有角化、脱皮等慢性复发性皮肤病。近年来，该病发病率有明显上升趋势。

【病因】掌跖脓疱病的发病时间，以每年的 4 月份最多，其次是 5~6 月份，梅雨季节容易诱发或使病情恶化。这种皮肤病的发生，目前认为与局部纤溶（纤维蛋白溶解酶）有关。虽然脓疱是其重要的临床特征，但是，以炎症为基础，而参与炎症的物质很多，其中纤溶系统是不可忽视的一个因素。研究者进一步研究发现：当病情处于脓疱型和红斑—脓疱型时，分别在加剧期、消退期采集皮疹区的皮肤进行活检，结果表明上述两型的新生脓疱部位的纤溶活性减弱；若病情停止发展，皮疹干燥，纤溶恢复正常活性。由此说明，局部纤溶的减弱乃至消失，均与皮疹的发生有一定关系。

此外，有人从疗效统计中发现，除去病灶感染的治愈率为 35%；而没有从病灶感染入手的治愈率仅为 17%。因此，病灶感染也是不可忽视的致病因素之一。

还有人认为，本病与对汞、铜、锡等金属元素过敏有关。食入含上述金属元素的食品，或使用金属牙科材料，导致金属元素被人体吸收进入血液循环，再经汗液排泄到角质层较厚的掌跖发生过敏是本病的发病原因。持这种金属元素过敏学说者，在事实面前还进一步证实：其一，金属斑贴试验阳性，除去金属牙科材料，病变可以获显著改善或痊愈；其二，金属斑贴试验产生的脓疱，其病理变化与本病脓疱的病理改变相一致。

另外，各种外界刺激（包括肥皂洗涤、外用刺激性药物等）、夏季出汗多，以及月经前期、植物神经功能紊乱等均可促使本病发作与恶化。

【临床表现】本病好发年龄为 30~50 岁之间，女性比男性要多。皮疹通常从掌跖的中心部位发生水疱，状如针帽至绿豆大小，迅即混浊变成脓疱。病轻时，上述皮疹仅限于掌跖一侧；病重时，则对称发生乃至整个掌跖受累。当皮疹发展时，整个掌跖皆为脓疱，疱破呈现蜂窝状结构。皮疹除掌跖外，偶尔还会向外扩展直至遍布整个手足的屈面与侧面；极个别的病例在小腿、膝盖、手背，肘部也可发生，严重时可伴有全身散在性皮疹。实验室检查发现，当掌跖皮疹处于急性暴发阶段，白细胞计数增至 12000~19000/ 立方毫米，中性粒细胞占 65%~80%。在脓疱或水疱成批出现的前后，患处常伴有中等或严重的瘙痒、肿胀、疼痛，反之，皮疹减少，痒痛减轻，病情也渐趋向静止。这种由静止至恶化，或者由恶化至静止的周期，一般为 3~5 天发作一次。临床分为 4 型。

（1）局限型：皮疹仅局限在掌跖区。

（2）汗疱型：在掌跖部位以潜在性水疱占优势。

（3）银屑病型：皮疹除掌跖部位外，其他部位还会发生银屑病样的损害。

（4）播散型：掌跖和全身发现脓疱性皮疹。

在上述四型中，银屑病型与脓疱、水疱混合的病例各占一隅。这种分型对治疗很有意义，比如：局限型按脓疱形成的多少，考虑感染的轻重；汗疱型则要分析与手足多汗症的内在联系；银屑病型要从银屑病的因素去探索；播散型多与感染病灶关系密切。

【治疗】本病目前尚无特殊疗法。现将有关治疗介绍如下。

（1）重视病灶感染：据报告，摘除扁桃体后可获治愈，所以，多数临床医学家主张施行扁桃体摘除术。

（2）酶制剂疗法：酶制剂主要包括尿激酶、链激酶、盐酸苯乙双胍、血清单肽酶等。

（3）8–甲氧补骨脂素光疗法：采用8–甲氧补骨脂素40mg，顿服，或用0.3%浸泡剂或软膏外涂患处，再进行长波紫外线照射。

（4）除去金属：本病的脓疱是无菌性脓疱，在致敏因素中，要考虑除去的金属有汞、铜、镍、锡等。

（5）抗生素疗法：全身抗生素治疗常有暂时性效果，如口服四环素250mg，日2次，4周为1个疗程，连续服药3个疗程，多数皮疹能够完全消失。这种疗效与病人的年龄、性别、病程、用药次序，以及是否合并掌跖银屑病损害无关，其副作用有恶心、腹泻等。另外，有部分病例单纯疱疹病毒和埃–巴二氏病毒血清抗体效价增高，因此，针对病毒的治疗，也应予以重视。

（6）皮质类固醇激素疗法：在急性阶段或经其他疗法治疗无效时，可考虑应用。

（7）针对病因治疗：凡怀疑对金属过敏的病人，除摒除金属牙科材料外，还应避免摄入含有某种金属元素的食品。

（8）中医疗法：选用清热解毒、祛风化湿的中药如黄芩、黄连各9~12g，紫花地丁、野菊花、稀莶草各12~15g，七叶一枝花20~30g，生黄芪12g，生甘草、苍耳子各6~10g。水煎服，每日1剂。红斑明显加生地、牡丹皮；脓疱反复发作，重用黄芪，酌加金银花、连翘、蒲公英、败酱草、鱼腥草；鳞屑多加当归、鸡血藤、丹参等。

（9）局部治疗：水疱、脓疱阶段选用1∶5000高锰酸钾溶液浸泡10~15分钟，每日2次；或选用王不留行30g，吴茱萸、明矾、乌梅各10g。中药水煎取汁，待温，浸泡患处10~15分钟，每日1~2次。干燥、脱皮、裂口疼痛阶段，外涂四黄膏（黄芩、黄连、土大黄、黄柏、芙蓉叶、泽兰各30g，麻油500ml，黄蜡125g，依法熬膏，备用），每日1~2次。

（10）其他疗法：视病情分别选用同位素或浅层X线照射，对部分病例有效。

（四十五）凹陷性角质分离症

经常接触泥土和水的人，足底（前跖部和跟部）常有很多状如针头至黄豆大小的角质缺损，形成多个孔眼，很像蜂子窝，其孔内填满了泥土或污物，这就是沟状足跖角质松解症，又叫凹陷性角质分离症。

该病在热带、亚热带地区较为多见，而且病情也比较严重。我国四川省的皮肤科工作者对239例病例进行调查结果表明，发病年龄在21~40岁之间者占43.92%，可见该病发病人群主要是青壮年。

【病因】凹陷性角质分离症的发生，可能与以下因素有关。①赤脚：全部病人平素都有赤脚走路的习惯；②潮湿：足部出汗较多者占患病人数的69.61%，穿胶底鞋、塑料鞋者占54.85%；③摩擦：所有病人的病变都发生在足跖和跟部，以及趾间等负重和受摩擦等部位，而足穹窿处无一人发病，说明摩擦、湿水浸渍均容易导致本病的发生。除上述因素外，最近有人在凹陷部位的边缘角质损害处，发现有一种微生物的存在，但是，这种微生物究竟为何种属，还有待研究。不过，从现有的资料看，在许多情况下，能分离出棒状杆菌属和链丝菌属的致病菌。

【临床表现】在足底前跖、足跟、足趾屈侧及其手掌等处，可出现多个形态不一、其直径约为2~4mm、深为1~2mm的散在性浅表的凹陷性剥蚀，这种如针尖到黄豆大小的角质层剥蚀区，常塞满泥土或污物；部分病人的皮损呈大小不等的片状或圆形角质脱落，边缘不整齐，如虫蚀一样；另有部分病人的跖部和手掌皱襞处，以及足跟边缘发生条状缺损，或者为孔眼状、片状和条状损害相互错杂同时存在；趾间皮肤，特别是3、4趾间浸渍腐白的现象更是多见。上述皮损无炎症表现，肤色多正常，或呈棕、黑色。局部伴有多汗、浸渍、恶臭和轻度疼痛，一般无自觉症状，部分病情较严重的病人可能出现不同程度的红肿胀痛。病程较慢，往往持续多年。有时也可自行消失，但当在夏季或足长时间浸在水中时，病情又明显加重，冬季则减轻或消退。

【治疗】轻型病人不需特殊治疗；局部皮损触痛较重者，则应该积极治疗，必要时收住院诊治。外用药用 5% 甲醛溶液，或用新霉素软膏、庆大霉素软膏等涂搽。还可用葛根 30g，枯矾 15g，水煎取汁，浸泡，每日 1~2 次，每次 10~15 分钟，有收湿、止痒的良好效果。必要时口服祛湿解毒的中药，如苍术、黄柏、青皮各 6~9g，茯苓、川牛膝、萆薢各 12g，忍冬藤、赤小豆各 30g。水煎服，每日 1 剂。

【预防】穿干燥鞋，避免过长时间站在泥土和水中劳动，这对于预防本病的发生是十分重要的。

（四十六）手部血管角化瘤

肿瘤是威胁人类生命的一种常见病。据国内资料报道，皮肤肿瘤主要发生在头面部，其次是躯干和四肢。非洲地区的皮肤肿瘤多见于下肢，这可能与下肢长期裸露在外，容易招致各种损伤等因素有关。

血管瘤是一种起源于中胚叶的良性肿瘤，往往在出生时或出生后不久即可发现。血管角化瘤在血管瘤家族中是比较少见的一种先天性疾病。这种病有时发生在肢端部位，有时发生在阴囊处，还有的可泛发全身。从临床来看，本病以儿童、青年女性较为多见，常发生在阴囊、肢端等部位。

【临床表现】血管角化瘤主要发生在手指、足趾和手足的伸侧，其次是肘部或膝部。病变初起时，为针帽至绿豆大或更大的圆形小丘疹，呈紫红或暗红色，表面不光滑，略为角质性疣状增殖，用手触摸则有粗糙而硬的感觉，用力压迫皮疹，色泽完全消退，撤除压力，皮疹色泽又渐渐恢复原状。上述皮疹既可单个发生，又可多个出现，重时还会出现多个融合成斑块状趋向，偶尔摩擦破皮亦可溃破出血。在病变的过程中，常伴有手足发绀或冻疮。

【治疗】

（1）皮疹融合成斑块状时，酌服活血化瘀、滋阴退疹的中药，如生地、炒丹皮、赤芍各 10~12g，紫草、红花、桃仁各 6~10g，炒槐花、丹参、石斛、地骨皮各 15g，片姜黄 3~6g。水煎服，每日 1 剂。

（2）局部单个发生时可分别采用电灼法、冷冻疗法等，亦有较好的效果。

（四十七）足部的黑色素瘤

黑色素瘤不仅来源于痣，也可来源于黑素细胞，因此，黑色素瘤既可被认为是在变异性色素痣的基础上发生，又可被看成直接发自于健康的皮肤，特别是在足部发现色素痣时，应警惕这种恶性程度极高的肿瘤的可能性。

【临床表现】黑色素瘤可以发生在身体的任何部位，但以足部最常见，其次好发部位依次为下肢末端、头部、颈部、腹部和臀部。在上述部位，尤其是生长在足趾处的原发痣，一旦发现色素加深，范围扩大，在其周围又有炎症反应，出现溃烂、出血，自觉痒痛不适和尿黑色素等临床表现，说明已经恶化为黑色素瘤。若不是由痣转变而来的黑色素瘤，在正常的皮肤上，开始仅为一个并不引人注意的棕黑色的小点，随病情进展，迅速溃烂，呈现一种特殊的黑色外翻的溃疡面。鉴于黑色素瘤病情演变急速，容易向淋巴系统转移，或者经血液循环而转移到肺、肝、脑等重要脏器和组织，因此，凡见发生在易受刺激部位的色素痣、痣样雀斑，均应予以切除，并送病理检查，以便早期发现，及时治疗。

【治疗】多数医家不主张用电灼和腐蚀疗法，以避免肿瘤细胞扩散，以综合性治疗为妥。

（1）黑色素瘤限局未转移者，尽可能从范围和深度方面做到彻底手术治疗。

（2）已转移到附近淋巴结，除切除原发损害外，应清扫局部淋巴结，并做放射治疗，以延长病人寿命。

（3）全身治疗：手术切除后，配合药物系统治疗，对巩固疗效和预防复发具有重要意义。目前治疗黑色素瘤主要用三嗪咪唑胺（简称 DTIC 或 DIC），每日静脉注射 250mg/m^2，连续 5 天，每 4 周重复注射 1 次。若用小剂量，每日可用 4.5~6mg/kg，连用 10 天，再每 4 周重复 1 次。用药的头两天可能有轻重不一的胃肠反应，以后逐渐消失，但可引起静脉炎。另一种比较有效的药物是亚硝基脲氮芥，每日 125mg，加入到 5%~10% 葡萄糖或生理盐水内静脉滴注，于1~2小时内滴完，3天为1个疗程，每个疗程间隔4~6周。放线菌素的有效率在35%以上，其次是羟基脲，其有效率在35%以上。对手术根治有困难者，有人采用卡介苗免疫疗法，它可使损害减退，延长转移的时间，延长病人寿命，若在肿瘤切除后应用，可使复发的时间推迟，配合化学疗法，其效果较单独化学疗法好得多。

此外，据有人报道，用激光和放射疗法治疗黑色素瘤可以提高生存率。

（四十八）手足疣赘

疣是种很普通的皮肤病。常见的疣有寻常疣、跖疣、扁平疣、丝状疣和尖锐湿疣等。这些疣虽然发生的部位不同，但其病原相同，都是由疣病毒（属DNA病毒）引起。

【病因】疣赘广泛地发生在人群中，其原因主要有三个方面：①病毒是目前病原微生物中体积最小的一种，细菌不能通过的滤菌器而病毒可以通过，具有较大的传播性；②有人发现，半数以上寻常疣病人有特异性抗体，治疗比较困难；③有些疣病人有细胞免疫缺陷，如恶性肿瘤病人，疣的发病率明显增加。

【临床表现】手足疣赘以寻常疣为最多见。这种疣通常发生在手背、足背、手指、足趾和甲缘等部位，初起时为米粒至绿豆大小的局限性圆形多角形隆起，随着时间的推移，隆起的表面粗糙不平，触之坚硬，呈灰黄、污黄或污褐色，继而出现乳头样增殖，日久破裂，露出筋头，状如花蕊或刺状，皮疹的数目多少不一，少则一个，多时数十乃至上百，甚至更多。若疣发生在甲缘，则有向甲下蔓延的趋势，易致裂口、疼痛及继发感染。发生在足底的寻常疣为跖疣，这种疣主要生长在后足跟，对劳动和走路都有影响；若生长在手掌部，则称之为掌疣，其临床表现与跖大致相同，不过，跖疣的发生还与足部多汗有一定关系。

【治疗】分全身和局部治疗两大类，前者适用于数目较多的疣赘，但局部治疗也是必不可少的；后者则适用于顽固难消的疣赘。

全身治疗：中医多数用平肝、化瘀、散结的中药如生龙骨、生牡蛎、生薏苡仁、生龙齿、马齿苋、生赭石各30g，大青叶、茯苓皮各12g，柴胡、当归各6g，金银花15g。水煎服，每日1剂。西医可试用1%酒石酸锑钾溶液，静脉注射，每周2次，第1次3ml，第2次4ml，以后每次5ml，8~12次为1

个疗程。

局部治疗：方法众多，择其要点介绍如下。

（1）药选万灵丹（水杨酸25g，白糖、樟丹各1.5g，0.1%普鲁卡因溶液10ml）、千金散（见前）、灰碱粉（纯碱、生石灰等量）、复方水杨酸火棉胶（水杨酸、乳酸各16.7g，强性火棉胶66.6g）、鸦胆子泥。用法：先将患处浸泡在温水中5~10分钟，再用留孔的胶布贴在疣赘区，保护好周围皮肤，选用以上一种敷在疣体上，外盖胶布，1~3天换1次，2~5次可望治愈。

（2）艾灸法：将艾炷放在疣体上，点燃，燃烧到基底部时，可听到爆裂声，然后外涂2%紫药水，纱布包扎，痂脱即愈。

（3）电灼法：常规消毒患处，用1%普鲁卡因溶液进行局麻，然后用电灼器电灼之，清除疣赘后，外涂紫药水或抗生素软膏，经10天左右可望治愈。

（4）钝刮法：常规消毒患处后，在局麻条件下，用三角尖形手术刀在疣体四周围绕切至棘层（以不出血为限），用合适的钝刮器轻巧刮剥疣体，待疣赘完整刮剥后，压迫止血，包扎，多数病例1次治愈，少数有复发现象，再用下述方法治疗。

（5）耳针疗法：取肺、肝、皮质下等穴，针刺留针15~30分钟，间日1次。

（6）药浴法：用香附、木贼草、金毛狗脊各30g，蜂房、细辛各10g，加水适量，煎沸，待温浸泡患处，每日1~2次，每次10~15分钟。

【预防】手足疣赘的预防，贵在于早。临床上常见将首发疣（母疣）去掉，继发疣（子疣）也随之枯萎脱落，故尽快治好首发疣可能有一定的预防意义；其次，控制足多汗对预防跖疣的发生也有作用。

（四十九）进行性指掌角皮症

进行性指掌角皮症是一种比较常见的皮肤病，因肢端干燥、粗糙为其特征，故又称为肢端干燥症或手掌干燥症，或干燥性手掌皮炎。有人认为本症系皲裂性湿疹。

【病因】本病大多与用肥皂洗濯有关。又因病人常为患有妇科疾病的成年妇女或于妊娠期发病，故又认为其发病可能与内分泌障碍有关。

【临床表现】病者多发生于妇女的右手，以拇指、食指及中指末端较为多见，病变缓慢扩展至手掌，无名指与小指受累较迟。受害区的皮肤干燥、粗糙、发紧，轻度发红和脱屑，严重时表皮角质层明显增厚，甚则发生皲裂。甲板增厚不平，表现为爪甲营养不良状态。一般冬天症状加重，常因疼痛影响掌指活动，局部无糜烂和瘙痒，也不扩展到手背或腕部。

【治疗】口服维生素 AD、维生素 B 族、维生素 E、甲状腺素；中药苍术膏等能改善症状。局部先用温水浸泡 5~10 分钟，然后酌情选用角质溶解性或保护性软膏如尿素软膏、复方鱼肝油软膏等，做对症治疗，也有一定疗效。

【预防】尽量减少冷水和碱性肥皂的刺激，对本病预防有一定的实际意义。

三、罕见手足皮肤病

（一）皮肤炭疽病

炭疽是由炭疽杆菌所致人和畜类均可发病的急性传染病。临床上分皮肤炭疽、肺炭疽和肠炭疽三型。皮肤炭疽又称恶性脓疱，常因局部坏死呈痈样损害，发生化脓性淋巴结炎，进而发生转移性脓疡，故伴有严重的全身症状。

【易感人群】

在人群中感染炭疽病机会最多的是那些经常接触或处理家畜、兽皮的工人，如放牧工、剪羊毛或鞣革工、屠宰工等。但据报道，上述工种的工人并非都能染上炭疽病，而其他人群亦可感染。如有人只买了一把小马毛做的刮须刷，使用后也不慎染上炭疽病；还有一名做钢琴键的工人，由于接触非洲象牙而染上炭疽。总之，在日常生活中一定要小心，要重视科学的防护。

【临床表现】染上炭疽杆菌后，潜伏期为 12 小时至 12 天，一般为 1~3 天。但由于感染途径的不同，可分皮肤炭疽、肺炭疽、肠炭疽等。这里重点介绍皮肤炭疽在手足部位的特异性病变。皮肤炭疽占炭疽病的绝大多数，皮疹通常发生在露出的部位，如手足、颜面等处，初起在病菌侵入处出现一个红色小丘疹，迅速变成水疱，周围皮肤浮肿、浸润十分明显。与此同时，病灶中心形成凹陷性黑色干痂，形成坏死性、无痛性溃疡，附近淋巴结肿大且易化脓。轻型病人约经过 3~4 天，病灶周围消肿，焦痂软化脱落，遗留瘢痕而愈。重型病人则皮损炎症剧烈，可迅速发生大片水肿及坏死，同时伴有高热等严重中毒症状，甚至发生败血症而死亡。

【治疗】首选青霉素，其次为四环素、链霉素等。青霉素通常为每次 100 万 U，每日 2 次，肌内注射或静脉给药，连续 7~10 天。严重病例，青霉素每日用量可增至 1000 万 U，并加用链霉素，每次 0.5g，每日 2 次，肌内注射。对高热等中毒症状严重者，可给予短程大剂量的肾上腺皮质激素。抗炭疽血清，初次剂量为 80~160ml，12~48 小时后再给 1 次。此外，给予支持疗法，如补液、输血、补充各种维生素等也十分必要。

局部可用 1:5000 的高锰酸钾溶液冲洗消毒，酌情外敷白降汞软膏或磺胺类软膏，切忌挤压患部和在患部施行手术，以免引起炎症扩散。

【预防】

（1）控制受污染的动物和动物制品，以切断传染源。

（2）隔离病畜，并对病畜栏舍进行严格消毒，病死的动物要焚烧或深埋，不准食用。

（3）应及时发现和隔离病人，对其衣物、用具和分泌物，要进行严格消毒。

（4）在流行区应为牛、羊、马、猪等家畜施行预防注射。

（二）挤奶者结节

挤奶者结节又名假牛痘。在牧场挤奶工人中，由接触病牛的乳房或乳头而染上的一种皮肤病，其发病率可高达 56%。

【临床表现】潜伏期为 1~4 周。受感染的部位主要在双手背、手指、腕及前臂，其中以右侧的手指、手背最多见。皮疹的演变大致分为三个阶段：第一阶段（开始期）为斑丘疹和早期结节；第二阶段（多色彩阶段）为大小不等的坚硬结节，呈棕红色或紫色，中央有脐窝，类似虹膜样两个环，绕以红色的边缘，炎症轻微，轻度疼痛，无水疱或脓疱形成；第三阶段（消散期）在结痂形成后，自中心部开始痊愈，不留瘢痕。

【治疗】以局部治疗为主，防止继发感染。必要时试用抗病毒药物。中医可用清热散结药，如金银花、连翘、大青叶、板蓝根各 10~12g，生薏苡仁、白花蛇舌草各 15g，桑枝 6g，浙贝母、甘草各 10g，水煎服，每日 1 剂。

【预防】

（1）发现可疑病牛，应立即隔离，并给予消毒和对症治疗。

（2）挤奶、屠宰和牧场工人要戴橡皮手套，尽量减少接触病牛。

（三）疣状表皮发育不良

本病又名泛发性疣病。鉴于在 1922 年由莱 – 路二氏首次报告，又称之莱 – 路二氏病。

【病因】 目前已肯定本病为疣病毒全身感染所致。

【临床表现】 在手背、足背等部位出现对称性发生的扁平丘疹，为米粒至绿豆或豌豆大小，呈圆形、椭圆形或多角形，质柔软或坚实，淡红色或紫红色，上覆白色或淡黄色油脂状鳞屑，将鳞屑剥涂后，显露出淡红色的湿润面。病人男女均有，常有智力迟钝，和父母的血缘有关。在本病的基础上，要提防产生基底细胞恶性变、上皮样癌及帕哲氏病等。

【治疗】 告诫病人避光。对所有病例应仔细检查病人的亲属，并经常随访观察。病情顽固者，无满意疗法，可试用维生素 B_{12}、维生素 A、血管扩张剂等。据报道有人用吗啉双胍治愈一例病期 15 年的病人。局部可用 5– 氟尿嘧啶软膏、电干燥疗法、刮除疗法、X 线照射等，有一定疗效。

（四）疣状皮肤结核

本病为皮肤外伤破口，感染结核杆菌而发生的增生性疣状皮损。

【临床表现】 病变好发于手指、手背等，亦可发生在足、踝。初为在破口感染部位发生较硬的小结节，数目不定。数月后，结节逐渐增大，有角层增厚、鳞屑或痂皮覆盖，彼此融合，构成乳头状或疣状皮损。病程长，数年乃至数十年不愈。

【治疗】 医务人员为结核病人施手术时，或者接触结核病人的痰液时要做好必要的防护措施。皮损范围小，可手术切除或以电烙法烧去；范围较大则用链霉素和异烟肼联合治疗，效果明显。

（五）掌跖扁平苔藓

扁平苔藓又称扁平红苔藓，是一种发生于皮肤、黏膜的慢性炎症性疾病。

【临床表现】本病在皮肤上随处可生，但掌跖扁平苔藓较难诊断和治愈。在临床上，凡见到掌跖侧部有坚硬、呈淡黄色的增殖，状如胼胝，有时出现点状角化外观，日久后损害累及趾（指）甲，轻者甲板增厚变形，重者甲脱落不再生，结合身体他处有典型的扁平苔藓损害，就可诊断为本病。

【预防】

（1）注意营养，适当休息，少下地活动。

（2）不宜过量饮酒、喝浓茶及咖啡等。

（3）局部常浸泡在含有硫化氢的矿泉水中，效果良好。

（4）适量口服复合维生素 B、维生素 C 等，有利于康复。

（六）高球蛋白血症性紫癜

本病又名良性高丙种球蛋白血症或良性单株峰丙种球蛋白病，在 1948 年首次由瓦尔登斯特伦报告。

【病因】病因尚不清楚，但本病经常与癌、淋巴瘤、系统性红斑狼疮、结节病、肝硬化等共存。

【临床表现】病人多为中年女性，起病急骤，在下肢尤其被鞋遮盖的足背部，发生成群紫癜，状如高粱粒大，消失后遗留特异性的色素沉着斑。此型紫癜也可由于长时间站立、走路、穿着有收缩性袜带、袜子等引起。伴有发热、关节痛、肝脾肿大、毛细血管脆性增加等全身症状，但无骨骼损害征象。

【实验室检查】

在实验室检查中，最特殊的发现为血清球蛋白电泳丙种球蛋白呈帐篷状增加或宽的峰型上升，主要是血中 17S 丙种球蛋白增高所致。

【治疗】

（1）解除瘀滞因素，如不要久站、放松收缩性袜带等。

（2）对症治疗。

（3）试服化瘀通络、扶正固本的中药，如丹参 15~30g，赤芍、炒丹皮、丝瓜络、桃仁、延胡索、川牛膝各 10g，赤小豆、沙参、石斛各 15g，制香附、生地、仙鹤草各 12g，甲珠 4.5g。水煎服，每日 1 剂。

（七）黑踵

本病主要是在足跟及其两侧出现色素沉着，故又称为黑足跟。最早由美国 Crissey 首次报告（1961 年），次年法国也报道了此病，并命名为跖部假色汗症，其后英国南方也发现了此病。

【病因】病因尚不清楚，可能与运动时外伤有关，如球类运动员在运动过程中，足跟部位的毛细血管破裂，血液溢出，血色素在吸收过程中，透达表皮角层时，引起含铁血黄素的沉积所致。

【临床表现】病人以经常运动的青少年多见，女性比男性多。好发于足跟一侧或双侧或后跟皮肤过度角化的边缘，呈淡蓝黑色斑点，密集成群，境界有时清楚，跖部很少罹病。起病突然，经过缓慢，无自觉症状。

【预防】本病一般认为毋须特殊处理。不过，注意保护好皮肤，尽量避免外伤。

（八）足穿通性溃疡

本病又名足穿通病，是一种发生于足部的慢性溃疡性疾病。

【病因】足穿通性溃疡是继发于各种疾病，如神经系统梅毒、脊髓痨、脊柱裂、脊髓空洞症、脊髓前角灰白质炎及多发性神经炎等基础上，因神经性营养不良，加上局部感觉迟钝、消失和受压等外因的作用而发生。

【临床表现】病变主要发生在足跖受压的部位，特别是第一和第五跖趾关节，其次是足跟。初起时在患处仅见小斑片角质增厚，状如鸡眼或胼胝，继而出现轻度红肿，往往在增厚的表皮下组织逐渐液化变软和坏死，形成溃疡或瘘管。溃疡呈漏斗状，时有恶臭及稀薄脓液外溢。上述损害既可多个，又可孤立存在。自觉症状不明显，偶有疼痛和触痛。病程经过缓慢，愈合后还可能复发。

【治疗】

（1）中医根据久病多虚的原则，治宜扶正托毒法，方用四妙汤加味，药用黄芪、党参、茯苓、土炒白术各12g，金银花15g，当归、鹿角片、炒杜仲、川牛膝各10g，青皮、上肉桂各6g。水煎服，每日1剂。中成药如参桂鹿茸丸、十全大补丸、八珍丸等。

（2）局部治疗：脓液多，渗出物多且恶臭时，选用0.1%雷佛奴尔溶液，或用5%~10%冰枯水溶液（梅片0.1~0.2g，枯矾5~10g，蒸馏水加至100ml）湿敷，每日3~5次；脓痂干涸难脱，选用三仙丹（又名提脓散）点掺在疮面上，外盖玉红膏，每日换1次；待脓痂脱落，有肉芽增生时，可用生肌散，直至愈合。

【预防】

（1）积极防治原发病灶。

（2）溃疡处要保持清洁、干燥。

（九）手、足、口病

手、足、口病主要是以手掌、足跖和口腔内发生水疱为主要特征的病毒性传染病，又称为夏季脓疱综合征。本病于 1983 年在天津市首次发生较大范围的流行，其后在上海、北京等地区也均有流行报告。

【病因】本病多数在夏秋和冬初季节流行，其侵犯对象主要是农民和接触农畜者，医院、幼儿园等场所也常聚集发生。患儿多为学龄前儿童，尤以 1~2 岁婴幼儿最多，但成年人亦可发生。

【临床表现】凡染上柯萨奇病毒 A16 型，有时为 A2、A4、A5、A10 型病毒后，经过 3~5 天潜伏期，开始出现轻微的全身症状，如微热、乏力、咽痛、食欲不振、腹泻等。随之在手足指（趾）的背面或侧缘出现米粒至豌豆大小绕以红晕的水疱，呈半球形或椭圆形，疱液清澄，并沿着指（趾）皮纹的走向分布，这种水疱的数目一般不多，也有在 50 个以上的，有的在膝前、臀部，甚至全身偶尔发生泛发性丘疹或水疱。与此同时，在口腔的硬腭、颊部、齿龈及舌部出现疼痛性水疱，迅速破溃，形成溃疡。偶有肝、脾及淋巴结肿大。

鉴于本病是由肠胃病毒感染引起，需经严格的病毒学或血清学检查方能确诊。不要把婴幼儿由于皮肤薄嫩，毛细血管丰富，在手上隐约散在的红斑点（压之褪色）及丘疱疹之类皮肤病，误当作本病来看待。

【治疗】手、足、口病是完全可以治愈的，一般临床经过良好，整个病程很少超过 1 周。但是，发生死亡的病例偶有报告，因此，不要麻痹大意。

在秋末冬初季节，家长时时要仔细检查孩子的手足和口腔有没有水疱、溃疡，争取早发现、早治疗。一旦发生了手、足、口病也不必惊恐。首先要注意隔离，凡集体生活的儿童，应对食具、毛巾、玩具经常消毒；不要再与周围的孩子接触，将其传染的范围尽量压缩到最小的区域里，同时给予积极治疗。大多数患儿由于口腔疼痛不能进食，可在进食前 3~5 分钟，用 0.5%~1% 地卡因溶液含漱以减轻疼痛。口服维生素 B、维生素 C、阿昔洛韦等。中医学根据临床证候分心火偏亢（主症为口腔灼热疼痛，进食困难，小便短少或黄赤等）与毒热偏炽（主症为发热，咽痛，疼痛性水疱破溃等）两型。前者治宜清心导赤，可用导赤散加减：生地 10g，木通 3g，竹叶、甘草梢、莲子心各 6g，车前子、车前草各 12g。水煎服，每日 1 剂。后者治宜清热解毒，可用清瘟败毒饮加减：大青叶、板蓝根、山豆根各 3~6g，金银花、生薏苡仁、茯苓皮各 10~12g，紫草、黄芩、生地、甘草各 6g。水煎服，每日 1 剂，常能获得满意的疗效。

（十）足口病

足口病不同于手、足、口病，本病是食用了含有足口病毒污染的牛乳类食品，或者接触患病动物，通过皮肤破损而传染的病毒性皮肤病。

【临床表现】病人以农民、牧民和兽医者居多。在手掌、足跖、指趾、口唇、颊咽等部位，发现米粒大小的水疱，初起疱液清亮或浑浊，继而形成脓疱，疱壁易破形成浅表溃疡，附近淋巴结肿大。在潜伏期，往往伴有发热、流涎、口腔黏膜充血、食欲减退，但随着皮疹的出现，全身症状即减轻或消退。不过，小儿患病较严重，应予以重视。

【治疗】

（1）卧床休息，多饮水，保持口腔清洁。

（2）食易消化的食物，忌食辛味食物和硬果。

（3）全身症状明显者可用广谱抗生素或中药牛黄解毒丸、连翘败毒丸等。

（4）局部外用金银花、杭菊各 15g，冲水漱口；手足皮疹可用具有干燥、收敛作用及预防感染的糊膏。

（十一）掌黑癣

谈起癣，很多人一定会说：癣是一种脱皮、起水疱、瘙痒，夏天发作冬天痊愈的传染性皮肤病。比如，好发在手部的叫手癣；发生在足部的叫足癣；发生在躯干部位的叫体癣；发生在腹股沟的叫股癣；发生在指（趾）甲上的叫甲癣，等等。那么，有没有一种仅有颜色改变，而无炎性、无鳞屑的癣呢？有！掌黑癣就是以棕、黑色无鳞屑为其特征的癣。掌黑癣又叫黑癣，属一种浅表性无症状的角质层真菌感染。

【病因】这种比较少见的癣，由于地域的不同，不仅病原菌不同，而且发病的部位也有一定的差别。南、北美洲的掌黑癣，主要由西方型分支孢子菌所引起；亚洲和非洲的掌黑癣则由东方型分支孢子菌侵犯而发病。因此，在美洲、澳洲的掌黑癣多发在手的掌面；亚洲地区主要发生在足底，其次是颈、躯干。同时，青年人（19岁以下的人群）比老年人更容易患这种皮肤病。热带地区此病发生较多，但近些年来在北美及欧洲等地也时有发现，我国首例在华南发现。掌黑癣的这种颜色变化的原因，据研究认为，主要是腐物寄生菌—威尔尼克分支孢子菌的孢子在形成后，产生黑色素的结果。

【临床表现】掌黑癣的临床表现很特殊，病变部位通常在手掌、手指、足跖部位，其次是颈及胸部。病始阶段仅有色泽改变，多呈淡棕色，渐向四周扩展，色素也随之加深，变为暗黑色，很像硝酸银染色或类似墨汁染色；皮肤损害呈斑片状，既不高起，又无鳞屑，边缘清楚，常为单个；无自觉症状，自然痊愈者很少。

在临床上，一般只要查菌（10%~20%氢氧化钾直接涂片），找到棕色或深棕色的，有许多分支、分隔菌丝和出芽孢子，尤其是菌丝末端部分常呈透明色的菌，即可确诊。

【治疗】局部应用抗霉菌制剂，特别是角质溶解剂疗效甚佳。一般选用复方苯甲酸软膏、2%碘酊、2%水杨酸或3%硫黄软膏、10%十一烯酸溶液、0.2%噻苯哒嗪溶于90%二甲基亚砜中外用，效果较好。灰黄霉素对本病治疗无效。

（十二）慢性高山性紫绀与甲病

在我国海拔3000米以上的青藏高原地区，气压低，空气稀薄，特别是氧气稀薄。由于空气中的氧分压降低，肺泡气体交换、血液携带氧以及结合氧在组织内的释放功能均受到障碍，供氧与耗氧失调，致使机体缺氧。海拔愈高，机体缺氧的程度也越重，表现在皮肤、黏膜和甲的变化就更为突出。

一般而论，进入高原后六个月以上，约有5%的人可能要患慢性高山性紫绀与甲病。这种疾病除有头痛、头昏、恶心、呕吐、心跳加快等内脏症状外，在皮肤上的表现主要有四肢末端紫绀，面部、口唇乃至牙龈、颊黏膜、舌都会出现紫绀，皲裂和脱屑也经常可见。指（趾）甲的改变是多种多样的，比较多见的有爪甲增厚、光泽减退、色泽灰暗或色泽黄褐，甲脆，易与甲床分离，甲板上出现纵裂，裂隙达 1~2mm，有时甲板有横嵴，或为点状凹陷，甲板外观呈凸凹不平等。

此型病人回到平原后，皮肤、黏膜的紫绀症状，经过数周的休息可完全恢复正常，但甲病变则需要 4~5 个月后方可恢复正常。如再次进入高原，仍可复发。

（十三）箍指（趾）病

箍指（趾）病，又名趾（指）断症，又称自发性趾（指）脱落，是指围绕趾（指）出现环状收缩带，致使指（趾）自行脱落的一种疾病。是热带的一种地方病，尤其好发于西非海岸的黑人，其次好发于苏丹、阿尔及利亚、埃及、巴西等地。据调查，尼日利亚男子的发病率为 2.48‰，女子的发病率为 1.08‰。

【病因】本病原因尚不清楚。不过，发病前常有赤足行走习惯，局部皮肤皲裂、外伤或慢性感染都可能与发病有关。

【临床表现】病变部位多数从第五趾开始，在跖趾关节屈侧褶皱处出现裂隙，沿该趾的屈侧渐向背侧延伸而形成一环状的深沟，患趾（指）疼痛、坏死、溃烂，并有恶臭分泌物。由于这种慢性感染，局部反复发生溃疡、结疤，日久则会形成一纤维性收缩带，导致远端循环障碍，使患趾（指）肿胀、青紫、疼痛，趾（指）骨亦渐吸收。由于这种纤维带的不断收缩，数月至数年后，病趾（指）远端自行脱落。

【治疗】可用培他米松作损害内注射；早期用"乙"形整形手术修复"收缩带"取得成功；晚期对失去功能的患趾（指）可考虑手术切除。

【预防】避免局部外伤；防治继发感染。

四、甲的疾病

（一）嵌甲和甲沟炎

指（趾）甲位于手足末端的伸面，指（趾）甲的病变既可反映体内疾病，又可因某种原因的直接作用，角化上皮向邻近组织伸延（或损伤）而发生嵌甲和甲沟炎。

1. 嵌甲

嵌甲是甲板侧缘过度长入甲皱褶内，引起疼痛或炎症的疾患。此时，由于甲片侧缘的刺激或炎症，可引起肉芽组织增生。

【病因】嵌甲发生的原因有二：一是由于穿鞋太紧，足趾处于挤压状态，甲板生长受到阻力，于是趾甲长入甲皱裂内；二是修剪趾甲时，如果甲板边缘修剪不整齐而留下小刺，也可长入软组织内，发生嵌甲。

【治疗】常用的局部手术有：①拔甲术：待炎症完全控制后进行，详见甲癣一节；②剪去侧甲皱襞的伸出部分，这样，甲板可以不致再嵌入软组织内；③在局麻下，用橡皮止血带扎紧趾根部，在甲侧缘和甲片垂直作深部线形切开，在曲线面平行于甲床作一凸形的切口与第一次切口相会合，切去受累的楔形组织，然后在侧瓣缝合 1~2 针，并用凡士林纱布包扎，5~6 天后拆线，经 10~14 天可痊愈。

【预防】嵌甲的预防主要是减轻患趾局部的外来压力，包括挑选大小适合的鞋子，保持足趾间的干燥；修剪趾甲时一定要圆滑。

2. 甲沟炎

甲沟炎和嵌甲既相同，又不相同。相同是指病变的部位一样，不同是指发病的原因不同，甲沟炎的发生是外来压力与各种致病细菌相互作用的结果。甲沟炎常发生于饮食和副食品加工者中，因为手经常浸泡在水里容易诱发；患有慢性消耗性疾病如糖尿病、营养缺乏等的病人，容易合并各种细菌感染而诱发本病。

【临床表现】临床特征是指（趾）甲周围组织有急、慢性化脓性肿胀、疼痛，压迫患指有脓性分泌物外溢。当反复感染演变成慢性时，在甲的底部出现横嵴。

【治疗】急性化脓性甲沟炎早期可用温热的 1:5000 高锰酸钾溶液浸泡，每日 3~5 次，每次 15 分钟，其间敷贴 10% 鱼石脂软膏或金黄散。若脓肿形成，可作切开引流。全身治疗应用抗生素或清热解毒的中药（野菊花、金银花、连翘各 12g，蒲公英、紫花地丁、玄参、浙贝母各 10g，甘草、炒黄连各 6g。水煎服，每日 1 剂 ）。慢性甲沟炎局部可用杀霉菌剂和杀细菌剂，如复方雷锁辛搽剂，或外用 2% 麝香草酚氯仿，每日数次，连用数月。近来有用放射治疗的，据说有一定疗效。

【预防】甲沟炎的预防主要是防止外伤，要注意保持患指的干燥。

（二）甲癣

甲癣俗称为"灰指甲"，其病变虽然局限在指（趾）甲上，对全身无明显影响，但对从事纺织、医疗、篆刻、刺绣等精细工种的人来说，影响甚大。

【病因及临床表现】

指（趾）甲是由皮肤的角化细胞演变而成的，透明扁平的角质板内含有大量的角素，是浅部霉菌繁殖生存的有利场所。甲癣碎屑中可以检查发现霉菌，引起甲癣的霉菌有红色毛癣菌、絮状表皮癣菌、须癣毛癣菌、石膏样毛癣菌、白色念珠菌等，其中以红色毛癣菌为主要的病原菌。这些霉菌通常隐匿而缓慢地侵犯指（趾）甲，初起时甲板上往往出现粉笔灰样的白点，灰指甲由此而得名。

霉菌主要是通过两条渠道来毁坏指甲：①表皮霉菌穿过甲上皮，使菌丝在甲根底部比较柔软的角化部位寄生下来，继而繁殖；②表皮霉菌从甲沟侵入，先寄生在甲板层内，然后到达甲根底层，这时活动的菌丝集中在根底部较柔软的角质层内繁殖。甲癣的外观，除增厚变脆、色泽灰白或黑褐无光泽外，还可有甲板与甲床分离。因此，民间把甲癣称为"油炸甲""油灰指甲"。甲癣外观上的不同，与致病的霉菌种类有一定关系的，如红色毛癣菌是深部感染的霉菌，侵犯指（趾）甲，可使其增厚、变形、变脆，最终导致甲板与甲床松脱、分离，仅留部分残缺或断折的潜行性残甲；由须癣毛癣菌引起的甲癣，病变多数局限在甲的某一部位，呈白点状，并有鳞屑翘起，偶尔也波及到整个甲板，这是一种浅表性甲癣感染；白色念珠菌引起的甲癣，通常有甲沟炎发生，在甲侧皱襞下方常能挤出少量脓液；短帚霉菌所致的甲癣比较少见，感染常从甲侧缘或甲板的下方开始，进而形成沟穴，并有大量的干酪样碎屑脱落。

有时甲癣仅侵犯某一指（趾）甲，持续数年也不传给相邻的甲片，原因还不清楚，不过，有人推测可能与免疫功能有关。甲癣的进展非常缓慢且不易治愈。

【治疗】要治好手足癣，首先要避免用手揉搓趾缝。一旦染上甲癣，应坚持涂搽药物直至彻底根治。甲癣的局部搽药，各地要从实践出发，这里所介绍的药方，仅供参考。

（1）甲癣药水（麝香草酚 1g，碘、水杨酸、丙酮各 10g，碘化钾 8g，75% 乙醇加至 100ml），用法：先用刀片轻巧刮去病甲周围残留损害，然后涂搽，这样有利于药液的渗透，消除潜伏的霉菌，每日 2 次。

（2）红色搽剂（硼酸 0.8g，雷锁辛 8g，石炭酸 4g，丙酮 4.2g，碱性品红 0.4g，90% 乙醇 8.3ml，水加至 100ml），用法：不仅要涂搽在病甲上，而且在邻近的甲皱皮肤内，亦要涂搽，这样，有防止霉菌扩散的作用。

（3）10% 水合肼溶液、复方苯甲酸搽剂或 10% 亚胺唑溶液，外涂，每日 2 次，连续涂搽 3~4 个月，可获良效。不过，要注意药物反应，特别是水合肼容易引起甲沟炎、甲床炎等。因此，涂药前要保护好甲周皮肤。

（4）拔甲膏（蛇蜕、地骨皮、千金子、南星、地肤子、五加皮、蓖麻子、川椒、杏仁、僵蚕、大枫子、乌梅、生草乌、凤仙花、凤仙子、麻油，依法熬成硬膏），用法：先将硬膏略加温，视病甲大小贴敷，3~5 日换 1 次，一般经过 4~6 次换药，病甲变软，可自行脱落。待病甲脱落后，应继续涂甲癣药水以巩固疗效。此法适用于病甲毁坏，或合并甲沟炎而对拔甲非常恐惧者。

（5）新鲜白凤仙花适量，捣烂如泥，敷在病甲上，用薄塑料纸盖好包扎，间日换 1 次，10~15 次可望治好。

（6）鲜侧柏叶 120g，醋 500ml，小火煎开去渣，病甲浸泡在药醋中，每次泡 10~15 分钟，每日 2 次。

（7）醋是民间习用已久的治疗甲癣、手足癣的有效单方，将病甲泡在醋中，每日 3~5 次，每次 10~15 分钟，或用 10% 冰乙酸溶液亦可。

（8）外科拔甲法：由医生决定和操作，其治愈率略高于 75%。治疗无效或失败的病例，还可重复进行拔甲。

（9）口服灰黄霉素治疗甲癣，要权衡利弊而定。因为此种疗法不仅时间长，而且副作用又大，一般不宜应用。但对极个别顽固的病例，可酌情服用。总之，只要将病甲彻底刮除，坚持涂药，甲癣是可以治愈的。

（三）咬甲症

少数儿童、青年或成人有一种咬甲或舐甲的不良习癖，多数是因患有神经官能症，难以控制所造成，有的则是精神异常的一种表现。

【临床表现】由于受咬部位不同，指甲的变化也不一样，如甲的游离端被咬，甲板发生短缩或呈锯齿状。如经常啃咬指甲的表面或后甲皱襞，则会发生各种改变，最常见的是甲板表面失去光泽，可伴有横沟、匙状改变、软化、萎缩、甲翳肉、甲下出血、末梢指节变形等等。

【治疗】咬甲习癖很难纠正，小儿可在指甲上涂些苦味的物质，如黄连、芦荟等，畏苦不舔即可改变咬甲习癖。青年或成人则应按精神异常去对症处理。

（四）甲病

指甲由甲板、甲根、甲皱襞、甲半月、甲上皮、甲小皮等几部分组成。甲板和甲半月下面的甲床为甲母，甲母是指甲生长的发源地。手指甲生长的速度比足趾甲要快 3~4 倍。指甲与人体健康密切相关，许多全身性疾病可以从指甲上反映出来。

1. 甲发育不良类

甲板外形的发育不良，包括反甲、厚甲、钩甲、缺甲、甲萎缩、脱甲、脆甲、点凹甲、球拍甲、软甲、甲层裂、甲营养不良、甲剥离等。

（1）反甲：又称匙状甲或甲凹陷症。初起甲板扁平，以后变薄，两侧缘及游离翘起，甚至翻转，甲板中央凹陷呈匙状。常见于贫血、缺氧、维生素缺乏、干燥综合征、霉菌感染、梅毒、外伤等。职业性反甲可能与外力或持重以及化学物质（酸碱等）刺激有关。

反甲的治疗首先应当除去病因，对职业性反甲要改善操作规程，加强劳动防护。对原因不明者，可试用维生素 AD 及维生素 B_{12}，或用养肝血的中药，如养血疏肝丸等。

（2）厚甲：厚甲又称甲肥厚，分先天性厚甲和后天性厚甲两大类，主要表现为过度角化和甲板肥厚等畸形。先天性厚甲系常染色体显性遗传疾病，除甲板厚硬外，常伴有掌跖角化，泛发性毛周围角化，黏膜白斑，毛发稀少、扭曲以及小眼畸形等全身性改变。后天性厚甲为慢性甲病，甲板外伤、鱼鳞病病人、毛发红糠疹病人及老年人均可有厚甲。

本病无良好疗法，主要为对症处理。有人介绍擦皮法配合外用维生素 A 可取得良效。

（3）钩甲：又叫甲弯曲。是甲的长轴向一侧边缘渐渐压入侧甲沟，甲板变厚、变硬、延长、增大，大者弯如羊角，表面凹凸不平，颇显污秽。这种钩甲多在中年后发病，有的与外伤、穿鞋过小、压迫拇趾甲板有关，有的可继发于银屑病、雷诺氏病、点状掌跖角皮症、天疱疮、内分泌障碍以及血液循环障碍等疾病。

对该病的治疗，可以实行修甲，疼痛较重者应手术切除。

（4）缺甲：又名无甲，为指（趾）甲的完全缺如。先天性缺甲可见病人出生时指（趾）甲即全缺，是一种少见的先天性畸形。后天性无甲可因甲母外伤、反复的慢性炎症所致，也可由剥脱性皮炎、大疱性表皮松解症、神经损伤等病反复脱甲所致。这种缺甲多为暂时性的，但有时也可能是永久性的。

（5）甲萎缩：是指甲板逐渐变薄、萎缩、变小甚至无甲，多为甲的营养不良性变化。如全部甲均萎缩，可能是先天性的甲发育不全。其他常见的原因有外伤、感染、鞋窄、压挤、内分泌障碍、硬皮病、外胚叶发育异常、脊髓空洞症、血管性疾病等。

（6）脱甲病：脱甲病又名甲脱落，是指甲板由甲根开始向甲的游离缘逐渐与甲床分离，以至甲完全脱落，病人无任何痛苦。甲脱落后，如甲母组织正常仍可再生。本病可发生于甲母急性炎症、外伤及营养不良者。此外，水疱性皮肤病、剥脱性皮炎、银屑病、扁平苔藓、恶性斑秃、糖尿病、猩红热、梅毒、中毒等均可造成甲脱落。

（7）脆甲病：是指甲板菲薄、变脆、易碎，失去正常光泽。脆甲还可因先天性生甲作用不全或后天性甲母损伤所致。此外，湿疹、银屑病、放射性皮炎、扁平苔藓、黑棘皮病等或者久浸在热水、肥皂水及碱水中也可造成脆甲病。

去除病因，内服维生素 A，局部涂用皮质激素软膏有效。

（8）点凹甲：又名点状甲。在甲板表面呈点状的小凹窝，多为针尖大小，可为一个或多个，疏散分布或排列成线状，外貌与顶针箍相似。点凹甲可见于正常人，据调查正常人发生率为 8.38%。银屑病、湿疹、扁平苔藓、高山病、维生素缺乏、霉菌感染等也常引起点凹甲。

（9）球拍甲：指（趾）末节较正常变短、变宽，甲板失去正常曲度而变扁平，长度缩短，宽度变大，呈乒乓球拍状。女性病人比男性多见，可能为先天性畸形，属于显性遗传。这种形态的改变，也可能为婴幼儿吮吸或咬嚼甲母所致。

（10）软甲：亦称甲软化症。由于甲母质的缺陷，甲板变薄、变软，甲板很容易被弄弯曲，呈白色半透明状。这种软甲有人称之为软蛋壳状甲。引起软甲的原因为甲母病变或全身性疾病，如营养不良、衰弱、黏液水肿、麻风、雷诺氏病、放射性损伤等。有时软甲与浸水、多汗有关。

除去病因，给予含硫药物及维生素 B 治疗有效。

（11）甲层裂：甲板平面分裂成大小不等的多层薄片，先从甲游离缘开始分成 2~3 层，继而逐渐向后延伸，病变处甲的颜色变白。常累及一甲或数甲，好发于女性，冬季常见。可因甲母外伤、热水、碱水引起，小儿玩沙易患本病。有时也可因内分泌障碍、肝病、维生素缺乏、产后贫血、神经疾患等诱发。

除去病因，给予大量维生素 A 治疗有效。

（12）甲剥离：指甲板从游离缘起逐渐与甲床分离但不脱落，甲板表面大抵光滑，硬度增加，活动时疼痛。重者甲剥离可达甲板的 1/2。贫血、低蛋白血症、内分泌障碍、梅毒、维生素缺乏等均可引起；物理及化学性刺激也可造成；单个甲剥离多与外伤、感染、甲下疣等有关；银屑病、湿疹、扁平苔藓、硬皮病、毛发红糠疹、斑秃等也可伴发甲剥离。

除去病因可得治愈，剪去病甲后，局部可涂激素类软膏或抗生素软膏，并应注意保护，清除甲下堆积的异物。

（13）壳状甲：又称壳状甲综合征。表现为甲板与甲床分离，指甲呈空壳状或杵状，有时与爪状甲类似，但甲床从远端萎缩。

（14）甲纵裂：甲板变薄，部分或全部自前向后纵行裂开，有时纵裂前宽后窄呈楔形，多为一条。本症常见于内分泌障碍、雷诺氏病、肝病、贫血、维生素缺乏、高山病，此外，也可因热水、碱水、干湿交替等外界刺激而造成。

（15）甲营养不良：表现为甲的各种继发性改变，轻者甲板表面出现一条或多条线状平行的纹理，纵行者称甲纵纹，横行者称甲横纹，或者出现长短不一、粗细不等的甲嵴，甲纹理和甲嵴可以同时存在。重者还可引起深浅不等的甲横沟及甲纵沟，甚至引起甲分裂、甲萎缩，有时还可表现为甲肥厚、甲下角质堆积、甲层裂、脆甲、薄甲、甲白点、点状甲。本病既可能是先天性甲形成不全的结果，又见于后天性甲营养障碍，还见于许多皮肤病如银屑病、扁平苔藓、梅毒、麻风、硬皮病、掌跖角化病等；其他如外伤、冻疮、烧伤及许多局部因素也可造成。除去病因之后，症状可以改善。

2. 色甲病

所谓色甲病，是指甲变色的一些病变。这种颜色的变化，多数为色素沉着或减退；少数则是病原衍生物所致。色甲病的色调变化有白、黑、绿、棕、青、黄、蓝等七种之多。

（1）白甲：主要是甲板透光改变而使甲呈现浊白色。白甲可以是甲本身的疾病，也可以是其他疾病的一种表现，健康人也可出现，据调查，健康人群出现白甲的比例为9.16%。临床上通常分四个类型。点状白甲：最常见，甲板上出现大小不等的一个或数个白点，以8~18岁患病率最高，30岁以上则少见，轻微外伤、肝病、梅毒等均可引起甲白点。条状白甲：甲板出现白色的横条或纵条，长约2~3mm，宽窄不定，可为一条或多条，病因可为外伤、维生素 B_3 缺乏、砷中毒、心肌梗死等。部分性白甲：甲板部分变白，可由外伤等因素引起。完全性白甲：全甲均呈白色，也称泛发性白甲，大多为先天性、家族性，也可能是营养障碍的结果。其他如甲癣、甲床炎、贫血、肝肾功能障碍等也可引起白甲。

（2）黑甲：一般常见的是黑色的纵线称黑纵纹或黑带，正常人发生率为9.75%。黑甲有两种情况，一是甲下黑色素增多，呈纵行带状或全甲变为灰黑色，可能与内分泌障碍及某些内脏疾病有关；另一种是甲下含铁血黄素沉着，呈黄黑色，多与外伤出血有关。其他原因有重金属沉着、电离辐射等。值得注意的是，应警惕甲下黑色素瘤的存在。

（3）绿甲：甲板受到色素性物质的着色及铜绿假单胞菌感染呈现绿色，称为绿甲。可能与铜绿假单胞菌感染后的衍生物着色有关。

（4）褐甲：全甲呈褐色，甲本身无明显变化。通常与甲面接触某些化学物质有关，如浸泡高锰酸钾溶液、汞剂中，或者炎症后有黑蛋白沉着，黑棘皮病、阿狄森氏病以及口服酚酞、抗疟剂、金剂的药物反应等，均可引起褐甲。

（5）黄甲：甲板发育迟缓、变厚时，甲板颜色变黄。在甲剥离时，其剥离的部分常为黄色。霉菌、梅毒、胸腔积液、低蛋白血症均可成为黄甲的原因。吸烟、间苯二酚、蒽林、驱虫豆素染色也可使甲变黄。

（6）蓝甲：甲板颜色变蓝，可因染色所致。口服阿的平可使甲变为浅蓝色。血色素沉着症、肝豆状核变性、黑尿酸症等，其甲可表现为褐蓝色。

（7）甲着色：有些甲的颜色是由于外染所致，小儿及妇女喜欢用凤仙花染甲，可将甲染成淡红、枣红、紫红色。这些着色均不伴有甲母发生障碍，所以可随甲生长而将着色甲向远端推移，最后正常甲再行长出。

（五）皮肤病合并甲病变

皮肤病如果生长在甲母、甲床、甲廓及甲周围，常常引起甲的病变，有些皮肤病发生在全身或远离甲部，也可引起甲的病变。

（1）甲扁平苔藓：发生率有的高达 10%，有的比较少。甲的病变有①甲纵线：表现为纵行的条状线、嵴、沟，特别是甲中央最明显；②甲母肿胀：全部指甲特别是左手的第 5 指甲母肿胀，自觉疼痛或压痛；③小管：在甲的中心部，高出甲表面约 lmm，长约 3~4mm，深约 lmm，数量为 2~3 个，不侵犯全甲。

（2）甲银屑病：银屑病的甲病变是相当多见的，有人报告寻常型银屑病 20% 左右伴有甲病变并与皮损范围无关。常见的甲病变为甲凹点，数目较多；病情严重时甲板增厚、变形或缺损、甲肥厚、甲脆状如虫蛀一样。

（3）脓疱型银屑病和连续性指端皮炎甲病变：本病的指（趾）端皮肤出现萎缩、营养不良，使甲缺损，残余甲板失去光泽，变污秽，表面高低不平甚至造成永久性脱甲而不再生。

（4）皮炎和湿疹甲病变：发生在手足部位及泛发于全身的湿疹、皮炎常常伴有甲病变。总的表现为甲营养不良性变化，甲面有多条横嵴或横沟；甲板颜色污黄发暗，质地变脆，呈不定向的分裂，甚至出现横断现象。

（5）脓疱性角化不全症甲病变：多见于少年儿童，特别是女孩。往往侵犯一个或多个指（趾）甲的周围皮肤，引起甲下角化过度及甲的游离缘变厚、脱屑、脓疱，病程经过缓慢，反复发作。

（6）达里埃氏病甲病变：指甲病变具有特殊性，表现为指甲变薄、变脆，甲游离缘层裂成碎片或甲纵裂，甲面有纵行条状色素变化及甲下角化过度。这些变化对达里埃氏病的早期诊断或不典型病例的诊断颇有价值。

（六）甲下及其附近肿瘤

甲板周围和其他处皮肤一样，均可发生各种良性或恶性肿瘤，但比较少见，常见的肿瘤有以下几种。

（1）甲下外生骨疣：好发于足拇甲，初发为潜在性，呈紫红色，肿块可为豆大至核桃大，甲板变薄，疼痛，经过缓慢，病程长者可达 20 余年，X 线摄影可协助做出诊断。疼痛者应行手术切除。

（2）甲下角质增殖症：在甲板与甲床之间发现污黄色的角质物质，堆积在甲下，其位于甲的游离缘厚度可达 5~6mm，自觉压迫性疼痛。常继发于甲外伤、甲沟炎等。

（3）甲疣：好发于手指及足趾或甲周组织，疣体大小不一，呈暗褐色，表面粗糙呈刺状。可试用电灼、同位素照射及冷冻治疗等。

（4）纤维瘤：常见于甲廓，为有蒂的小肿瘤，其形态如蒜头样。

（5）甲下恶性黑色素瘤：多见于拇甲，肿瘤处表现为黑褐色，应与甲外伤出血和黑甲相鉴别，早期诊断和治疗十分重要。

（6）血管球瘤：单发性血管球瘤多见于甲下，呈紫红色或青色，自觉疼痛，在压迫或寒冷刺激时疼痛剧烈，有时为放射痛。

（7）其他肿瘤如角化棘皮瘤、原位癌、棘细胞瘤、血管瘤等也可发生在甲部，引起甲变形，临床表现为甲沟炎或肉芽肿样损害，发展下去甲板可以受到破坏。

（七）其他疾病的甲病变

指（趾）甲是皮肤附属器之一。皮肤以至全身情况，常常可以通过甲的变化反映出来，许多皮肤病及全身性疾病可以伴有甲的表现，因此，对甲病变的观察，对于了解整个机体有一定的意义。

大凡大疱性皮肤病如天疱疮，可使双侧全部指（趾）甲发生横线、横沟、萎缩以至脱落，仅残留退化的环状甲。恶性斑秃可使甲出现营养不良性变化，如甲板变薄、变脆、表面粗糙、高低不平，出现深浅不一的凹窝，甚至脱落。红斑狼疮、硬皮病的指（趾）端病变常出现萎缩性变化。皮肌炎则在甲廓出现特殊的红斑及毛细血管扩张，甲上皮增厚、粗糙，角化过度，失去光泽，游离缘可呈锯齿状，当皮肌炎改善时，甲病变也可完全消失。

此外，金属如砷、汞、银、铅中毒等，心、肺、肝、肾、血液、内分泌等疾患，以及某些先天性疾病等，均可发生甲病变。

总之，归纳甲病大致分为量的异常和质的异常两大类。

（1）量的异常包括：①甲面积扩大，如巨大甲、杵状甲、指端肥大症、指端血管瘤等；②甲面积缩小，如小甲、甲萎缩、遗传性短甲、咬甲症；③甲数变化，如多甲、无甲、甲缺损；④甲肥厚，如厚甲、甲弯曲、甲霉菌病；⑤甲床肥厚，如甲下角质增生、甲下肿瘤；⑥甲菲薄，如发育或营养不良。

（2）质的异常包括：①色调变化，如白色、褐色至黑色、红色、黄色、橙黄色和绿色；②形态变化，如杵状甲、甲弯曲、匙状甲、扁平甲、棱角甲等；③硬度变化，如软化、脆弱、纵裂、层裂、细碎；④甲床游离，如甲剥离和脱落；⑤甲周变化，如炎症、胬肉外翻和逆剥等。

（八）黄甲综合征

黄甲综合征是一种指（趾）甲呈黄色肥厚表现，常伴有踝部或面部淋巴水肿以及呼吸道疾病的综合征。

【临床表现】黄甲综合征的特殊症状，归纳有三。①黄色甲：爪甲的色调为淡黄色或黄色，甲板肥厚。甲半月和甲上皮消失，表面光滑，可见不平整的横沟。爪甲生长速度极为缓慢，一年难剪一次指甲，严重时部分病例指甲可脱落。②淋巴性浮肿：浮肿主要在下肢的足背、踝、小腿，其次是眼睑、颊部和上肢。这种浮肿有时能自然消退。③呼吸系统病变：多种多样，如慢性咳嗽、支气管扩张、肺炎、喘息、胸水等。

上述三种主要症状，以指（趾）甲变化出现最早，相隔两年后才出现淋巴性浮肿，大约再经过7~8年后呼吸系症状才比较突出。因此，诊断黄甲综合征最少要具备上述两个体征方能成立。

【治疗】由于黄甲综合征发现时间尚短，治疗还处于探索阶段。现在常用皮质类固醇激素治疗，疗效欠佳；用维生素E 400U，每日2次，一般6个月后症状可以改善。

【预后】

有的病例经过一段时间，可以自愈；有的则因处理不当，合并胸水及呼吸系感染导致病情加重，严重时可危及生命。

捌

第|八|章|

颜面部皮肤病

一、化妆皮炎

本病是因接触化妆品而引起的一种变态反应性皮肤病。类似中医所称粉花疮。

【中医病因病机】多数病人是由素体禀赋不耐，腠理空虚，复感风毒或铅毒之类所致，病人多为喜用各种化妆品的妇女。

【临床表现】早期仅在外涂化妆品的颜面区域，出现密集性针头至针帽大小的丘疹，呈淡红或红色，部分相互融合成片，境界清楚，伴有程度不一的痒感，日久留有色素沉着和粗糙。

【中医辨证治疗】颜面部出现针帽状小丘疹，淡红色，微痒。治宜解毒悦色。方用绿豆汤加减：绿豆衣、冬瓜仁、山药各30g，茯苓、炒扁豆、柴胡、升麻各10g，归尾、炒白芍、甘草、红花、凌霄花各6g。

外治法： 古人推荐选用如玉散，人乳调成糊状，晚上临睡时外涂，第二日早上洗去。

二、油彩皮炎

本病是指戏剧、电影演员应用油彩所引起的接触性皮炎。类似中医所称的粉花疮。

【中医病因病机】因禀性不耐，腠理不密，玄府失固，复由外涂油彩，如大红、朱红、肉色、棕色和黄色等诱发，尤其是含有油质、填料、香精、铅、砷、汞等的有毒物质，以致染毒化热，侵袭肤表，壅于肌肤，发为本病。

【临床表现】病人以中青年演员为主，女性略多。病变主要发生在面部，尤以眼周常见。按皮损分为以下几种。

皮炎型：以水肿性红斑、丘疹为主，边界往往不清，以眼周、前额及两颧颊部为突出。

粉刺型：以毛囊性丘疹为主，与寻常痤疮相似，主要见于前额、两颊及下颌部。若已患痤疮者，外涂油彩往往使病情加重。

色素沉着型：大多继发于皮炎反复发作后，少数无皮炎史。为大小不等的黑褐色或灰褐色色素斑，位于眼周、颞、颊及耳前，分布多对称。

瘙痒型：多在外涂油彩后不久发生，卸妆后几小时内能自行消失，无明显皮疹可见。

【中医辨证治疗】

（1）血热证：病起较急，患处焮红肿胀，肤起白屑，灼热痒痛，发热口渴，烦躁不眠，舌红，苔黄，脉弦数。治宜清热凉血，散风解毒。方用化斑汤加减：生石膏30g（先下），生地15g，炒丹皮、赤芍、知母、生甘草各10g，金银花、连翘、绿豆衣各12g，防风、蝉蜕、紫草各6g。

（2）湿毒证：患处潮红湿烂，脂水浸淫，自觉瘙痒剧烈，舌红，苔腻，脉滑数。治宜清热利湿，凉血解毒。方用解毒除湿汤加减：连翘、牡丹皮、赤芍、车前子（包）、六一散（包）、黄芩、泽泻、龙胆草各10g，大青叶15g，茯苓皮30g。

外治法：参照化妆皮炎处理。

三、日光性皮炎

本病是强烈日光（主要是波长为290~320nm的中波紫外线）照射引起皮肤的急性光毒性反应。类似中医所称日晒疮。

【中医病因病机】盛夏酷暑，烈日当头，阳光曝晒，形成毒热，侵袭肤表，气血沸腾，伤肤腐肉，暂时成疮。

【临床表现】好发于皮肤裸露部位，如颜面、颈部、四肢等处。多见于夏季，好发于妇女、儿童及室外作业者。在受晒部位出现弥漫性红斑、肿胀，表面光亮，甚则有红丘疹、水疱，疱破糜烂、渗水，不久干燥结痂。症状轻者，仅有局部灼热、刺痛；症状重者，晒伤面积大时，可伴有发热、头痛、恶心和全身不适。

【中医辨证治疗】

（1）毒热证：受晒部位焮红漫肿，表现为紧张光亮或有红色丘疹密布，局部灼热刺痒或刺痛，舌红，苔薄，脉数。治宜清热祛暑，解毒消肿。方用清暑汤加减：金银花、连翘、车前子（包）、紫花地丁、蒲公英各12g，青蒿、滑石（荷叶包）各30g，赤芍、泽泻、竹叶、甘草各10g。

（2）湿毒证：曝晒部位出现弥漫性红斑，面积较大，肿胀明显，有大量水疱密布，部分破溃糜烂，渗液，自觉瘙痒，身热，口渴，眼睑红，眵多，小便短黄，舌红，苔黄，脉滑数。治宜清热渗湿，活血解毒。方用龙胆泻肝汤加减：炒胆草、柴胡、焦山栀各6g，生地、车前子（包）各15g，泽泻、茯苓皮、赤芍、赤小豆各12g，连翘、甘草各10g。

加减法：畏寒、发热，加柴胡、水牛角、生石膏；红肿刺痛，加绿豆衣、紫草；局部水肿，加冬瓜皮、木通、蝉蜕；口渴明显，加花粉、桑叶、菊花；水疱多，破裂糜烂，加苍术、马齿苋、黄柏；口不渴或渴不多饮，加藿香、佩兰、淡竹茹；神昏谵语，加琥珀、石菖蒲、远志或加服紫雪丹或安宫牛黄丸。

外治法：

（1）皮损红肿、瘙痒，外扑清凉粉，或用三黄洗剂；或用青白散水调（香油调亦可），薄涂于患处，每日2~3次。

（2）水疱集簇未破，可用玉露散香油调敷外涂，或外敷玉露膏，每日1~2次。

（3）疱破渗出及糜烂，可用马齿苋水洗剂，或用野菊花、龙葵、楮桃叶、生地榆、贯众、青蒿、冬瓜皮等，每次取3~4味，水煎取汁，湿敷患处，每次30~45分钟，每日2次。干燥结痂后，可涂玉露膏。

四、植物日光性皮炎

本病是病人过多服食或接触藜（灰菜）或其他光敏性植物，并经受长期日晒后所引起的急性光毒性炎症反应。类似中医所称红花草疮。

【中医病因病机】病人多系禀性不耐，皮毛腠理空疏不密，复因暴食过量的蔬菜，以致脾胃运化失职，蕴久化热，湿热内生，加以外晒阳光，阳毒外燔，相互影响，使风热毒邪不得宣泄，郁于肌肤而成。

【临床表现】发病季节为3~8月，尤以3~5月最多，发病前有过多食用某些蔬菜和日光照射史。病变发生在曝光部位，如面、手背，重者还可累及颈部和四肢。皮损以弥漫性实质性浮肿最多，其次有瘀点、瘀斑、水疱、糜烂和溃疡等。自觉局部有麻木、疼痛（包括灼痛、刺痛、胀痛等）、瘙痒和蚁行感，间有头痛、发热等。浮肿轻者 3~5 日，重者 10 日左右或更久消退。

【中医辨证治疗】

（1）轻证：发病较急，但病势稍缓。常先在颜面、手背等处发生轻度浮肿，按之无凹陷，手触皮热，眼睑稍肿，局部麻木，微热微痒，口干便黄。舌微红，苔腻，脉滑。治宜消风化斑，凉血解毒。方用化斑解毒汤加减：玄参、连翘、炒牛蒡子、淡竹叶各 10g，生石膏 15g，炒知母、炒黄连各 6g，升麻、生甘草、蝉蜕各 4.5g。

（2）重证：病势较快、较重，在数小时内皮肤迅速焮红浮肿，可由头面发展到颈胸、手背、前臂、足背、胫踝等处，眼睑闭合不能开，患处肿胀灼痛，继而出现瘀点、瘀斑，甲下瘀肿，胀痛不休。伴有发热头晕，胸闷纳呆，舌质红，苔黄，脉数。治宜清热解毒，散风消肿。方用普济消毒饮加减：板蓝根、大青叶、蒲公英、金银花各 12g，炒牛蒡子、炒黄芩、连翘、绿豆衣各 10g，浮萍、桑叶、焦山栀各 6g，车前子、生薏苡仁各 15g。

3.虚证：病势缓慢或发作数次，中度肿胀，皮损以淡红斑疹、丘疱疹和水疱为主。伴有食纳不佳、胸闷不适等，舌质淡红，苔少，脉虚细。治宜疏风解毒，健脾利湿。方用参苓白术散合麻黄连翘赤小豆汤加减：麻黄 3g，连翘、车前子各 12g，赤小豆、白茅根各 30g，茯苓皮、炒白扁豆、土炒白术、生薏苡仁各 15g，桑叶、杭菊花、浮萍、党参各 10g。

加减法： 高度肿胀加防风、僵蚕、蝉蜕；瘀斑或大片紫黑斑加鲜生地、牡丹皮、紫草、大蓟、小蓟、仙鹤草；糜烂严重，甚则坏死加白蔹、紫草、阿胶、蒲公英、白花蛇舌草；呼吸急促，痰涎壅盛加蛇胆、陈皮末、桑白皮、甜葶苈、大枣；胸闷，大便秘结加炒枳壳、酒大黄、桔梗；高热烦躁，神识昏糊加服安宫牛黄丸或紫雪丹。

外治法： 皮疹以红斑、丘疹、丘疱疹为主，尚未溃烂时，选用蒲公英、徐长卿、野菊花、马齿苋、生甘草，每次 3~4 味，水煎取药汁，湿敷，每日 3~5 次，每次 15~30 分钟。破溃、糜烂，甚至坏死用青黛膏、玉露膏外敷，每日 1 次。

五、泥螺日光性皮炎

本病是指食用泥螺，复遭日晒所致的一种急性光毒性皮炎。类似中医所称的泥螺毒。

【中医病因病机】本病因禀性不耐，多食泥螺动风发物，易致脾胃积热助湿，兼受日光照射，以致风湿热毒，阻滞肤表而成。

【临床表现】病人以女性和儿童居多，常发生在我国沿海及江湖区域的农村及城镇。发病季节在春季或夏天。病变部位主要在头、面和手足背等处。病发之前有吃泥螺和日晒史，初起在暴露部位出现潮红、浮肿、大小不等的水疱，含澄清液体或血液，还可见到瘀斑、糜烂、坏死和溃疡，愈合后留有萎缩性瘢痕。部分病人伴有头昏、头痛、全身乏力、食欲不振、腹痛或腹泻等。

【中医辨证治疗】

凡见面、手足背肿胀光亮，出现大小不等的水疱，偶见瘀斑、糜烂，自觉瘙痒或蚁行感，伴有周身困乏，纳谷不香，舌红，苔薄黄微腻，脉滑数。治宜散风，解毒，化湿。方用紫苏饮加减：紫苏、胡黄连各6g，陈皮、大腹皮、山楂、赤芍、紫草各10g，蒲公英15g，归尾、浮萍、红花、凌霄花各12g，白茅根30g。

加减法：高热、便秘加大黄（后下）；焮肿颇重加车前子、灯心草；热盛伤阴加玄参、石斛、南沙参；胸闷加枳壳；尿赤加泽泻、车前子；气急加桑白皮、葶苈子；肿胀严重加服五苓散。

外治法：参照植物日光性皮炎。

六、脓疱疮

本病是由凝固酶阳性的葡萄球菌或链球菌引起的化脓性皮肤病，两者混合感染也不少见。可以通过自家接种或接触传染。中医称本病为黄水疮。

【中医病因病机】本病多因喂养调理失当，脾失健运，脾湿内蕴，脾湿浸淫，达于四肢肌肤而发病；或者腠理失固，幼童肌肤娇嫩，热毒、风邪乘隙而入，肌热与脾湿相结合而成；此外，酷暑、湿热交蒸季节，热毒时行之邪，袭于肌表亦可发病；或者儿童嬉戏于室外，风吹或烈日曝晒，暑令热毒之邪或风热之邪，外袭肌表而发病。

【临床表现】本病多见于儿童，夏秋两季为发病季节，好发于颜面、四肢等暴露部位。皮损以脓疱为主，有的初起为水疱，迅速变成蚕豆大水疱，疱液清澈，逐渐浑浊后成脓。周围红晕不明显，有的初起在红斑上发生水疱，迅速转成脓疱，疱液黏稠，周围红晕明显。两种疱壁松薄，糜烂面易破露、脓液外溢之处，又起新疱或脓疱，疱液干燥后结黄厚痂。自觉瘙痒，重者还会出现发热、口渴、臀核肿大。

【中医辨证治疗】根据发病的原因与皮损的特点分三型治疗。

（1）风湿相搏证：多见于发病初期，肌肤忽生黄粟，随之起大疱，随处可生，伴有瘙痒，舌质红，苔薄黄，脉浮数。治宜疏风清热，化湿解毒。方用升麻消毒饮加减：当归尾、赤芍、焦山栀、连翘各10g，金银花、野菊花、蒲公英各15g，升麻、桔梗各6g，炒黄芩、炒黄连各3g，甘草4.5g。

（2）湿热交阻证：肌肤大疱累累，绕有红晕，或疱破脂水淋漓，浸淫成片，痒痛相兼，或伴有身热，邻近臀核焮肿，舌质红，苔黄腻，脉滑数。治宜清热化湿，解毒涤暑。方用芩连平胃散加减：金银花、地肤子、野菊花各15g，藿香、佩兰、泽泻、焦山栀、蒲公英各10g，炒黄芩、苦参、木通各6g，白茅根、赤小豆各30g。

（3）湿祛热散证：皮肤脂水干涸，疮面结有黄痂或黄黑痂，痂脱则愈，部分伴有瘙痒，舌质正常，苔薄黄，脉细数。治宜清解余毒，益气护阴。方用四妙汤加减：生黄芪、金银花、连翘、玄参、茯苓皮各10g，赤小豆15g，绿豆衣、沙参、生薏苡仁各12g，白茅根30g。

加减法：胸闷食少加白扁豆、砂仁；心火偏盛加莲子心、栀子心；风热偏亢加蝉蜕、薄荷；风湿偏重加白鲜皮、茜草；小便短黄加车前子、蚤休、灯心草；血尿加大蓟、小蓟、仙鹤草；下肢浮肿加猪苓、汉防己、泽泻。

外治法：皮疹以水疱、脓疱为主，选用青黛散、二白散、龟甲散，分别用植物油或花椒油调成糊状，外涂；疱破显露糜烂、浸淫时选用马齿苋水洗剂，或石榴皮水洗剂、蒲丁洗剂，煎汁，清洗或湿敷，然后再用青黛散、石珍散，油调外涂；痂皮不脱，选用四黄膏外敷。

七、须疮

本病是专指发生在胡须部位的化脓性毛囊炎。

【中医病因病机】病人多数平素过食肥甘厚味、辛辣酒酪，致使脾失健运，湿热蕴结，外淫肌肤，湿烂成片，甚则湿郁化热，热盛肉腐，可见脓头。

【临床表现】病人以30~40岁男性居多。初起为一水肿性红斑、毛囊性丘疹或脓疱，中心贯穿毛发，脓疱破后，干燥结痂。病呈慢性经过，旧的损害见愈，但不断有新疹出现。自觉灼热或瘙痒。

【中医辨证治疗】治疗根据热毒与湿毒的孰重孰轻而治疗之。

（1）热毒偏盛证：下颏区域皮肤焮红成片，脓疱如簇如攒，自觉痛痒相兼，舌质红，苔薄黄，脉弦数。治宜清热解毒，健脾燥湿。方用芩栀平胃散加减：黄芩、炒丹皮、赤茯苓、焦山栀各10g，生地15g，炒枳壳、厚朴、苍术、陈皮各6g，升麻4.5g，白花蛇舌草、茵陈各30g。

（2）湿毒偏盛证：下颏皮疹焮红，湿烂浸淫，间见散在性脓疱，舌质红，苔黄腻，脉濡数。治宜淡渗利湿，清热解毒。方用导赤散加减：生地、滑石（荷叶包煎）、赤茯苓各12~15g，木通、竹叶各6g，车前子、甘草各10g，茵陈30g，白鲜皮10g。

（3）痰瘀互结证：病程旷久，反复不愈，脓疱、丘疹等损害常此起彼伏，自觉刺痛，舌质黯有瘀斑，脉涩滞。治宜清热化痰，活血散结。方用除湿散瘀汤加减：桃仁、苍术、赤芍、陈皮、川牛膝、法半夏各10g，浙贝母、黄芪、泽兰、黄柏各12g，当归、山慈菇各6g。

外治法：脓疱或渗出明显时用苍肤水洗剂，水煎取汁湿敷，每日1~2次。以脓疱为主时用青白散香油调搽。

八、面部脓皮病

本病常可发现凝固酶阳性的葡萄球菌，不及时治疗，愈后留有瘢痕。类似中医所称面发毒。

【中医病因病机】其病因腠理不密，卫外不固，风热客于阳明，上攻于面而成；或者饮食不节，过食肥甘厚味，脾胃积热化毒，或者湿邪内蕴，郁久化热，挟毒循经上犯而致病。

【临床表现】病人以 20 岁左右的青年女性居多。初起面部皮肤突然发生脓疱、囊肿，小若粟米针尖，大若赤豆、芡实，孤立散在，或密如撒粟，周围绕以鲜赤或紫红。皮疹之间，窦道相通，如蝼蛄穿穴，一口多端，内含黄绿脓汁，压之即出。

【中医辨证治疗】根据皮损和兼症分风热与湿热两证施治。

（1）风热挟毒证：在患处常见到脓疱，疱壁坚实，周边红晕，压之有黄绿脓汁外溢。伴有痒痛相兼，发热恶寒，口渴饮冷，心烦易怒，大便干结，小便短赤，舌红，苔黄，脉弦数。治宜散风清热，解毒凉血。方用荆防败毒散加减：荆芥、防风、羌活、桔梗、牡丹皮、连翘、白芷、生甘草、地榆各 10g。

（2）湿热挟毒证：脓疱、囊肿丛生，四畔焮赤，窦道贯通，如蝼蛄穿穴，出黄绿脓。伴有壮热恶寒，便结溲赤，舌红，苔少，脉数。治宜清热除湿，解毒排脓。方用解毒排脓汤加减：金银花 15g，炒牛蒡子、山甲片、皂角刺、川芎、黄芩、焦山栀、白芷、浙贝母各 10g，黄连、山慈菇各 6g。

外治法：初期未溃时，选用白及、金银花各 10g，雄黄 12g，黄柏 15g，水煎取药汁，湿敷患处，每日 2~3 次，每次 30~45 分钟。脓溃可用九一丹药捻插入疮内，外贴化毒膏，每日 1 次。

九、皮脂溢出

【中医病因病机及临床表现】

皮脂溢出由肌热风燥及湿热蕴蒸所致。素食辛热、炙煿食品，肤腠内热偏盛，风邪侵入毛发，郁而化燥，肤腠失养，症见燥痒，白屑脱落，复又再生；或是湿热内阻，复受风邪、风湿热，三邪蕴蒸，循经上行于头面，临床以皮肤油光、油性鳞屑为主症。

【中医辨证治疗】根据皮损的形态，分两证治疗。

（1）肌热风燥证：头面可见大量干燥细碎白屑，叠叠飞起，脱之又生，自觉瘙痒，舌红，苔薄，脉数。治宜凉血清热，消风止痒。方用凉血消风散加减：荆芥、白附子各3g，羌活、防风各6g，泽泻、杭菊花、钩藤各12g，川芎、苍耳子各45g，生薏苡仁30g，生地、冬瓜仁、炒丹皮各15g。

（2）湿热蕴蒸证：头皮、颜面油光滑亮，毛囊口扩大，覆有油腻性污垢或少量鳞屑，洗浴后油脂仍多，时有微痒，舌质红，苔薄，脉滑数。治宜清热除湿，散风止痒。方用祛风换肌散加减：威灵仙、苦参、苍术、川芎各6g，当归、赤茯苓、大胡麻、何首乌各10~12g，芫蔚子、杭菊花、山楂片、虎杖、茵陈各15g。

加减法：鳞屑偏多，加蔓荆子、王不留行、草薢；剧痒，加刺蒺藜、天麻、石菖蒲；油腻感重，加五味子、白花蛇舌草、青蒿。

外治法：玉肌散用于面部；冰硫散用于颈项部等。若肌热风燥证用润肌膏、当归膏；湿热蕴蒸证用白屑风酊（软膏）。若肌热干燥，白屑较多者，选山豆根油剂、零陵香油剂等。

十、脂溢性皮炎

【中医病因病机】平素为血燥之体，复食辛辣厚味、油腻、酒类，致使脾胃运化失常，内蕴积热，外感风热之邪，使血热风燥，肤失濡养而成。正如《医宗金鉴·外科心法要诀》所说："……平素血燥，过食辛辣厚味，以致阳明胃经湿热，受风而成。"风为阳邪，久郁不散，导致阴血暗伤，血虚阴伤，肤腠失其温煦，则愈生风化燥，两者互为因果，相互形成恶性循行。症见肤燥脱皮，瘙痒无度等。总之，本病内因为过食油腻、辛辣和炙煿食品，使之积热在里；外因触犯风湿热邪，以致热壅上焦，气血沸扬。

【临床表现】表现为风热盛，症见红斑、丘疹、灰白色鳞屑；湿热聚则出现油腻性鳞屑或痂皮，甚至滋水外溢等。

【中医辨证治疗】临床依据皮损的干湿程度分两证治疗。

（1）热盛风燥证：头皮、颜面等处可见浅红斑或黄红斑，散在少量红丘疹，覆有灰白色秕糠状鳞屑，皮肤粗糙，自觉轻度瘙痒，舌质红，苔薄，脉数。治宜凉血清热，消风止痒。方用消风散加减：荆芥、防风、蝉蜕各 6g，生地、煅石膏各 12g，当归、苍术、炒牛蒡子、升麻、红花、凌霄花、苦参各10g。

（2）湿热蕴阻证：头面、胸背及腋窝等处见大片红斑、黄红斑，覆有较多油腻性鳞屑，或少量渗出后结橘黄色厚痂皮，自觉瘙痒，咽干，口不渴，便溏，纳呆，舌质红，苔腻，脉弦滑。治宜清热利湿。方用泻黄散加减：藿香、佩兰各 12g，炒黄连 3g，炒黄芩、羌活各 6g，赤茯苓、生薏苡仁、茵陈、泽泻各 12~15g，桑叶、杭菊花各 10g。

加减法： 干性鳞屑较多，瘙痒较重时，加何首乌、小胡麻、干地黄、徐长卿；滋水较多，并结橘黄或脓痂，加炒龙胆草、炒黄柏、金银花、炒地榆；大便秘结加酒大黄、炒枳壳；热重加寒水石、白花蛇舌草；皮损若累及外阴、脐周、乳头等，加柴胡、焦山栀、炒龙胆草、郁金。

外治法： 选用海艾汤，或用马齿苋、龙胆草各 30~60g，加水适量，煎取药汁，湿敷，适用于滋水较多或伴感染阶段。软膏选用摩风膏、润肌膏，任选一种外搽，日 2~3 次，适用于风热偏盛证。

十一、酒渣鼻

酒渣鼻的病名，出自《魏书·王慧龙传》。后世医籍从病因、症状出发，派生出众多病名，较为常见的有肺风、赤皶酒皶、鼻齄、鼻酒齄、鼻皶赘子、鼻赤皶、齄鼻、酒渣鼻、酒齄、汗症齄鼻、鼻准头，俗称红鼻头。上述众多病名，足以说明历代医家对本病的重视及论述内容的丰富性。

【中医病因病机】 病变外在鼻区，内关肺胃。若过食辛辣、外邪侵袭常会加重病情。人到中年，肺经阳气偏颇，郁而化热，热与血相搏，血热入肺窍，使鼻渐红，而生病矣。正如《景岳全书》说："肺经素多风热，色伪红黑而生皶疔者，亦有之。"脾与胃以膜相连，若脾胃素有积热，复因嗜食辛辣之品，生热化火，火热循经熏蒸，亦会使鼻部潮红，络脉充盈。寒主收引，风寒客于皮肤，或冷水洗面，以致血瘀凝结，鼻部先红后紫，久则变为暗红。《证治准绳·疡科》说："酒渣乃热血入面，为寒所拂，热血得寒，污浊凝滞而然。"

【临床表现】本病特征性表现为鼻部的红斑、毛细血管扩张及丘疹、脓疱，皮脂腺过度增生、肥大。

【中医辨证治疗】临床上根据局部症状的轻重而治之。

（1）肺胃积热证：鼻区皮肤发红，持久不退，形成弥漫性红斑，遇热更红。伴见口干渴饮，皮肤油腻光亮，舌质红，苔黄，脉数。治宜清泄肺胃积热，方用枇杷清肺饮加减：炙枇杷叶、枯芩、地骨皮各10g，桑白皮12g，炒丹皮、炒知母、生甘草各6g，红花4.5g，酒大黄3g，生石膏15g。

（2）血热壅聚证：病人肤色转为深红色，并有血丝显露，鼻尖常见针头至高粱大小的红色丘疹及脓疱。伴见大便干，小便黄，舌质红，苔薄黄，脉滑数或弦数。治宜凉血清肺，方用凉血清肺饮加减：生地、黄芩、生石膏各12g，炒丹皮、赤芍、桑白皮、枇杷叶各10g，甘草6g，焦山栀4.5g，白茅根30g。

（3）血瘀凝滞证：鼻部暗红或紫红，并逐渐肥厚增大，或者结节增生如瘤状，终至鼻赘，全身症状不明显，舌质黯红或有瘀斑，脉弦涩。治宜活血化瘀，方用通窍活血汤加减：归尾、赤芍、桃仁、甲珠各10g，白芷、川芎各6g，生地、炒丹皮各12g，凌霄花、炒槐花各9g，升麻、酒大黄各3g。

加减法：伴见脓疱，加蒲公英、金银花、紫花地丁；肤色赤，加白花蛇舌草、草河车；大便秘结，加炒枳壳、厚朴、炒黄连；酒热熏蒸，加枳椇子、葛花、苦参；月经来潮前皮疹加重，加益母草膏或四制香附丸。

外治法：常用颠倒散，或用明矾、硫黄、乳香各等份，研细末，冷开水调搽，适用于以丘疹、脓疱、红斑为主的阶段。

十二、痤疮

历代文献根据发病年龄、病变部位和皮疹特征有不同的病名记载，隋唐以前称之"面疱""皶疱""嗣面""面皶疱""面生皶疱""皶疮"等，明清以后称之"粉疵""酒刺""谷嘴疮""粉刺"等。俗称"暗疮""壮疙瘩""青春粒"等。类似西医学所称痤疮。

【中医病因病机】脾胃积热，熏蒸颜面为其主要病机，详述如下。①血热偏盛：青年人生机旺盛，血气方刚，然而，有部分人因素体阳热偏盛，生机活泼之际，营血日渐偏热，血热外壅，体表络脉充盈，气血郁滞，因而发病。②肺胃积热：辛辣之品，属阳性热物，偏嗜日久，更能助阳化热；鱼腥油腻肥甘之品，过食则中焦运化不周，积久亦可化生火热，热熏于面，则生红色粟疹之类。③气血凝塞：由于防护失宜，复受风热之邪或不洁尘埃附着，或用冷水洗浴，均可致血热搏结，遂生粟疹累累和黑头等。④血郁痰结：病情旷久不愈，气血郁滞，经脉失畅，或肺胃积热，久蕴不解，化湿生痰，痰血瘀结，致使皮疹扩大或局部出现结节、囊肿，相连而生。

总之，素体血热偏盛是发病的内因，饮食不节、外邪侵袭是致病的条件，若血郁痰结，则会使病情复杂且重。

【中医辨证治疗】本病根据病变的部位与脏腑经络的关系而施治。

（1）肺胃蕴热证：多见于颜面、前额，重者还可发生在胸背区域，皮疹呈散在分布，为针头至芝麻大小的丘疹，色红或稍红，部分疮顶可见黑头，挤压可出粉刺或黄稠脓头，肤色油滑光亮。伴见口干，便秘，尿黄，舌质红，苔薄黄或厚腻，脉滑数。治宜清宣肺胃，方用枇杷清肺饮加减：枇杷叶、焦山栀、连翘、赤芍、桑白皮各10g，黄芩、炒丹皮、红花、凌霄花各6g，生地、金银花、冬瓜仁、冬瓜皮各12g。

（2）气血郁滞证：颜面皮疹经年不退，肤色红或暗红，伴有经血来潮皮疹加重，经后减轻，或者平素月经不调，经行带血块，腹痛；男性病人面色晦暗或紫红。舌质黯红或有瘀斑，脉沉细涩。治宜行气理血，解毒散结，方用凉血清肺饮加减：生地、金银花、茵陈、白花蛇舌草各30g，炒丹皮、黄芩、赤芍、桃仁各10g，益母草、浙贝母、连翘、紫花地丁各12g，炒知母、枇杷叶各6g。

（3）痰瘀结聚证：面颊及下颌部的皮疹反复发作，经久不消失，并且增至黄豆或蚕豆大的肿块，高突不平，色紫红，扪之柔软，挤压可见脓血或黄色胶样物，破溃后遗留瘢痕，舌质淡红，苔滑腻，脉濡滑。治宜活血化瘀，消痰软坚，方用海藻玉壶汤加减：海藻、浙贝母、陈皮、海带、法半夏各10g，连翘、夏枯草、生龙骨、生牡蛎各12g，当归、川芎、青皮各6g，天龙1条。

加减法：颜面肤红，日久难退，加鸡冠花、玫瑰花、炒槐花、生石膏、寒水石；脓肿胀痛较重，加蒲公英、紫花地丁、草河车、虎杖；大便秘结，加炒枳壳、熟大黄、番泻叶；皮损呈结节或囊肿较重，加黄药子、土贝母、皂角刺、昆布、金头蜈蚣；月经不调或经前皮疹加重，加益母草、乌药、香附、淫羊藿、炒白芍、当归；皮肤油腻感重，加五味子、茵陈、虎杖。

外治法：常用颠倒散、龟甲散、鹅黄散，任选一种，茶水调搽，或者用三黄洗剂、痤疮洗剂，任选一种外涂，适用于以丘疹、丘疱疹和少许脓疱皮损为主的阶段。黑布膏、祛斑膏及独角莲硬膏，任选一种外敷或外贴，适用于以结节、囊肿、瘢痕为主的阶段。

十三、迟发性女性痤疮

迟发性女性痤疮专指青春期后或成年后发生的痤疮。据有关文献报道，该病在人群中的发病率为20%~24%，另据1999年国外文献报道，450万因痤疮或与痤疮有关的疾病就诊的病人中，25~34岁的成年人中，约8%患迟发性女性痤疮，35~44岁的中年人中，约3%患此病。

【中医辨证治疗】根据临床经验，该病的发生与加重常责之于肝肾或肺胃，前者以虚证居多，后者以实证为主，临床分两型治疗。

（1）肝郁肾虚证：病人以28岁后的成年女性为主，在口鼻四周特别是下颌区域可见炎性丘疹、结节、脓疱，皮肤油腻。月经前3~7天，皮损明显加重，伴有心烦易怒、痛经、乳胀和腰酸、经血夹有瘀块等，舌质红，苔少，脉虚数。治宜解郁柔肝，补水制火，方选顺经汤合逍遥散化裁：当归、炒白芍、熟地黄、延胡索、茯神各10g，炒丹皮、炒蒲黄、五灵脂、鸡内金各6g，金银花、蒲公英、麦芽、谷芽各12g。

（2）肺胃郁热证：经期过后，在口鼻四周前额可见炎性丘疹、粉刺、脓疱，甚者结节。皮肤油腻，大便干燥，2~3日一行，进食油煎或牛羊、海鲜之类食品，皮损骤然加重，舌红，苔少，脉数。治宜轻宣肺胃郁热，方选金花栀子丸加味：金银花、生石膏各15g，焦栀子、野菊花、黄芩各6g，连翘、夏枯草、浙贝母、藿香、紫花地丁、蒲公英、玄参各10g，升麻3g。

十四、血管性水肿

【中医病因病机及临床表现】

本病多发生在眼睑与口唇，与脾肺关系密切。①脾肺气虚，风寒相搏：

脾主肌肉，主运化水湿，肺主皮毛，主一身之气，脾肺气虚，导致水湿停聚，加之气机失宣，腠理失密，水湿与风寒外邪相搏而致局部皮肤肿胀，因肺脾气虚，故肿胀宣浮而色淡。②脾肺燥热，风燥热壅：因食鱼虾海鲜、辛辣炙煿之味，以及某些药物，致使脾肺燥热，兼之风热化燥，侵袭疏松的肤腠，导致肿胀充实而色红。

【中医辨证治疗】本病的治疗一是扶脾化湿，二是消肿止痒。主要分为两种证型。

（1）脾肺气虚，风寒相搏证：口唇、眼睑、耳垂等处，突然肿起，局部皮肤紧张发亮，呈正常肤色或浅白色，压之无凹陷，色不变，往往持续数日不消退，伴微恶风寒，无汗，少气乏力，饮食欠佳，舌质淡，苔薄白，脉濡细或缓。治宜补肺益脾，疏风散寒，方用补中益气汤合补肺汤加减：黄芪、党参、熟地黄、炒白术、当归各 10g，升麻、柴胡、五味子、生甘草、陈皮、蝉蜕各 6g。

（2）脾肺燥热，风热壅滞证：发病部位以口唇、眼睑为主，甚则累及整个颜面，肿起如云片，边界不清，色浅红，压之无凹陷而色变浅，皮肤热，发病急速，消退较快。伴口干渴饮，身热，溲黄，舌质红，苔薄黄，脉数或滑数。治宜清润脾肺，消散风热，方用四物消风散加减：当归、炒白芍、生地黄各 10g，荆芥、柴胡、蝉蜕、黄芩各 6g，浮萍、生石膏各 12g，白茅根 30g。

外治法：局部肿胀明显时，用生理盐水湿敷，每日 3~5 次，每次 5 分钟。

十五、单纯疱疹

【中医病因病机】本病由脏腑虚弱，复遭风热外袭；或肺胃热盛蕴蒸于上；或因脾胃失和，月经、妊娠风热之邪，乘虚侵袭，循经脉循行外发于口唇等处而生。

【中医辨证治疗】本病依据病程的长短和复发的程度而治之。

（1）风热湿毒证：病程短，皮疹以丘疱疹为主，糜烂颇重，自觉灼热刺痛，偶有发热、口干、咳嗽等全身症状，舌质红，苔薄黄微腻，脉浮数。治宜散风清热，化湿解毒，方用辛夷清肺饮加减：黄芩 4.5g，大青叶、焦山栀、枇杷叶、升麻各 6g，生薏苡仁、麦冬、玄参各 10g。

（2）气阴两虚证：病程长，皮疹反复发作，迁延日久难愈，舌质红，苔少或光苔，脉细数。治宜益气养阴，扶正固本，方用人参固本丸加减：沙参、生地各 15g，天冬、麦冬、生薏苡仁、山药各 12g，生黄芪、甘草、炒白芍各 10g，升麻、板蓝根各 6g。

（3）湿热互结证：皮疹主要发生在前后阴，疱疹破后糜烂、渗出，脂水浸渍，伴见乏力倦怠，大便不调，小便黄赤，舌红，苔腻，脉滑数。治宜清热利湿，解毒驱邪，方用龙胆泻肝汤加减：炒龙胆草 6g，泽泻、车前子（包）、焦山栀、生甘草、黄芩、大青叶各 10g，生薏苡仁、白茅根、板蓝根各 15g。

加减法：皮疹发生在眼部加青葙子、杭菊花、桑叶；反复发作，多年不愈，加西洋参、白薇、白蔹、绿豆衣；刺痒，灼痛重加紫草、钩藤、石决明。

外治法：根据病情，选用马齿苋水洗剂，煎后取汁，湿敷，每次 10~15 分钟，日 3~5 次，适用于丘疱疹，糜烂偏重者。或者玉露散、青吹口散、如意金黄散等，任选一种，植物油调成糊，外涂，多用于糜烂、结痂和即愈时。或者选用紫草膏、黄连膏，外搽，适合于糜烂和结痂及即愈阶段。

十六、维生素 B_2 缺乏性口角炎

古人对疾病的命名多从形象特征和部位出发。本病类似西医学维生素 B_2 缺乏性口角炎。

【中医病因病机】本病的发生多为脾胃积热，循经脉而凝结于口角；其次是因体质虚弱或继发染毒所致；部分与先天遗毒，加之后天偏食，致使部分营养供应不足或缺乏而成。此外，小儿流涎和一些不卫生习惯，如咬指、咬铅笔等亦可诱发或加重。

【中医辨证治疗】中医治以清解脾胃积热，方用清胃汤加减：生石膏 15g，炒丹皮、炒黄芩、连翘各 10g，玄参、玉竹、石斛、山药各 12g，升麻、炒黄连各 4.5g，一枝黄花、野蔷薇各 15g。

外治法：选用青吹口油膏或黄连膏，外涂，日 3~4 次。

十七、单纯糠疹

【中医病因病机】本病以小儿及妇人多见，并且以春天发病居多，因春季阳气外发，复感风邪，风热相搏，拂郁腠理，因而发病；或者肺胃虚弱，肤腠空疏，内有虫积，脾失健运，湿热互结，随之上熏于面而生。

【中医辨证治疗】本病在急性期以驱邪为主，然后以调理脾胃为要。

（1）风热扑肤证：颜面可见淡红色斑片，上覆糠秕状鳞屑，微痒。治宜疏风清热，和胃止痒，方用消风散加减：荆芥、炒牛蒡子、杭菊花、浮萍、连翘、牡丹皮各 10g，生地 15g，白茅根 30g，蝉蜕 6g，黄芩、焦山栀各 4.5g。

（2）脾失健运证：面部淡白斑，搔之白屑，纳谷不香，胃脘不适。治宜健脾和胃，佐以杀虫，方用香砂六君子汤加减：广木香、炒白术、党参、茯苓各 10g，砂仁、防风、荆芥、使君子、槟榔各 6g，蝉蜕 4.5g。

外治法：初期仅有淡红色斑丘疹时，选用皮癣水、苦参酒、三黄洗剂，外涂，日 1~2 次。干燥、脱屑、微痒，选用润肌膏、生肌白玉膏，日 2~3 次。

十八、激素依赖性皮炎

皮肤接触外界物质后，可能发生多种不良反应，包括色素沉着、色素减退、痤疮、荨麻疹、萎缩、光毒性反应及湿疹等。刺激性接触性皮炎，占所有接触性皮炎的 80%，变应性接触性皮炎是皮肤接触刺激性化学制品后引起的局部性反应，面部激素依赖性皮炎则是属于变应性接触性皮炎的范畴。从某种意义上讲，外用糖皮质激素对部分病人影响较大，其中包括痤疮样或激素性酒渣鼻样皮疹或口周丘疹性皮损等。

在临床上引起激素依赖性皮炎的激素外用剂主要有皮炎平霜（复方地塞米松乳膏）、皮康王（复方酮康唑软膏）、恩肤霜（丙酸氯倍他索软膏）、乐肤液（哈西奈德溶液）、复方康纳乐霜（曲安奈德）等。

【中医辨证治疗】

《杂病源流犀烛·面部病源流》说："凡面部所有之处，其脉俱有以维络之，故面病专属于胃……如或风热乘之，则令人面肿……或面热……因于胃家郁热……独燎其面，宜升麻黄连汤。"沈氏之言，有三点启发：一是面病专属于胃；二是风热乘之，令人面肿或面热；三是治疗方剂为升麻黄连汤（升麻、葛根、白芷、白芍、甘草、酒黄连、犀角、川芎、荆芥、薄荷），食后温服，忌酒、五辛。

根据皮肤损害部位的不同，将本病分为三型治疗。

（1）口周型：皮肤损害集中在口唇四周，特别是下唇更为多见，损害有红斑、炎性丘疹、脓疱等，舌红，苔少，脉细数。治宜清化湿热，方用泻黄汤加减：生石膏10~15g，藿香、炒薏苡仁、赤茯苓、生地各10g，焦栀子、黄芩、升麻、砂仁、野菊花各6g，紫花地丁15g。

（2）中央型：在面部中央，主要集中在眼鼻区域，部分蔓延到前额及两颊，皮损为炎性丘疹、红斑，毛细血管扩张明显，皮肤油腻。自觉面部烘热和轻重不等的瘙痒，舌质红，苔少，脉浮数。治宜凉血消风，方选升麻黄连汤加减：水牛角15g，茵陈、青蒿、生地、白芍、绿豆衣各12g，防风、升麻、荆芥各6g，炒黄连、甘草各3g。

（3）弥漫型：皮损集中在整个颜面区域，甚者累及到颈项，新旧皮损交替出现，典型的皮损为针帽大小的炎性丘疹或丘疱疹，部分干燥有糠秕状鳞屑，部分伴有轻微肿胀外观，自觉烘热，舌红，苔少，脉细数。治宜清宣肺胃，方用变通白虎汤：生石膏、山药、玄参、生地各10g，南、北沙参各15g，浮萍、知母、蝉蜕、鸡冠花、甘草、桔梗各6g，绿豆衣、白茅根各30g。

加减法：面部烘热较重时加银柴胡、白薇、青蒿、地骨皮、牡丹皮；皮肤干燥，糠秕状鳞屑较多时加玉竹、石斛、地骨皮、蝉蜕、绿豆衣；皮肤油腻时加赤苓、猪苓、泽泻、焦山楂、炒决明子；病变在臀部者加炒龙胆草、黄柏、炒杜仲、土茯苓。

十九、颜面再发性皮炎

颜面再发性皮炎，别名较多，主要有"女子颜面再发性皮炎""再发性潮红脱屑性颜面红皮病""颜面颈部糠性皮炎"等。上述名称突出了本病的三个基本特征：一是病变部位在颜面，颈区次之；二是基本皮损有潮红、脱屑、糠状、红皮病；三是性别以女性居多。

【中医病因病机】李东垣说："阳明经多气多血，又兼挟风热上行，诸阳皆会于头面，故令面热如醉。治宜先散其风热，或以调胃承气汤加黄连、犀角，疏下两三行，撤其本热，散其风热，以升麻汤加黄连主之。"张景岳说："若病人两颧鲜赤，如指如缕，而余地不赤者，此阴虚也。"冯鲁瞻说："人之面部，阳明之所属也。其或胃中有热，有郁火，则面热，升麻汤加黄连。"李时珍说："冬瓜仁服汁，去面热……杏仁同鸡子白涂，两颊赤痒频搽之。"

上述文献的叙述有三点提示：一是病名类似面热如醉；二是病因为风热上行，胃中郁火，阴虚；三是主方为调胃承气汤、升麻汤加黄连、六味地黄汤。

【中医辨证治疗】临床将本病归纳为虚证与实证施治。

（1）实证：发病急，颜面特别是眼睑区域可见红斑，伴有不同程度的灼热刺痒、口干、烦躁、大便秘结，舌质红，苔少，脉滑数。证属胃中郁火复感风热，治宜通腑泄热，佐以散风止痒。方用调胃承气汤、五花汤合裁：熟大黄（后下）、芒硝（冲）、红花、凌霄花、焦栀子、炒槐花、黄芩各6g，鸡冠花、生地各10g，金银花、绿豆衣各12g，升麻3g。

（2）虚证：病程日久，颜面连及颈项可见暗红色斑块，糠秕状鳞屑落之又生，自觉轻微瘙痒，若反复发作者常与月经不调，或者精神紧张，或者嗜食甘肥之类食品有关，舌红，苔少，脉细数。证属阴虚津亏，虚火外扑于肤，治宜养阴生津，潜阳息风。方用麦味地黄汤、升麻黄连汤合裁：麦冬、干地黄、玄参各10g，五味子、炒丹皮、地骨皮各6g，山药、玉竹、石斛各12g，升麻、黄连各3g，生龙骨、生牡蛎各15g。

加减法：失眠加百合、淮小麦、酸枣仁；月经提前加焦栀子、女贞子、墨旱莲；月经推后加紫石英、桑椹子、鸡血藤；痛经加炒蒲黄、五灵脂、延胡索；夹瘀者加山楂；夹寒者加沉香；乳胀者加橘核、绿萼梅；神疲乏力加仙鹤草、大枣；大便秘结加生白术、枳实；纳谷不香加焦三仙、砂仁；皮损以眼周为主加青葙子、杭菊花；皮损在颈项区加水牛角、白茅根；灼热较重者加银柴胡、青蒿；瘙痒明显者加钩藤、蝉蜕。

二十、皮肤垢着病

皮肤垢着病于 1960 年首次由日本学者坂本邦树报道，其认为此病是一种精神障碍性皮肤病。近些年来，大家相继认为该病继发于糠秕马拉色菌感染。

【中医病因病机】

《伤寒论》第 219 条说："三阳合病，腹满身重，难以转侧，口不仁，面垢，谵语遗尿。发汗则谵语，下之则额上生汗，手足逆冷。若自汗出者，白虎汤主之。"该条的要点为三阳合病，偏重于阳明经证的治疗及误治的辨证。面垢系面部如蒙尘垢，并有油性外观，责其病因为胃热炽盛，津液被灼，浊气上熏，变生面垢。

【临床表现】本病多见于青少年女性，发病年龄多为 9~50 岁，平均年龄为 20 岁。典型的皮肤损害为面颊两侧可见绿豆大小的灰褐色小丘疹，呈多发性，日久相互融合成片，其表面污垢堆积，或者有褐黄色痂，质硬，不易剥脱，界限清楚，同时在乳头、乳晕也能见到，但以颜面颊部居多，额部次之，既可为双侧性，又可单侧分布，伴有不同程度的瘙痒和性格内向等。

【中医辨证治疗】在临床中，根据皮损的特征和性格的趋势，拟用祛湿、解郁法治疗之，方选茵陈蒿汤、百合地黄汤合裁：百合、甘草、麦冬、生地各 10g，茵陈 15g，白茅根 30g，黄芩炭、山栀炭各 6g，升麻 3g，萱草花 5 根。

加减：心情抑郁加柴胡、白芍、合欢皮、郁金、佛手；沉默寡言加远志、石菖蒲、川芎；夜间惊恐、失眠加生龙骨、生牡蛎、琥珀、珍珠母、淮小麦、百合；病位在乳头、乳晕处加钩藤、龙胆草，病位在前额加白芷、升麻、蔓荆子；垢着呈褐色加赤茯苓、茵陈、赤石脂。

古人提出治疗六郁的药物，也可随证选用。如气郁用香附、苍术、川芎；湿郁用白芷、苍术、川芎、茯苓；痰郁用海浮石、香附、胆南星、瓜蒌；热郁用栀子、青黛、香附、苍术、川芎；血瘀用红花、桃仁、青黛、川芎、香附；食郁用苍术、香附、山楂、神曲、砂仁。

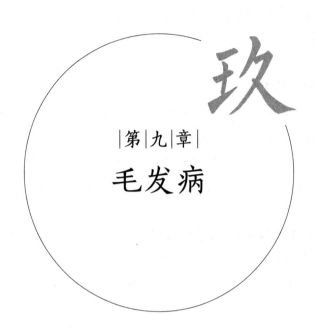

第|九|章

毛发病

一、中医对毛发的认识

清代沈金鳌在《杂病源流犀烛》中说："毛者，统词。一身之毛及眉须髭髯，前后二阴之毛皆是。发者，专指但即生于头者言也。"中医学对毛与发提出了明确的区别，但由于毛所生长的部位不同，又有专用名称，比如：生在大拇指（趾）爪甲二节后面的毛，称之为"从毛"（一名三毛）；胸前部位的毛，称之为"胸毛"；腋窝部位的毛，称之为"腋毛"；腹部耻胃部位的毛，称为"毛际"；胫前部位的毛，称之为"胫毛"等。

关于毛与发的生长，在《灵枢·五音五味》篇有段原则性论述："黄帝曰：妇人无须者，无血气乎？岐伯曰：冲脉任脉，皆起于胞中，上循背里，为经络之海。其浮在外者循腹右上行，会于咽喉，别而络唇口。血气盛则充肤热肉，血独盛者澹渗皮肤，生毫毛也。今妇人之生，有余于气，不足于血，以其数脱血也，冲任之脉，不荣口唇，故须不生矣……官宦者，去其宗筋，则伤其冲脉矣，血一泻而不能复，皮肤内结而经道不行，故冲脉不荣于口，而须不生也……其有天宦者，未尝被伤，不脱于血，然其须不生……此天之所不足也，其任冲不盛，宗筋不成，有气无血，唇口不荣，故须不生……是故圣人视其颜色，黄赤者多热气，青白者少热气，黑色者多血少气。美眉者太阳多血，通髯极须者少阳多血。"这段文字叙述主要回答了 3 个问题：①周身毫毛皆由血气化生；②阐述妇人或宦官（包括天宦）无须生长的原因；③视毛发的色泽与荣枯，常能窥测气血的盛衰。

后世医籍宗《内经》之源，多有发挥，特别是《千金要方》《寿世保元》《证治准绳·疡医》《医述》等，另辟毛发疾病的专论，大凡对毛发的化生来源、命名、荣枯以及功能无所不涉及，从而形成了既将毛发视为人身仪表的外征，又可以从毛发窥测脏腑盛衰的全方位的认识。

二、毛发是人身的仪表

《杂病源流犀烛》说："毛发也者，所以为一身之仪表。"这种仪表通常反映在两个主要方面。其一，毛发命名的含义，古籍称："名，称号也，所以区别事物，而确定其分际义类也。"可见凡一物名，皆有其特殊的含义。比如：发，拔也，拔擢而出也；眉，媚也；须，秀也，物成乃秀；髯髯也；髭，姿也，姿容之类也。综观上述命名，既概括了毛发的仪表功能，又反映了可从仪表的外征探知机体生理发育的成熟与否。其二，毛发荣枯验证气血的盛衰，是古人在医学史上的一大创举，至今仍然是临床医疗最方便、最直观的方法之一。《医学入门》说："肾华于发，精气上升，则发润而黑，六八以后，精华不能上升，秋冬令行，金削水枯，以致须发焦槁，如灰白色。"又如象征男性仪表健美，集中表现在毛与发，有时男子的胡须往往被视为男性特有的美，老年人中的"美髯公"确实丰韵神态可赞！其他还有美须（浓而粗长）、美髯（密而厚长）、腋毛、胸毛、阴毛、胫毛的浓密乌黑，通常是男子美的标志，民间俗语"男子俏，一身毛，女子俏，一身孝（指皮肤净白）"颇有科学的内涵。然而毛与发的荣枯无不与太阳、少阳、阳明气血的多少有关。一般而论，毛发的荣润是太阳、少阳、阳明多血的缘故；反之毛发的稀少或缺无，则是上述三经气血皆少，或气血不平衡（血多气少或血少气多）的结果。

三、毛发病十因说

明代《医述》说："人身毫毛皆微而发独盛者，何也？百脉会于百会，血气上行而为之生发也。"意思是说，人体有百脉皆汇聚于头，血气随之上行，气血充盛，外渗于头皮，故发生秀美。由此可见，毛发的生长与荣枯同脏腑气血关系密切，为此，综合历代文献，撷要归纳为十个方面简叙之。

1. 肾虚说

此说倡于《内经》，《素问·上古天真论》说："女子七岁，肾气实，齿更发长……五七，阳明脉衰，面始焦，发始堕……丈夫八岁，肾气实，发长齿更……五八，肾气衰，发落齿枯……"肾藏五脏六腑之精华，精虚不能化生阴血，致使毛发生化少源，故症见脱发或过早花白。

2. 肺损说

张仲岩说："肺主皮毛，肺败则皮毛先绝。可知周身皮毛，皆肺主之。

察其毛色枯润，可以觇肺之病。"肺位最高，为脏之华盖，主一身之气。肺气旺能助津液营血的宣发敷布，内以养脏腑，外以营肌肤皮毛，润孔窍。肺气虚则变生诸证，其中毛发花白和枯焦，就是最常见的症状之一。

3. 血瘀说

清代《血证论·瘀血》说："凡系离经之血，与养荣周身之血，已暌绝而不合，瘀血在上焦，或发脱不生。"《医林改错》更是明确指出："……头发脱落，各医书皆言伤血，不知皮里肉外血瘀，阻塞血路，新血不能养发，故发脱落。"血瘀毛窍，经气不宣，新血难以灌注于发根而失其濡养，故而迅即出现大面积的脱发。

4. 血热说

《儒门事亲》说："年少发白早落，此血热太过也，世俗只知发者血之余，血衰故耳！岂知血热而发反不茂；肝者木也，火多水少，木反不荣，火至于顶，炎上之甚也，热病汗后，发多脱落，岂有寒耶？"血为水谷精微所化，以奉养周身。若过食辛热、炙煿之味，或者情志抑郁化火，或者少年气血方刚，肝木化火皆能暗耗阴血，或者血热生风，风热随气上窜于巅顶，毛根得不到阴血的滋养，头发则会突然脱落或焦黄，或早白等。

5. 失精说

《金匮要略》说："夫失精家，少腹弦急，阴头寒，目眩，发落，脉极虚芤迟，为清谷亡血失精。"失精家是指平素失精的男性病人，精泄过多易致精室血海为空，阳气也随精而外泻，症见阴头冷、目眩、发落等。

6. 血虚说

隋代《诸病源候论》说："冲任之脉，为十二经之海，谓之血海，其别络上唇口，若血盛则荣于须发，故须发美；若血气衰弱，经脉虚竭，不能荣润，故须发秃落。"营血虚损，冲任脉衰，均可出现毛发枯而不润，或者萎黄稀少，乃至毛发脱落等症。

7. 偏虚说

《诸病源候论》说："人有风邪在头，有偏虚处，则发脱落，肌肉枯死，或如钱大，或如指大，发不生，亦不痒，故谓之鬼剃头。"头皮空虚，外风乘虚攻注，使发根空松，濡养不足，故现斑块状脱发。

8. 湿热说

《临证指南医案》说："湿从内生者，必其人膏粱酒醴过度，或嗜饮茶汤太多，或食生冷瓜果及甜腻之物。"说明恣食甘肥，容易伤胃损脾，湿热内蕴，循经上蒸巅顶，侵蚀发根白浆，导致头发黏腻，头发稀少或者均匀性脱发。

9. 忧愁说

《千金翼方》说："……忧愁早白，远视，风泪出，手足烦热，恍惚忘误……"鉴于所思不遂，情志内伤，损及心脾，脾伤运化失职，气血生化无源，故形伤在外多白发；神耗则精气内守，故有烦劳虚热内证的出现。

10. 胎弱说

古人认为怀孕七个月后，始见毛发生长，受胎之始，若禀赋不足，胎气虚怯，则神气不足，头发生长迟缓或稀少、焦黄少华。清代《兰台规范·小儿》说："发久不生，生则不黑，皆胎弱也。"

综观以上论述，一方面说明毛发生长的迟缓、稀少、早白、枯黄、脱落等是多因素所造成的，为临床辨证论治提供了客观依据，另一方面说明毛发的外观可以洞察脏腑气血的部分病变所在。

四、毛发疾病的种类

从总体上讲，毛发疾病概分为四大类，即毛发稀少和脱落、多毛、毛发色泽的异常以及特殊形态毛发病等。

（一）毛发稀少和脱落

1. 婴儿发少症

婴儿出生后或者在 6 个月内，头发稀少，略有焦黄，生长迟缓，甚至到了 2 岁以后乃至成年，头发仍然稀少，缺乏光泽。

2. 斑秃

病人以青少年为主，往往无意中发现头部一块至数块，形如樱桃、银元乃至更大范围的头发脱落，严重时还有转向全秃的可能性。

3. 全秃

一名普秃。一般在斑秃的基础上，相继出现眉毛、睫毛、胡须、腋毛和阴毛的脱落，重者凡生长毛发皆可脱光。

4. 脱眉

眉毛的脱落，既有局限性脱落，又有整个眉毛的全脱。不过若发现眉毛外1/3脱光，则应详细追询病史和进行体格检查，排除麻风病的可能性。

5. 脂溢性脱发

这种脱发是在比较严重的皮脂溢出基础上发生的，病者以青壮年男性居多，部分病人亦可为女性。特点：脱发部位以头顶为主，呈均匀性稀少，或脱落，同时伴有头发油腻如水洗，重者数根头发粘连在一起，或者头发干燥、细软，呈毫毛状。

6. 早老性脱发

又名高额。前额、发际区域的毛发过早脱光，使发际向头顶方向收缩，多数与遗传因素有关。

7. 假性斑秃

一名瘢痕性秃发。在头部表现为不规则的、散在性或融合性的头发脱落，斑损区域往往还遗留稀少的残余长发，呈萎缩性外观，多与儿童时期患过头癣有关。

8. 症状性脱发

这种脱发多由内分泌失调、结核病、伤寒病、药物和分娩、哺乳等因素引起，一旦原发性疾病治愈，或者身体康复，脱发也会随之控制，恢复原状。

（二）多毛类疾病

所谓多毛类疾病是指体表任何部位的毛密度增加、变长、变粗、变黑，其数量、质地均超过正常的界限。

1. 反祖多毛症

系反祖现象，属先天性疾病。

2. 先天性胎多毛症

分犬面和猴面两型，系常染色体显性遗传或隐性遗传。

3. 获得性胎多毛症

这种多毛症多数伴有严重疾病的存在，如癌瘤等，应予以关注。

4. 耳廓多毛症

与种族遗传有关，如孟加拉族、僧伽罗族的男性有此特征。

5. 肘部多毛症

多发生在同胞兄弟姐妹中，但并不能证明遗传，多数在出生时存在，五岁左右即可发展到最大范围，此后又缓慢退化。

6. 症状多毛症

往往并发于某些疾病，多毛呈对称性分布，当原发性疾病治愈或减轻，多毛也可消失或者减少。

7. 医源性多毛症

因用药后而引起的多毛症，药物如苯妥英钠、链霉素、激素等。

8. 获得性、局限性多毛症

某一部位长期连续摩搓、刺激、炎症、瘢痕、紫外线照射后，皆能导致毛发丛生。

此外，还有隐患卟啉病、甲状腺机能亢进、肢痛症等所引起的多毛症，应予分辨。

（三）毛发色素的异常

作为东方民族，特别是汉族血统的人群，头发以乌黑润泽为其健康、美发的准则，因此，文中所言毛发色泽异常含义是既要区别于乌黑润泽的头发作为病变来叙述，又要结合世界各民族的血统，具体对待，具体分辨。

1. 白发

头发变白是一种渐进性的发展过程，初期仅有头发花白，部分持续数年不再加重增多，部分继续发展，以至完全变白，呈现满头银发。对中老年人来说白发不一定都要视为疾病，很可能是老年人生理现象之一；对青少年也要区别对待，有的是少年白头无关大局，有的则是疾病的反应，应予以治疗。

2. 黄发

头发焦黄，缺乏光泽与柔润度，中医学认为黄发多由血热所致，诚如《东医宝鉴》所说："血盛则发润，血衰则发衰，血热则发黄，血败则发白。"此说颇合临床真谛。

结合西医学的论述，世界上由于种族的不同，头发的颜色也各不相同，一般而论，头发的颜色与头发里所含金属微量元素的不同有直接的关系。比如：黑色头发常是因含有等量的铜、铁和黑色素的缘故；灰白头发则是头发内含镍量增多；金黄色头发是含有钛的结果；赤褐色头发含有钼；红棕色头发含有铜、钴；绿色头发含有过多的铜。在非洲的一些国家里，部分孩子的头发呈红色，是由于蛋白质严重缺乏所造成的。

（四）特殊形态毛发病

1. 扭曲发

发干扭曲，每一个扭曲处都是延其轴扭转 180 度，一根毛发可能出现数个扭曲点。

2. 念珠状发

毛发干一段一段呈膨胀的梭形结节排列，状如佛珠。

3. 结节发

在物理或化学性因素的损伤下，毛干呈结节性肿大，若过多地用温热肥皂水或碱性热水洗涤或者不适当刷梳，易于折断。

4. 套叠发

发干外观好像竹子，呈节段性变粗，如同竹子的竹节一样。

5.打节发

又名结毛症。毛发干为不规则的间隔性的卷曲畸形，有的呈卷曲或不规则的环状，好似绳子打成的结扣。

五、毛发病的治疗

（一）斑秃

【中医病因病机】引起本病的原因较多。清朝《冯氏锦囊秘录》有段原则性论述，该书说："发乃血之余，枯者血不足也。忽然脱落，头皮多痒，须眉并落者，乃血热生风，风摇木动之象也。病后疮后产后发落者，精血耗损，无以荣养所致也。"冯氏的这段论述，可视为对本病病因的高度概括，具有指导临床实践的意义。

不过，情志异常造成的脱发，并不少见，如怒伤肝，喜伤心，思伤脾，忧伤肺，恐伤肾，情志失调，五脏受累，进而影响机体的脏腑功能，可促使脱发突然加剧。至于小儿脱发，或者发生不荣，或者发焦且枯黄的原因，清代《兰台轨范·小儿》说："发久不生，生则不黑，皆胎弱也。"徐灵胎的这种看法，是很有现实意义的。综合文献，本病发生亦有同前之十因，十因不同，但不外乎虚与实。所谓虚，一指气血之虚，一指肝肾之虚。人受水谷精微，化生为气血、阴精，一旦阴血亏损，不能化生精血，毛根空虚，发无生长之源，即致头发大片脱落。所谓实，多因过食辛热、炙煿厚味，或者情志抑郁化火，暗耗阴血，血热生风，或者血瘀毛窍，毛根得不到阴血的濡养，导致头发不知不觉地脱落。

【中医辨证治疗】中医对斑秃治疗的总原则，实证以清以通为主，血热清则血循其经，血瘀祛则新血易生，都有利于毛根局部营养物质的摄取和血液的供应。虚证以补以摄为要，补可祛虚，摄可密精，精血得补，更能助益毛发的生长。

1.血热生风证

突然脱发，进展较快，常出现大片大片的头发脱落，偶尔有头皮瘙痒，部分伴有头部烘热，心烦易怒，急躁不安，舌质红，苔少，脉细数。个别病人还会相继发生眉毛、胡须脱落的现象。治宜凉血息风，养阴护发，方用四物汤、六味地黄丸合裁：生地、女贞子、桑椹子各15g，炒丹皮、赤芍、白芍、山茱萸各10g，玄参、巨胜子、菟丝子各12g，茯神、当归、侧柏叶、生赭石各18g。

2. 血瘀毛窍证

脱发前先有头痛或头皮刺痛等自觉症状，继而出现斑块状脱发，时间一久，则会发生全秃。伴有夜多噩梦、烦热难以入睡等全身症状，舌质黯红或夹有瘀点，苔少，脉沉涩。治宜通窍活血，方用通窍活血汤加减：归尾、赤芍、生地各12g，川芎、甘草、桃仁、红花、酸枣仁、杭菊花、桑叶各10g，白芷、蔓荆子、远志各6g。

3. 气血两虚证

病人多系病后、产后、疮后，脱发往往是渐进性加重，范围由小而大，数目由少而多，头皮光亮松软，在脱发区还能见到散在性参差不齐的残存头发，但轻轻触摸就会脱落。伴有唇白，心悸，气短语微，头昏，嗜睡，倦怠无力，舌质淡红，苔薄白，脉细弱。治宜益气补血，方用八珍汤加味：当归、熟地黄、炒白芍、党参、漂白术各12g，黄芪、茯神、女贞子、何首乌、桑椹子、黄精各15g，川芎、白附子、炙甘草各6g。

4. 肝肾不足证

平素头发焦黄或花白，病人年龄多数在40岁以上，发病时头发常为大片而均匀地脱落，严重时还会出现眉毛、腋毛、阴毛乃至汗毛的脱落。伴有面色㿠白，肢冷畏寒，头昏耳鸣，腰膝酸软，龟头冷，舌质淡红有裂纹，苔少或无，脉沉细无力。治宜滋肝益肾，方用七宝美髯丹加减：何首乌、枸杞子、菟丝子、当归各15g，女贞子、黑芝麻、胡桃肉、怀牛膝各12g，黄精、桑椹子、远志、石菖蒲各10g。

加减法：心悸，夜难入睡加五味子、百合、麦冬、柏子仁、石莲子；情志抑郁，多愁善感加合欢皮、合欢花、郁金、香附；食少腹胀加香谷芽、鸡内金、玫瑰花、厚朴花、佛手片；风热偏胜，脱发迅猛加天麻、白附子、茺蔚子。

【针灸疗法】

◆ 辨证取穴

血热证：风池、血海、足三里。血瘀证：太冲、内关透外关、三阴交、膈俞。

血虚证：肝俞、肾俞、足三里。肝肾不足证：肾俞、肝俞、太溪、血海、三阴交。

◆ 循经取穴

主穴：足三里、三阴交。

配穴：头维、足临泣、侠溪、昆仑、太冲、太溪。

◆ 邻近取穴

主穴：百会、上星、后顶。

配穴：痒重加风池、大椎；失眠加四神聪、神门；两鬓脱发加头维、率谷；食欲不振加中脘、足三里；脱眉加鱼腰透丝竹空。

◆ 经验取穴

主穴：防老（百会穴后1寸）、健脑（风池下0.5寸）。

配穴：痒重加大椎；头发油腻加上星；两鬓脱发加头维。

实证泻之，虚证补之。针刺得气后留针30分钟，其间行针3~5次，2日1次，10次为1个疗程。

【其他疗法】

（1）耳针法：取肺、肾、神门、交感、内分泌、脾。方法：针刺后留针30分钟，其间行针5~6次，2日1次，10次为1个疗程。

（2）梅花针法

辨病叩刺：主穴：阿是穴（斑秃区）。配穴：两鬓脱发加头维，头顶加百会、前顶、后顶，痒重加风池、风府，失眠加安眠，肾虚加肾俞、太溪。

循经叩刺：阿是穴（斑秃区）、风池、太渊、内关、颈部、骶部、腰部。

局部叩刺：阿是穴（斑秃区）。方法：既可采用中等刺激，又可采用电刺激，2日1次，每次10分钟，14次为1个疗程。

（3）穴位注射法

主穴：阿是穴（斑秃区）。

配穴：头维、百会、风池、脾俞、心俞、膈俞、脾俞、风池、大椎、命门、曲池。

方法：当归注射液、丹参注射液及维生素 B_{12}、维生素 B_6 和三磷酸腺苷等，任选一种，针刺得气后，每穴各推注 0.5~1.5ml，2~3 日 1 次，10 次为 1 个疗程。

（二）脂溢性脱发

今人赵炳南将本病分为油性与干性两大类：前者系湿热内蕴，治用祛湿健发汤；后者系血虚风燥，治用巨胜子汤。此论对临床实践具有较大的指导意义。值得一提的是，本病与油风既有关联的一面，又有各自独立的一面，故在临证中要注意分析、辨别。

【中医病因病机】本病初期以血热风燥为主，病久不愈，则可出现血虚风燥的证候。此外，脾胃湿热，循经上壅者也较为常见，具体分述如下。

血热风燥：血热偏亢，导致风胜则燥，进而耗伤阴血。阴血不能上潮巅顶，荣养毛发，毛根干涸，故发焦脱落。诚如《儒门事亲》所说："肝者木也，火多水少，水反不荣，大至于顶，炎上之甚。"

脾胃湿热：脾气虚弱，加之恣食肥甘，伤胃损脾，致使湿热上蒸巅顶，侵蚀发根白浆，发根渐被腐蚀，引起头发黏腻而脱落。

总之，凡见干性脱屑而痒，头发稀少干焦或枯黄者，多为血热化风化燥所致；湿性脱屑而痒重，头发黏腻或如油涂水洗者，常由湿热上蒸所为。其病变在毛发，病位在脏腑，尤其与肝、脾、肾三脏关系密切。

【中医辨证治疗】中医认为脂溢性脱发主要分为干性脂溢性脱发和湿性脂溢性脱发两大类治疗。

1.血热风燥证

头发干枯，略有焦黄，均匀而疏稀脱落，搔之则白屑飞扬，落之又生，自觉头部烘热，头皮燥痒，舌质红，苔微黄或微干，脉细数。治宜凉血消风，润燥护发，方用凉血消风散加减：生地黄、当归、白蒺藜各 12g，荆芥、蝉蜕、羌活、苦参各 6g，巨胜子、女贞子、墨旱莲、杭菊花、桑叶、玄参各 10g。

2.脾胃湿热证

病人以平素恣食肥甘厚味者居多，头发潮湿，状如搽油或水浸，甚则数根头发彼此粘连在一起，鳞屑油腻呈橘黄色，固着很紧，难以涤除，舌质红，苔黄微腻，脉濡数。治宜健脾祛湿，清热护发，方用祛湿健发汤加减：

炒白术、泽泻、猪苓、白鲜皮各12g，干地黄、何首乌、赤石脂、苍术各10g，羌活、川芎各3g，山楂、虎杖、茵陈、生薏苡仁各15g。

3.肝肾湿热证

病人以体弱或脑力过度者为主，头顶头发均匀而稀少性脱落，呈渐进性加重，头发花白、缺少光泽，头皮松软，油腻感重，伴有口苦乏力，虚烦难寐，头顶和颜面汗多，舌质红或微胖，苔少或根部黄腻，脉虚弦而滑。治宜清肝泻火，滋阴化湿，方用龙胆泻肝汤、知柏地黄丸合裁：炒龙胆草、焦山栀、黄芩、黄柏、柴胡各6g，生地黄、茯苓、泽泻、山药、山茱萸各12g，炒丹皮、白鲜皮、车前子各10g，五味子、木通各3g。

加减法：头发潮湿或油多，加蚕沙、赤茯苓、滑石；头发焦黄干枯，加桑椹子、菟丝子、何首乌；痒感颇重，加白附子、蔓荆子、天麻、杭菊花、苍耳子；头皮潮红或生疮痈，加金银花、莲子心、连翘、紫草；头汗多，头油重，加五味子、桑叶、蝼蛄等。

【毫针疗法】

主穴：百会、四神聪、头维、生发穴（风池与风府连线的中点）。

配穴：皮脂溢出过多，配上星；失眠，配安眠（合谷与三间连线的中点）或翳风。

方法：平补平泻，针刺得气后留针30分钟，或加用适量电流刺激，2日1次，10次为1个疗程。

（三）白发

【中医病因病机】

在临床上，将白发分先天禀赋不足和后天脏腑失调两类，先天禀赋不足的白发，除出现在"白化病"（俗称白羊人）中外，还可出现在某些遗传性综合征中；后天脏腑失调的白发，则包括老年人白发、少年白发等。

总之，本病在大多数情况下，可以视为正常现象，不一定当作疾病看待。但在一些特定的环境中，或许是某些病变的一种外征，因此，只有把整体证候与局部证候有机地结合起来分析，才能做出准确的判断。

白发素有虚实之分，主要归纳为血热偏盛、情志烦劳和精血虚弱三个方面，分述如下。

徐宜厚皮肤病临证经验笔录

血热偏盛：青少年，血气方刚，易于激动，致使水不涵木，肝旺血燥，血热偏盛，毛根失其濡养，故头发早白或花白。诚如《儒门事亲》所说："至于年少，发早白落或白屑者，此血热而太过也。"

情志烦劳：所思不遂或者忧愁恚怒过度，肝失疏泄，脾失运化，进而损及心脾，一则气机郁结，血气运行不畅，二则郁热化火，暗灼营血，形伤在外则为白发，神耗在内则烦劳精夺。《千金翼方》即记载头发为"忧愁早白"。

精血虚弱：肾藏五脏六腑之精，若先天禀赋不足，或后天失调，如用脑过度，或房事过频，均能导致肾中精气亏损，精虚不能化生阴血，阴血不足，导致发不荣而早白。正如《医学入门》所说："因房劳损精易白。"

由此可见，本病的脏腑定位主要在肾、肝、脾三脏，其中与肾的关系更为密切。血热偏盛属实证，情志烦劳、精虚血弱属虚证。但在临证之际，还应注意虚实相互转化或相互夹杂出现的情况。

【中医辨证治疗】

1. 血热偏盛证

病人以青少年为主，头发早白，或先焦黄后渐变为花白，病情有的静止数年不再发展，但有的迅速发展而变白，成为所谓少年白头。伴有烦躁易怒，头部烘热，舌质红，苔少，脉数。治宜凉血，滋阴，乌发，方用草还丹加减：菟丝子、枸杞子、桑椹子各15g，生地、赤芍、桑叶各12g，炒丹皮、杭菊花各10g，川芎、白芷、蔓荆子各6g。

2. 情志烦劳证

病人性格抑郁，加之烦劳过度，往往在较短的时间里头发变白，严重时满头银发，病变多从两鬓开始。伴有精神忧郁，纳谷不香，口干咽燥，腹胁胀痛，舌质淡红，苔薄白，脉虚大。治宜疏肝扶脾，宁神乌发，方用归脾汤加减：炙黄芪、干地黄、漂白术、茯苓各10g，党参、龙眼肉、酸枣仁、合欢皮各12g，软柴胡、炙甘草、广木香、远志各6g，何首乌、香谷芽各15g。

3. 精亏血虚证

病人多数在40岁以上，白发从两鬓角开始，继而扩大乃至白头，亦可见于少数青少年。伴有头昏眼花，视物不明，健忘，腰膝酸软，不耐劳作，倦怠嗜睡，舌质淡红有裂纹，苔少，脉沉细。治宜补肾益精，柔肝乌发，方用七宝美髯丹加减：干地黄、何首乌、巨胜子、菟丝子各15g，黑芝麻、桑椹子、茯神、山茱萸各12g，龟甲胶（烊化）10g，甘草6g。

加减法：头部烘热感重，加天冬、玄参；烦躁易怒，加生赭石、生磁石、珍珠母；房劳损精，加鹿角片、鹿茸、龟甲胶、巴戟天；肝血不足，加当归、炒白芍、五味子；肺痨气伤或咳血，加紫菀、百合、冬虫夏草。

（四）黄发

黄发又称发黄，指头发枯萎变黄、干燥脆裂而言。黄发病名始见于隋朝《诸病源候论》，该书记载："足少阴之经血，外养于发，血气盛，发则润黑；虚竭者，不能荣发，故令发黄。"我国属于黄色人种，正常发色应为黑色或棕黑色，少数健康而皮肤白皙的黄种人，亦可能是荣润光泽的棕黄色头发，此均属于正常生理范畴。

【中医病因病机】

1.气血亏损

禀赋素弱，或者久病失养，热病伤阴，或者产后失血过多等，均能导致气血亏损，发失荣润而成。正如《普济方》所说："足少阴血气盛，则发润泽而黑，足太阳血气盛，则须润泽而黑，二经血气虚乏，则须发变为黄白。"

2.脾虚胃弱

患儿饮食不节，或者偏食，或者恣食生冷、油腻和香燥之物，致使脾胃损伤，运化无力，气血生化无源，阴血不能濡养毛发而成。

3.阴虚血燥

气候干燥，加之洗涤不当，如用碱性洗发剂，或者洗涤过勤，造成头发干枯、焦黄，乃至末端纵裂。

【中医辨证治疗】在临床上对本病的治疗从虚、从燥论治较为普遍。

1.气血亏损证

头发色枯而黄，干燥易折。伴有面色萎黄、四肢羸瘦，大便溏泄，食不知味，舌质淡红，苔少，脉细弱。治宜益气补血，滋阴乌发，方用八珍汤加减：炙黄芪 30g，党参、茯神、炒白术、白芍、阿胶各 10g，熟地黄、当归身各 15g，何首乌 12g。

2. 脾虚胃弱证

小儿头发枯黄少泽，萎软纤细，易于折断，或者生长迟缓，倦怠，面黄肌瘦，肚大青筋，神情萎顿，大便不调，舌质淡红，苔微黄且腻，脉滑数。治宜消疳理脾，驱虫清热，方用消疳理脾汤加减：焦神曲、槟榔、陈皮、使君子、胡黄连、炒白术各 6g，炒麦芽 10g，青皮、莪术各 3g，鸡内金、山药、炒扁豆、山楂各 12g。

3. 阴虚血燥证

头发变黄且脆，末端纵裂成多条细丝，呈羽毛状。伴有五心烦热，面色潮红，小便短黄，舌质红，苔少，脉细数。治宜滋阴养血，润燥乌发，方用养血润肤饮加减：当归身、生地黄、熟地黄、天冬、麦冬各 15g，何首乌、黑芝麻、玉竹、石斛各 12g，升麻、远志各 6g，竹叶 10g。

（五）假性斑秃

本病始见于《诸病源候论》，后世《世医得效方》和《小儿药证直诀》也记载"发不生"，不过，前者指火烧瘢痕致密导致的毛发不生，属实证；后者属五迟之一，专指虚损。由此可见，前者类似假性斑秃或瘢痕性斑秃，后者可能与先天性秃发接近。

【中医病因病机】

1. 气血不荣

外伤后包括火灼、机械性损伤以及某些大疮愈后，遗留瘢痕致密，气血不荣，难以宣通腠理，故毛发不能生长。

2. 肾气不充

发为血之余、肾之苗，肾气不充，血虚失养，均可致头发稀疏不密，生长迟缓。

【中医辨证治疗】 中医针对它的原始病因分两个方面治疗。

1. 气血不荣证

头部可见明显的萎缩性瘢痕，头皮薄而光滑，头发极少，乃至全无，周身症状不明显，舌质正常或红，苔少，脉细涩。治宜益气养血，宣通腠理，方用麻黄四物汤加减：炙麻黄、川芎、石菖蒲各6g，全当归、生地黄、熟地黄、炙黄芪、党参各15g，桂枝、杏仁、甘草、白芍各10g，大枣5枚，生姜3片。

2. 肾气不充证

小儿为主，头发稀少、细软、焦枯少泽，甚则不生，乃至眉毛亦无，牙齿疏少，疲倦多卧，面色无华，舌质淡红，少苔。治宜扶阳益阴，方用还少丹加减：熟地黄、枸杞子、山茱萸、肉苁蓉各10g，五味子、楮实子、远志、小茴香各6g，山药、茯苓、补骨脂各12g。

【艾灸疗法】

取涌泉、血海。方法：艾条灸，每次10~15分钟，日2次。

（六）拔毛癖

拔毛癖又称抽搐性拔毛，系病人自己强迫性拔除毛发。

【中医病因病机】中医文献尚未查到类似描述。不过，从病人多为小儿，性情多急躁、易冲动等特点出发，从清肝泻心施治，常能获效。分析本病产生的原因，一是食热内扰，饮食不节，脾胃乃伤，湿热困于中宫，进而化痰化火，痰火上扰，蒙蔽清窍而神明不聪，故躁动而拔弄头发。二是心脾两虚，心主血而藏神，心虚则神不藏。脾主运化，濡养心神。若脾虚则运化不足，心神失养，致使神不守舍，故而动作异常。

【中医辨证治疗】

1. 食热内扰证

偏食或者食多善饥，面色黄，形体瘦，时常躁动，用手或镊子无意识地拔除头部的毛发，口干苦、口臭，大便燥结，舌质红，苔黄腻，脉滑数。治宜保和丸、栀子豉汤合裁：神曲、山楂各12g，法半夏、陈皮、连翘心各10g，茯苓、栀子、竹叶各6g，琥珀3g。

2. 心脾两虚证

面色萎黄少华，神目呆痴，动作细微，时弄头发或者拔除头发，舌质淡红，苔少，脉细弱。治宜扶脾宁心，安神定志，方用归脾汤加减：黄芪、党参、干地黄、白芍、茯神各 12g，麦冬、五味子、莲子心各 10g，酸枣仁、石莲子、生石决明各 15g，钩藤 30g。

（七）石棉状糠疹

石棉状糠疹部分类似于白屑风，又名头风白屑。明《医学入门》首先描述："头皮燥痒，生白屑。"

【中医病因病机】本病由肌热风燥或湿热蕴蒸所致。素食辛热、炙煿食品，肤腠内热偏盛，风邪侵入毛发，郁而化燥，肤腠失养，症见燥痒白屑脱落，复又再生。或者湿热内阻，复受风邪，风湿热三邪蕴蒸，循经上行于头面，临床以皮肤油光、油性鳞屑为主症。

【中医辨证治疗】本病依据鳞屑的干湿分两型治疗。

1. 肌热风燥证

头面可见大量干燥细碎白屑，叠叠飞起，脱之又生，自觉瘙痒，舌红，苔薄，脉数。治宜凉血清热，消风止痒，方用凉血消风散加减：荆芥、白附子各 3g，羌活、防风各 6g，泽泻、杭菊花、钩藤各 12g，川芎、苍耳子各 4.5g，生薏苡仁 30g，生地、冬瓜仁、炒丹皮各 15g。

2. 湿热蕴蒸证

头皮、颜面油光滑亮，毛囊口扩大，覆有油腻性污垢或少量鳞屑，洗浴后油脂仍多，时有微痒，舌质红，苔薄，脉滑数。治宜清热除湿，散风止痒，方用祛风换肌散加减：威灵仙、苦参、苍术、川芎各 6g，当归、赤茯苓、大胡麻、何首乌各 10~12g，茺蔚子、杭菊花、山楂片、虎杖、茵陈各 15g。

加减法：鳞屑偏多，加蔓荆子、王不留行、萆薢；剧痒，加刺蒺藜、天麻、石菖蒲；油腻感重，加五味子、白花蛇舌草、青蒿。

外治法：头部油腻，鳞屑堆积较多，选用苍肤水洗剂、透骨草水洗剂、山豆根水洗剂、脂溢洗方等。若见鳞屑干燥、数量较多，选用零陵香油剂等。

（八）脓肿性穿掘性头部毛囊周围炎

【中医病因病机】本病多由暑热成毒，患生暑疖，而失之治疗；或因小儿禀赋较弱，胎中受毒而成。成人所病人，常与风热外邪，蕴结头部皮肉有关。由此可见，头部皮肉较薄是本病发生的条件，而气血亏损、脓毒旁窜才是病生的内在因素。

【中医辨证治疗】本病根据毒热的强弱以及正气的盛衰分别治之。

1. 暑毒蕴结证

疖肿如梅李，溃脓不畅，口不收敛，脓窦串通，或脓出渐消，复日又肿。伴精神不振，食少纳呆，烦躁不安，舌质红，苔薄黄而腻，脉濡数。治宜清暑利湿，解毒托脓，方用五神汤加减：金银花、紫花地丁各 30g，茯苓、车前子、皂角刺、浙贝母、黄芪各 12g，升麻、川芎各 6g，当归、赤芍、连翘各 10g，金头蜈蚣 1 条。

2. 风热上攻证

初起如豆，根脚坚硬，肿势局限，脓溃不消，或本处未愈，它处又发，疖肿相连，疮不敛口，宛如蝼蛄串穴。伴面赤口渴，头痛烦躁，舌质红，苔薄黄，脉数或浮数。治宜疏风清热，解毒散结，方用仙方活命饮加减：金银花、连翘、紫花地丁、蒲公英各 15g，当归、赤芍、花粉、陈皮、皂角刺各 10g，制乳香、制没药、甘草各 6g，浙贝母 12g，天龙 1 条。

3. 正虚毒结证

经年累月，疖肿不愈，或作结块，迟不化毒，或已溃破，脓液淡薄，或疮口日久不敛。伴神疲乏力，面色无华，舌质淡红，苔少，脉虚细。治宜扶正托毒，透脓散结，方用四妙汤加减：生黄芪 12~15g，党参、茯苓、浙贝母、白蔹、当归、陈皮各 10g，金银花 15g，生甘草、玄参、山药各 12g。此外，同时加服散结灵与人参养荣丸，前者晨服，后者晚服，每次 3~6g。

外治法：初起阶段，选用芫花水洗方，湿敷或溻洗。疮口已溃，脓毒排出不畅，或者硬结不化，轻症用九一丹药捻，重症用三品一条枪，插入疮内，外盖千捶膏。脓腐已尽，新肉红活如珠，生肌散、桃花散、八宝丹等，任选一种，掺在疮面上，外盖千捶膏，直至收功。此外，疮周滋水津溢，瘙痒颇重时，选用败铜散，香油调搽，亦好。

（九）单纯性毛囊炎

【中医病因病机】病人素体虚弱，外感风邪，与血气相搏，熏发肌肤而成。①暑毒蕴肤：暑为火热之气，性酷热，气候炎热之际，每使人汗出太多，耗气伤津，荣逆血热，结毒生疖；长夏之令，暑湿之邪，每易相兼，郁蒸肌肤而发病。②正气虚弱：幼儿禀赋薄弱，脾胃素虚，产后妇女，气血受损，腠理虚而不密，易为外邪所乘。

【中医辨证治疗】本病根据正邪的盛衰治之。

1. 暑湿蕴肤证

初起头皮有脓疱，自行溃破，流溢黄白脓液，或渗出血水，肿硬疼痛。伴身热烦渴，便秘溲赤，舌质红，苔黄，脉数。治宜清暑利湿，解毒止痛，方用清暑汤加减：连翘、赤芍、花粉、车前子、泽泻各 10g，金银花、滑石、蒲公英、紫花地丁各 15g，甘草梢、淡竹叶各 6g。

2. 正虚毒恋证

疖肿红赤渐退，渗流滋水，结痂而愈，但本毒未罢，新疮又起，或有全身违和、口渴等，舌质淡红，苔少，脉虚细且数。治宜益气养阴，清暑解毒，方用王氏清暑益气汤加减：沙参 15g，石斛、炒知母、竹叶、佩兰各 10g，金银花 30g，西瓜翠衣、粳米、荷梗各 12g，黄连、甘草梢各 4.5g。

加减法：暑湿在肤表，头痛不适，加青蒿、荷叶；暑湿偏重，加佩兰、藿香、大豆黄卷；暑热偏重，加生石膏、黄连、知母；气阴虚者加西洋参、麦冬、沙参；脓成未溃，加皂角刺、芙蓉叶；肿胀、疼痛较重，加紫花地丁、制乳香、制没药。

外治法：初期应消肿止痛，玉露散、如意金黄散、化毒散软膏、铁箍膏、青黛散，任选一种外敷或外贴；亦可选用鲜紫花地丁、蒲公英、野菊花、败酱草、田边菊等 1~2 味，捣烂外敷；红肿痛甚者，可用黑布化毒散膏外敷。中期脓成欲溃，外敷千捶膏；脓成不溃，宜切开排脓。后期应生肌收口，可选用九一丹或冰石散少许外掺疮口，外盖黄连膏或太乙膏，日换 1 次。

（十）毛囊炎

本病是由葡萄球菌感染毛囊所引起的炎症。类似中医所称发际疮。

【中医病因病机】病人以胖人多见，这是因为胖人多湿，多痰。湿邪与肌热相结，复感风邪，湿热或风热上壅而发。此外，体质虚弱，心经血虚火旺，正不胜邪，则疮疡反复，经年不愈；或因正不御邪，湿热毒邪，阻于络道，疮疖累累，缠绵难愈。

【临床表现】本病好发于项后发际。皮损初起为红色丘疹，中心贯穿毛发，顶端迅速出现脓头，此后变成丘疹性脓疱，周围肉赤红晕，继而干燥结痂，皮疹数目多少不定，孤立散在。自觉局部灼痛或瘙痒。

【中医辨证治疗】临床根据病程经过及其体质，分三型治疗。

1. 风热毒盛证

发病急，项后发际见多个红丘疹，顶端有脓头，或有丘疹性脓头，周围肉赤红晕，局部灼热或痒痛，咽干口渴，便秘，溲短黄，舌质红，苔薄黄，脉数或滑数。治宜疏风，清热，解毒，方用升麻消毒饮加减：升麻、羌活、防风、白芷、桔梗、生甘草各 6g，金银花、连翘、赤芍、当归、炒牛蒡子、花粉各 10g，野菊花、草河车各 12g。

2. 湿热结毒证

项后发际处的皮疹，常是此起彼伏，时有丘疹性脓疱，脓溢结痂，舌质红，苔黄腻，脉滑或滑数。治宜清热，除湿，解毒，方用蜂房散加减：蜂房 6g，泽泻、紫花地丁、赤茯苓、赤芍各 12g，金银花、蒲公英各 15g，羌活 4.5g，土贝母 10~12g，升麻 10g。

3. 气虚邪恋证

素体虚弱，气血亏损，面色㿠白，疮疡色淡不红，间见脓头，微感疼痛，伴有夜难入寐，心悸，病情反复发作，经年不愈，舌质淡红，或间见瘀斑，脉细数。治宜益气托毒法，方用托里消毒散加减：黄芪、党参、麦冬、石斛、草河车、当归各 12g，紫花地丁、蒲公英、金银花、白花蛇舌草各 15g，生地、茯苓、浙贝母、陈皮、天冬各 10g。

外治法：初起阶段，仅见红肿疼痛，芫花水洗剂、苍肤水洗剂、毛苍水剂，任选一方。红肿未溃阶段，冷水丹、琥珀膏、黑布化毒膏、五倍子膏等，任选一方，外敷患处，每日 1 次。各型发际疮均可选用，如二白散、如意金黄散、玉露散、发际散等，分别采用植物油、蛋黄油、醋等调成糊状，外涂患处，每日 2~3 次。

（十一）项部硬结性毛囊炎

【中医病因病机】湿痰壅遏，日久化毒，复遭风寒外邪侵袭，致使气滞血瘀，阻隔经络，加之气虚难以托毒外泄，遂成本病。

【临床表现】以中年男性居多。皮损初发在枕部、项部发际处，可见散在性红色毛囊丘疹，逐渐发展为硬结，或聚集、融合而成瘢痕疙瘩性硬块，大小不等，形态不一，呈圆形、卵圆形或不规则形，孤立或互相连接成乳头状、条索状。患处凹凸不平，表面光滑、萎缩，呈淡红色或正常肤色，触之坚硬，刺破容易出血。旧的皮疹平复，新的皮疹又发生，部分急性炎症后，可形成皮下脓肿。瘢痕处头发稀少或完全脱落，或者仅有几根乃至几十根短发穿出。病程进展缓慢，可迁延数年，如不治疗，很难自然痊愈。

【中医辨证治疗】鉴于病变在后项发际连及背部两旁，可见炎性丘疹或脓肿，相互融合成片，状如瓜卧，色红或不红，破损滋水，时破时敛，伴有疼痛，时重时轻，舌质红，苔薄黄，脉濡数。治宜清热化痰，利湿散结，方用排脓散加减：当归、黄芪、防风、羌活、泽泻、白芷各 10g，赤茯苓、法半夏、浙贝母各 12g，金银花、草河车、白花蛇舌草各 30g，皂角刺、甲珠、川芎各 6g，金头蜈蚣 1 条。在病情急剧加重时，加服西黄丸，每次 3g，1 日 2 次，汤药送下。

外治法： 外用琥珀膏敷之，每日换 1 次。

（十二）脱发性毛囊炎

【中医病因病机】因过食肥甘辛辣、油腻酒酪，湿邪内蕴，郁久化热，湿热蕴毒，上犯巅顶而发病，或者七情不调，心绪烦扰，肝火内炽，心肝两经，积热炽盛，上灼于头所致。

【临床表现】病者以青壮年为主。病变部位除头部毛发外，尚可发生于胡须部、腋毛和阴毛等处。初起为毛囊性红斑、丘疹，后演变为丘疹性脓疱，愈后遗留有圆形或椭圆形瘢痕，在其四周可发生散在性红斑、脓疱和瘢痕性秃发。自觉瘙痒，病程缓慢，可长达数年或数十年。

【中医辨证治疗】临床根据皮损和病变部位分两型治疗。

1. 湿热蕴毒证

初起头皮生有粟疹，如黍如豆，中心毛发穿过，四畔红晕，顶现脓疱。伴痒痛相兼，胸闷纳呆，大便不调，小便黄赤，舌质红，苔薄黄腻，脉滑数。治宜清热利湿，解毒祛邪，方用除湿解毒汤加减：黄芩、牛蒡子、连翘、六一散（包煎）、龙胆草各 10g，泽泻 12g，金银花、赤茯苓各 15g，白芷、羌活各 6g。

2. 心肝积热证

皮疹大如黄豆、芡实，周围焮赤，出脓带血。伴有心烦口干，渴喜冷饮，便结溲赤，舌质红绛，苔少，脉弦数。治宜凉血解毒，方用凉血解毒汤加减：炒栀子、炒龙胆草、炒丹皮、赤芍各 10g，蒲公英、野菊花、金银花、浙贝母、连翘各 12g，生地 30g，紫花地丁 15g。

外治法： 在初期，皮损散见时选用芫花水洗方；或用苍耳子 60g，苦参、雄黄、明矾各 10g，黄柏 15g，水煎取汁，外洗或湿敷。皮损集中时，选用紫金锭或梅花点舌丹，醋调糊状，敷于患处。

（十三）疖与疖病

疖为金黄色葡萄球菌侵犯毛囊或毛囊深部及周围组织引起的急性化脓性感染，如多个损害反复发生即称疖病。

【中医病因病机】 本病常与机体免疫力下降、糖尿病、经常搔抓、摩擦有关。中医认为该病由湿火郁结及阴虚血热而生。喜食甘美肥腻，甘者令人中满，肥者生内热，中州失运，湿火郁结，蕴毒于皮肤；或病人素患消渴，脏腑燥热，阴虚火旺，消灼胃阴，津液不荣肌肤，荣卫不行，外感风热之邪相合，则易感而发病。

【临床表现】 本病好发于头项、颈及臀部。初起为丘疹，继则增大，显红色硬结，有压痛与疼痛，2~3 日后，结节化脓形成脓疡，中心部位有坏死的脓栓，1~2 周内结痂愈合。部分此起彼伏，反复发生，迁延日久。

【中医辨证治疗】 临床分虚实两证治疗。

1. 湿火蕴结证

好发于项后、背、臀等处，皮损呈圆形硬节，红肿热痛，后渐软化，现有黄色脓头，溃出黄脓。伴有发热口渴，头身痛，舌质红，苔薄黄，脉浮数或濡数。治宜清热化湿，解毒散结，方用五味消毒饮加减：野菊花、蒲公英、紫背天葵、赤芍各12g，金银花15g，当归、紫花地丁、甘草各10g，浙贝母、花粉各6g。

2. 阴虚血热证

疖肿在身体各部位散在发生，或固定在一处，此伏彼起，连绵不断。脓成迟缓，其色暗红。伴有口干，消谷善饥，心烦难寐，小便黄赤，舌质红，苔少，脉虚数。治宜滋阴清热，扶正托毒。方用滋膵汤加味：生地、黄芪、南北沙参、蒲公英、金银花各15g，山药30g，山萸肉、玄参、石斛、天冬、麦冬各12g，灯心草3扎，竹叶、莲子心各6g。

外治法： 同脱发性毛囊炎。

六、乌须黑发

头发花白，是人体趋向衰老的外征之一，其年龄界限女性为42岁，男性为48岁。查阅中医文献有关乌须黑发的防治方法，不仅方剂多，而且给药途径也众，为今人研究乌发留下了许多值得借鉴的经验。

（一）内治法

1. 精虚血弱证

病人以40岁以上的中老年人居多，白发从鬓角开始，继而整个头发花白，甚至满头银发，伴有头昏、眼花、腰膝酸软等。治宜补肾益脑，方选远景丹加减（首乌、黑芝麻、补骨脂、生地黄、熟地黄、桑椹子、女贞子、墨旱莲、胡桃肉、大枣、槐角）。因房劳损精者加龟甲胶、巴戟天、肉苁蓉以填精补髓；因肝血不足，加当归、白芍、五味子以养血柔肝。

2. 情志烦恼证

性格内向，平素多愁善感，头发斑白，略有焦黄不泽，伴有口苦咽干，夜寐欠安等。治宜舒肝解郁，宁心安神，方选越鞠丸合归脾丸加减（炙黄芪、党参、茯神、苍术、神曲、白芍、熟地黄、炙甘草、香附、川芎、陈皮、酸枣仁、丹参、远志等）。

3. 血热偏亢证

病人以青少年为主，头发由黄渐变花白，枕部尤为明显，部分静止数年不再增多，部分发展为少年白头。治宜凉血乌发法，方选草还丹（地骨皮、生地、菟丝子、牛膝、远志、石菖蒲）。

（二）外治法

1. 洗头乌发法

选用榧子、桑白皮、侧柏叶、覆盆子、没食子、石榴花、五倍子、丁香、黑豆等，任选3~5味，水煎取浓汁水，浸泡头发5~10分钟，2~3日一次。上药有祛风、除屑、乌发的功效。

2. 染发令黑发

（1）药汁染黑发：取洗净芭蕉榨取原汁，涂头发，保留5分钟，再用温水冲洗一次，3~5日1次。

（2）染发膏：选用还春膏（新小胡桃、乳汁，小火煎熬）洗净发后，涂梳于头发上，2日1次。

3. 搽牙乌黑发

齿为骨之外候，通过刷牙、搽药达到固齿、益精、乌发的目的，这类方剂甚多，仅择两方供参考。

（1）沉香延陵散（沉香、木香、檀香、香附、白芷、龙骨、甘松、川芎、生地、荜拔、升麻、防风、当归、首乌、藁本、青盐、人参、茯苓、白蒺藜、海浮石、藿香等），每日早晚，洗刷净牙，后蘸药刷之。

（2）变白散（大浆石榴、细辛、猪牙皂角、寒水石，研细末）临卧搽牙，勿漱，每日1次。

4. 包头染发法

选用乌云散（诃子、百药煎、没食子、轻粉，研细末），每次取药粉5~10g，温水调成糊状，趁温涂在头发上，然后用荷叶封裹之，持续10~15分钟后，再用温水冲洗之，3~5 日 1 次。

5. 药露乌发法

黑发方（垂杨柳、侧柏叶、诃子皮、青胡桃皮、乌梅、新汲水，胡桃油蒸馏取汁备用），临卧和早晨各取药露适量，滴洒于头发上，然后用梳子理顺头发。

总之，外治方法还可以举出一些，今人一方面要继承其精华，为无害性染发开拓新领域，另一方面也应看到染发的效果为暂时性的局限性，因此，仍应强调内治法，诚如《医学入门》所说："养生者，宜预服补精血药以防之，如张天师草还丹、四物坎离丸、五老还童丹之类，染掠亦非上策。"

七、秀发名方举要

头发的秀美，皆由百脉会于百会，气血旺盛上行所为，古人喻之草木的华实，因此，秀发之法的重点，就在于审度津、精、液、血、气等方面的虚损，予以有针对性的内治，自然能够收到有病可治、无病可防、秀发似青娥的效果。综合古今经验，简介五类内治法。

1. 宣通气血法

气滞血瘀，遂致头发焦枯少泽，甚则发端分叉，选用天麻丸（天麻、广木香、玄参、地榆、乌头、附子、血竭、乌药、乳香、石菖蒲，炼蜜为丸），每日 3 次，每次 3~6g，黄酒或温开水送下。

2. 滋补肝肾法

肾精匮乏，头发斑白而少润泽、多头屑等。选用驻颜巨胜子丸（巨胜子、杏仁、陈皮、细辛、附子、旋覆花、覆盆子、青葙子、秦艽、干地黄、白芷、肉苁蓉、秦皮、桂心、生地黄，米糊为丸），每日 3 次，每次 6g，淡盐开水送下。

3. 补脑壮髓法

《普济方》说："发者，脑之华，髓之所养也，冲脉为经络之海……或生而黄悴，则脑虚，冲脉衰，无以荣养故也，须以药治之，令润泽也。"由此可见，凡遇头发黄枯少泽，均可投用药治，使秀发黑光滑润。选用巨胜七子丸（甘菊花、旋覆花、白芷、茯苓、牛膝、覆盆子、墨旱莲、巨胜子、枸杞子等，炼蜜为丸），每日 3 次，每次 6~9g，黄酒或温开水送下。书云：昔日李升服此药，寿至 70 岁，全无白发。

4. 补心安神法

心血不足，发无滋养，故发白如霜，枯萎似草，选用五神还童丹（赤石脂、川椒、晨砂、茯神、乳香，研细末，枣肉和丸），每日 2 次，每次 3~6g，空心温酒送下。

5. 补益气血法

久病或产后，气血虚惫，则变生毛发黄白而不润黑，选方神仙琼玉膏（茯苓、人参、干地黄）加女贞子、何首乌、五味子、当归、桑椹子、白蜜适量收膏。每日 2~3 次，每次 10~15ml，温开水送下。

鼓励病人在日常生活中，应有意识地摄入猪骨汤、海藻、菠菜、瘦肉、花生米等，因为头发在生长的过程中，需要大量的蛋白质和钙、磷、镁等矿物质元素。

八、多毛症的诊治

凡在体表的任何部位，发生毛的密度增加，毛干长且粗，色泽乌黑，皆称之为多毛症。我在临床实践中，接触过不少的女性病人因口唇生须而苦恼，还有的女性因手臂或小腿胫前生长浓密的长毛，不能穿显露女性美的短袖衫或短裙而懊丧。

然而，引起女性多毛症的原因十分复杂，主要有特发性多毛症、营养不良性多毛症、精神紧张性多毛症、药物性多毛症等。不过，这类病人常有月经减少或闭经、乳房萎缩、阴蒂肥大以及其他女性特征减弱或消失、声音低沉和男性体态等症状。中医学对上述症状的认识为：阴阳内热，挟冲脉上逆，转荣唇口及其皮肤，故而多毛丛生。

1. 内治法

女性口唇生须，或有浓密的胫毛等，治宜养阴，清热，退毛，方选净肤汤加减（生地 15~30g，天冬、花粉、石斛各 12g，煅牡蛎 30g，紫草 15g，黄连、黄芩各 6g，玄参 24g）。

加减法： 鼻出血、牙龈出血加炒丹皮、大黄，重用生地；腹部瘢痕加皂角刺、桃仁、三棱、莪术等。日服 1 剂。

2. 外治法

（1）散剂：选用净肤散（海浮石 10g，炉甘石 2g），研极细末，用棉花沾药轻轻摩搽，以微红为度，每日 1 次；病变在唇口，将药粉调入 50% 甘油中，外搽，直至毛脱为止。

（2）膏剂：选用莹肤膏（乳香 6g，沥青（徐注：松香）100g，小火同时融化，熬至硬软适度备用）。用法：卧前均匀地涂在患处，第二天早上用温热水轻轻洗去。原书云：以膏贴之，次日随膏药茸毛自退，莹净再不复生。

在治愈本病后，尚需常服知柏地黄丸或丹栀逍遥丸等，有巩固疗效的作用。

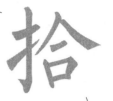

|第|十|章|

皮肤病常用名方
六十首浅析

仙方活命饮（《校注妇人良方》）本方又名真神活命饮、真人活命饮

[**组成**] 白芷、防风、炙穿山甲、制香附、制没药、陈皮各6g，贝母、赤芍、当归、皂角刺、天花粉各10g，金银花15g，甘草3g。

[**功效**] 清热解毒，消肿溃坚，活血止痛。

[**主治**] 疮疡肿毒。

[**制剂与服法**] 水或水酒各半煎服，另一种酒煎服。

[**浅析**] 仙方活命饮被誉为中医外科第一要方，现代研究发现本方对内科、外科、骨科、儿科、妇科、男科、五官科、皮肤科疾病均可选用。我在临床上主要用于三类皮肤病：一是顽固性毛囊炎；二是聚合性痤疮；三是各种感染性皮肤病。但在具体应用中有四味药由于症状不同，药量常有一些变化：①如红肿热痛剧烈者，金银花重用，必要时用金银花炭；②疼痛剧烈时，制乳香、制没药的用量可以适当加大，不过一定要灯心草伴炒；③穿山甲在未溃时剂量宜小，脓成未溃可适当加重，溃后则不用，可适当加入少量川芎；④伴糖尿病者，除天花粉外，还应加入山药15~30g。

二仙汤（上海曙光医院方）又名仙茅汤

[**组成**] 仙茅、仙灵脾各12g，巴戟天6g，黄柏、知母、当归各9g。

[**功效**] 补肾泻火，调理冲任。

[**主治**] 更年期综合征及冲任不调证候。

[**制剂与服法**] 水煎服。

[**浅析**] 我在临床中常将本方用于治疗绝经期的女性病人，具体应用时有五个方面的加减变化：①汗多加桑叶；②面部烘热加玄参、地骨皮、炒丹皮；③虚烦难寐加生龙骨、生牡蛎、酸枣仁、柏子仁；④眼、口或阴道干涩加铁皮石斛、熟地黄；⑤神疲乏力加仙鹤草。同时在多数情况下，仙茅用量减少为6g，黄柏要求盐水炒，知母去掉不用，加沙参。

二至丸（《医方集解》）

[**组成**] 女贞子、墨旱莲（一方加桑椹）各等份。

[**功效**] 补益肝肾。

[**主治**] 早年白发。

[**制剂与服法**] 将女贞子研细末，墨旱莲熬膏，制成蜜膏丸。每日2次，

每次 6~8g。

[浅析] 本方治疗少年白头确有疗效，我本人曾在学校读书期间一度白发明显增多，坚持服药半年后，白发明显减少。因此在临床中凡见肝肾不足、阴虚火旺者我均用此方为基础，予以化裁。如老年人冬季皮肤瘙痒，用本方加钩藤、夜交藤、鸡血藤等；女性病人若郁闷烦躁，夜难入眠，加百合花、萱草花、合欢皮；头皮燥痒不适，鳞屑较多时加桑叶、炒牛蒡子、天麻等。

八正散 (《太平惠民和剂局方》)

[组成] 车前子、萹蓄、滑石、山栀子仁、炙甘草、木通、熟大黄各500g。

[功效] 清热泻火，利尿通淋。

[主治] 小便频数或者淋漓不畅。

[制剂与服法] 研粗末，每次取 15~20g，加灯心草水煎去渣，饭后、临卧服。

[浅析] 八正散是治疗泌尿系感染急性期的重要方剂，如治血淋加小蓟、炒蒲黄、白茅根；石淋加金钱草、海金沙；膏淋加萆薢、石菖蒲；前列腺肥大，小便涩滞加桃仁、荔枝核；在必要的时候酌加理气药，轻者加青皮，重者加沉香。

七宝美髯丹 (《医方集解》引邵应节方)) 又名七宝美髯丸

[组成] 制首乌 1000g，茯苓、牛膝、当归、枸杞子、菟丝子各 250g，补骨脂 120g。

[功效] 补肝益肾。

[主治] 须发早白或者肾水亏损。

[制剂与服法] 蜜丸。每日 2 次，每次 9g，用盐水或酒送下。

[浅析] 本方是治疗肝肾阴虚的名方，在临床上男性在 48 岁以上，女性在 42 岁以上，均可以本方为基方加减。男性加肉苁蓉、巴戟天、桑叶、巨胜子，女性加侧柏叶、血余炭、当归、白芍。此外脱发在头顶加川芎；在两鬓加远志；在后脑加羌活；在可能的情况下，不论是男女均可加淡菜 4 粒同煎为引。

人参败毒散 （《太平惠民和剂局方》）又名败毒散

[**组成**] 柴胡、前胡、川芎、枳壳、羌活、独活、桔梗、人参各 5g，茯苓 10g，甘草 3g，生姜 3 片，薄荷 2g。

[**功效**] 益气解表，散风祛湿。

[**主治**] 疮疡初期。

[**制剂与服法**] 水煎服。

[**浅析**] 大凡皮肤病属于感受风寒或风湿所致的皮肤瘙痒与荨麻疹、早期皮肤瘙痒病、播散性神经性皮炎、泛发性湿疹样皮炎、丘疹性湿疹等均可应用本方。但在具体应用中，注意三个问题：①大便秘结者加生白术 18g，枳实 3g，老年病人则用肉苁蓉、郁李仁、火麻仁；②因瘙痒而影响睡眠时加生龙骨、生牡蛎、酸枣仁、柏子仁；③若心情郁闷或烦躁而痒感加重加合欢皮、合欢花、萱草花；④搔抓时污血外溢加益母草、徐长卿；⑤若有鼻痒、鼻塞之类过敏性鼻炎加炒苍耳子、鱼脑石等。在大多数情况下，我不主张用动物类药物如乌梢蛇、全蝎等。

小金丹 （《外科全生集》）

[**组成**] 白胶香、炒乌头、五灵脂、地龙、木鳖子各 42g，制没药、制乳香、当归各 22g，麝香 9g。

[**功效**] 化瘀通络，消肿解毒。

[**主治**] 无名肿毒，瘰疬恶疮。

[**制剂与服法**] 研细末，糯米粉打糊为丸，如芡实大，每日 2 次，每次 1 丸。

[**浅析**]《素问遗篇·刺法论》也有小金丹一方，组成有朱砂 60g，雄黄、雌黄各 30g，紫金 15g，蜜丸如梧桐子大，每日服 1 丸，连服 10 日，用于辟疫。不过现在书籍很少见记载和食用。我在临床上使用的小金丹为王洪绪先生所制，在治疗慢性丹毒时，往往建议病人将丸药敲碎，用温绍兴酒送下，对血管炎、硬红斑、结节性红斑、变应性血管炎、聚合性痤疮、颈项慢性疖肿、瘰疬性皮肤结核也有较好的疗效。现在市售的小金丸状如菜籽大，每瓶 3g，一日 2 次，每次 1 瓶，温水吞服。鉴于药中有木鳖子、炒乌头之类，中病即止，不可久服。马培之先生曾经告诫后学者说，这类药有久服必损胃气之弊。

小柴胡汤 (《伤寒论》) 又名黄龙汤

[**组成**] 柴胡 9~12g，黄芩 6g，人参（或党参）6~9g，炙甘草 4.5g，法半夏 9g，生姜 4 片，大枣 6 枚。

[**功效**] 和解少阳，扶正祛邪。

[**主治**] 寒热往来，表里不和诸证。

[**制剂与服法**] 水煎服。

[**浅析**] 小柴胡汤的辨证要点有三：一是病位在半表半里；二是病变以肝胆循行区域为主；三是重在化裁，若胆热蕴结日久伤津，改人参为南北沙参，意在甘寒生津，扶正护液。将此方为基础加减，可治胸胁区域的带状疱疹、乳头湿疹、耳廓湿疹、眼周湿疹、外耳道湿疹等。

大黄䗪虫丸 (《金匮要略》)

[**组成**] 熟大黄 15g，黄芩 10g，甘草 10g，桃仁 10g，杏仁 10g，芍药 10g，干地黄 15g，干漆 6g，虻虫 6g，水蛭 6g（研，分冲），蛴螬 10g，䗪虫 12g。

[**功效**] 祛瘀生新。

[**主治**] 瘀结成块，肌肤甲错。

[**制剂与服法**] 炼为蜜丸，如小豆大。日服 3 次，每次 5 丸，淡黄酒送下。

[**浅析**] 大黄䗪虫丸适用于干血内结，表现为皮肤粗糙，状如席纹或者肥厚如老松之皮，常用于限局性神经性皮炎、慢性盘状湿疹、聚合性痤疮、瘢痕疙瘩、血栓性闭塞性脉管炎以及皮肤淀粉样变、结节性痒疹等。

六神丸 (雷氏方)

[**组成**] 珍珠、犀牛黄、麝香各 5g，腰黄、冰片、蟾酥各 3g。

[**功效**] 清热化痰，解毒消肿止痛。

[**主治**] 咽喉肿痛、痈疽疮疖。

[**制剂与服法**] 水丸百草霜为衣，每日 1 到 2 次，每次 30mg，噙化或温开水送下。还可外用，取开水或米醋调成糊状，外涂患处。

[**浅析**] 据文献记载，还有两种六神丸。一是《证治准绳》方，丁香、木香、肉豆蔻、诃子肉各 15g，使君子、芦荟各 30g，研细末，枣肉和丸，如

麻子大，日 3 次，每次 5~7 丸，食前米饮送下，具有健脾理气、止泻杀虫的功效，用于小儿脾虚生虫诸证。二是《景岳全书》方，神曲、麦芽、茯苓、枳壳、木香、黄连各等份，神曲打糊为丸，每日 2 到 3 次，每次服 9g，具有消食止痢的功效，用于赤白痢疾等。在这里我用雷氏六神丸时重申两点：一是方中的冰片以梅片为优，否则有灼热不适的感觉，特别是咽喉肿痛时更为明显；二是外用米醋调糊可治毒虫咬伤、带状疱疹、疖肿初期等。

五神汤（《洞天奥旨》）

[组成] 金银花、紫花地丁各 30g，茯苓、牛膝、车前子各 15g。

[功效] 清热解毒，分离水湿。

[主治] 丹毒、下肢痈疽等。

[制剂与服法] 水煎服。

[浅析] 凡湿热凝结，阻隔经络或者皮里膜外均可用本方为基础治疗。在临床中我有三个变通的使用方法：①湿热并重时加苍术、黄柏，热重于湿加马鞭草、败酱草，湿重于热加赤石脂、蚕沙；②红肿剧痛加服西黄丸，日 2 次，每次 3g；③热去湿重，局部肤色瘀白肿硬不消，加服鸡鸣散（槟榔、陈皮、木瓜、吴茱萸、桔梗、生姜、紫苏），若见静脉怒张，酌加川牛膝、路路通、青皮、丝瓜络等。

化斑汤（《温病条辨》）

[组成] 生石膏 30g，玄参、生地各 9g，知母 12g，犀角粉 0.2g（冲下），粳米 15g。

[功效] 清热凉血，解毒化斑。

[主治] 温毒发斑伴有神昏谵语。

[制剂与服法] 水煎服。

[浅析] 本方在皮肤科领域运用十分广泛，我在临床上对六大类皮肤病均以本方为基础进行加减：①凡温热之毒侵入气营之间，如亚急性系统性红斑狼疮、红皮病型药疹，本方加绿豆衣、水牛角；②皮肤焮红，灼热刺痒如毒性红斑、丹毒、夏季皮炎，本方加紫草、大青叶；③局部红肿，消退缓慢，特别是在面部呈时轻时重的状态，如植物日光性皮炎、夏季皮炎等加浮萍、白茅根、青蒿、茵陈；④在眼周和两颧发生红斑，轻微肿胀或毛细血管扩张如颜面再发性皮炎、激素依赖性皮炎加青葙子、鸡冠花、凌霄花、丝瓜

络；⑤酒渣鼻，红斑期或毛细血管扩张期加红花、凌霄花、山栀炭、黄芩炭；⑥寻常型痤疮以炎性丘疹为主，伴有皮肤油腻时加荷叶、焦山栀、桑白皮、绞股蓝等。

五子衍宗丸 *（《证治准绳》）*

［组成］枸杞子、菟丝子各 240g，覆盆子 120g，炒车前子 60g，五味子 30g。

［功效］补肾益精。

［主治］肾虚，阳痿，不育，须发早白。

［制剂与服法］蜜丸，日 2 次，每次 9g，温水或淡盐开水送下。

［浅析］本方是药性平和的补肾之方，既不温燥助火，又不滋腻碍胃，我常用于治疗色素障碍性皮肤病，如白癜风、黄褐斑、黑变病、雀斑等。若是白癜风加沙苑子、桑椹子、制附块（少量）、白花蛇舌草（每日 1g）；若是黄褐斑加黄精、柴胡、合欢花、萱草花；若是黑变病加炒蛇床子、楮实子、韭子、冬瓜子皮等；雀斑加熟地黄、盐水炒知母、天冬、麦冬等。

五味消毒饮 *（《医宗金鉴》）*

［组成］金银花 24g，野菊花、蒲公英、紫花地丁、紫背天葵各 15g。

［功效］清热解毒，凉血消痈。

［主治］各种疔毒，痈疽，疖肿。

［制剂与服法］水煎去渣，加少量黄酒服之。

［浅析］五味消毒饮是治疗感染性皮肤病的重点方剂，如疖肿、疔毒、脓疱疮、寻常型痤疮、毛囊炎、手部感染等均可以本方为基础加减，我在临床应用中分三个环节：一是季节，暑热之天加涤暑化湿药物如六一散（荷叶包煎）、藿香、炒薏苡仁、佩兰；二是部位，病位在头面者加玄参、升麻、板蓝根、马齿苋等；三是病势，红肿剧痛，表明毒胜正衰加服西黄丸并嘱口服绿豆汁，防毒内陷，病势趋于欲溃阶段，仿代刀散，主要用穿山甲、川芎、陈皮，初期早溃，脓去则正安，后期邪衰，正气未复，加黄芪、白蔹、浙贝、陈皮等。

牛黄醒消丸 *（《外科全生集》）* 又名西黄醒消丸、醒消丸

［组成］牛黄 1g，麝香 4.5g，乳香、没药各 30g。

［**功效**］清热解毒，消肿止痛。

［**主治**］痈肿初期。

［**制剂与服法**］米饭和丸，每日一到二次，每次 1.5~3g，温水或温黄酒送下。

［**浅析**］本方是王洪绪用于治疗痈疽初期的名方，服药后，盖被取汗则痈肿消退，故名醒消丸。我在临床上通常用于治疗感染性皮肤病的初期，特别是痈肿之类的疾患，如肉龟、穿掘性毛囊炎、聚合性痤疮等，取其移毒达表之效，不过，已成脓者万不可用（马培之语）。

左归饮 (《景岳全书》)

［**组成**］熟地黄 15g，山药、枸杞子各 6g，枣皮、茯苓、炙甘草各 4.5g。

［**功效**］补益生阴。

［**主治**］肾水不足，口燥盗汗。

［**制剂与服法**］水煎服。

［**浅析**］本方来源于六味地黄丸，是用于真阴亏而火不旺的主方，因此方中不用苦寒泻火，独用甘温补阴，特别是重用熟地黄，配合枣皮、枸杞子、山药、甘草等纯甘育阴壮水之药，因此在临床上凡见肾水不足皆可用之。如干燥综合征、老年性皮肤瘙痒、老年性阴道炎、皮脂腺缺乏症以及部分鱼鳞病皆可以本方为主，进行加减。如心热而燥加玄参、百合；肺热而烦加麦冬、白茅根；脾热易饥加白芍；肾热多汗加地骨皮、炒丹皮、桑叶；血燥而肤痒加当归、钩藤；阴虚失眠加女贞子、柏子仁、生熟酸枣仁；血热而肤红加生地、白茅根。

右归饮 (《景岳全书》)

［**组成**］熟地黄 15g，枣皮 3g，山药、枸杞子、杜仲各 6g，制附子 8g，肉桂、炙甘草各 4.5g。

［**功效**］温补肾阳。

［**主治**］肾阳不足，阳痿滑精。

［**制剂与服法**］水煎服。

［**浅析**］本方由肾气丸化裁而来，对于肾阳不足、阴寒内盛诸证皆可用之。徐灵胎称本方是补肾回阳之剂，为阳虚火发之专方。我在临床上凡见肢冷腰酸、肾疲气怯、舌淡苔白、脉沉细者皆可用之。如硬皮病初期、雷

诸氏病、指端青绀证、冻疮以及血栓闭塞性脉管炎皆以此方为基础，加减如下：气虚血脱或厥气短，加重人参、白术的剂量；火衰或中寒出现腹痛、腹泻或呕哕加豆蔻、炮姜、人参；血少气滞，指端冰冷或溃烂加当归、白蔹。

白虎汤 (《伤寒论》)

[**组成**] 知母9g，生石膏30g，甘草3g，粳米30g。

[**功效**] 清热生津，解渴除烦。

[**主治**] 阳明热盛或者气分热盛证。

[**制剂与服法**] 水煎服。

[**浅析**] 白虎汤是近代治疗流行性乙型脑炎、流行性脑脊髓膜炎、大叶性肺炎等急性病的主方，在皮肤科领域用于许多急性、危笃皮肤病，如红皮病、红斑狼疮气营燔灼期、抱头火丹、急性皮炎以及重症多形红斑、猩红热样药疹等皆可以本方为基础化裁。如壮热不退加玳瑁、水牛角；若神昏谵语加服安宫牛黄丸；皮肤红斑呈弥漫性，摸之灼热加紫草根、绿豆衣、大青叶；若红肿明显，加茯苓皮、炒丹皮、蒲公英、车前子、车前草、白茅根等；病在头面部加板蓝根、大青叶、焦山栀；病在躯干加莲子心、连翘、竹叶；病在下半身加川牛膝、黄柏、苍术等。

玉屏风散 (《丹溪心法》)

[**组成**] 黄芪、防风各30g，白术60g。

[**功效**] 益气固表。

[**主治**] 虚人外感。

[**制剂与服法**] 研粗末，加生姜3片水煎服。

[**浅析**] 玉屏风散出自于两处，一是《丹溪心法》，二是《世医得效方》，其剂量略有区别。本方出自丹溪心法，《世医得效方》中玉屏风散组成：黄芪18g，白术、防风各6g，水煎服。现在我们的用法多宗于《世医得效方》，以水煎服为主，很少用散剂。在大多数情况下，用于胃气虚弱所致的慢性荨麻疹，偶尔加减用于特应性皮炎所出现的过敏性鼻炎，但在具体应用中略有区别。鼻痒加蝉蜕、茜草、紫草、墨旱莲、防风、藁本；鼻塞加鱼脑石、细辛、川芎、红花、益母草；偏于风寒加苏叶、白芷、葱白、蔓荆子；偏于风热加薄荷、苍耳子、柳芽；鼻涕浊者加藿香、佩兰，清者加诃子、五味子、

赤石脂、黄芪、白术；喷嚏多者加防风、羌活、鱼腥草、墨旱莲、黄芩、绿豆衣。

甘露消毒饮 《温热经纬》又名普济解毒丹、普济解疫丹

[**组成**] 滑石 45g，茵陈 33g，黄芩 30g，石菖蒲 18g，木通、川贝母各 15g，射干、连翘、薄荷、白豆蔻、藿香各 12g。

[**功效**] 化浊利湿，清热解毒。

[**主治**] 湿温初期，湿热并重阶段。

[**制剂与服法**] 研细末，每日 2 次，每次 9g，温开水送下。或者神曲制成糊丸，每日 1 至 2 次，每次 6~9g，还可以减少剂量，水煎服。

[**浅析**] 现代用本方治疗肠伤寒、传染性黄疸型肝炎、急性胃肠炎等。在皮肤科领域可用于治疗湿热偏重的多种皮肤病，如传染性湿疹、急性天疱疮、渗出性银屑病、癣菌疹、植物日光性皮炎等。在具体应用中，要分清三个要点：①热重于湿重用黄芩、茵陈、连翘；②湿重于热重用豆蔻、藿香、滑石；③毒邪偏重加蒲公英、忍冬藤，必要时加服西黄丸。不过本方为苦寒之剂，中病即止，不可长期服用，否则有损伤胃气之虑。

龙胆泻肝汤 《兰室秘藏》

[**组成**] 龙胆草 0.9g，柴胡、泽泻各 3g，车前子、木通各 1.5g，生地、当归各 0.9g。

[**功效**] 清肝泻热。

[**主治**] 肝胆实火证。

[**制剂与服法**] 水煎服。

[**浅析**] 文献记载有四个大同小异的龙胆泻肝汤，一是《太平惠民和剂局方》龙胆泻肝汤，由柴胡、龙胆草、泽泻、焦山栀、车前子、木通、生地、黄芩、甘草、当归组成；二是《外科正宗》的龙胆泻肝汤，由龙胆草、木通、连翘、生地、泽泻、车前子、归尾、焦山栀、甘草、黄芩、黄连组成；三是《医宗金鉴·外科心法要诀》的龙胆泻肝汤，由龙胆草、生山栀、木通、牡丹皮、甘草、连翘、生地、车前子、泽泻、黄芩组成；四是《兰室秘藏》所载龙胆泻肝汤，药物组成及剂量见上。这四种龙胆泻肝汤给我们三个启示：一是该方为公认的清肝泻火名方；二是临床上多用《太平惠民和剂局方》中的龙胆泻肝汤组成，方剂组成严谨，为医家所喜用，但在不同的时

期和应用的疾病种类上应予以修正与完善；三是龙胆泻肝汤适应证在不断地外延与扩展，《太平惠民和剂局方》时期主证以肝胆湿热为主，内证居多，随后外延到妇科、皮肤科、五官科、外科等范畴。我在应用龙胆泻肝汤时，从以下两个方面入手。

（1）龙胆泻肝汤应用的主要依据：凡病变发生的区域在肝胆经循行的区域如耳廓、口周、颞部、乳头、胁肋、前阴及下肢均可考虑应用；其次主要证候包括内证与外证两部分，内证有心烦，目赤，耳聋，口苦，眩晕，小便短黄，大便干结，胁肋疼，自觉痛痒相间或瘙痒难忍，舌质红，苔黄，脉弦数有力，外证指皮肤上的红肿、焮热、丘疹、丘疱疹、小水疱、渗出糜烂或者橘黄色的痂皮等。适用于急性湿疹、传染性湿疹样皮炎、癣菌疹、急性接触性皮炎、多腔性湿疹、急性外阴湿疹、女阴溃疡、乳头湿疹、耳廓湿疹、眼睑湿疹、带状疱疹、植物日光性皮炎、急性丹毒等。

（2）加减变通法：鉴于本方应用广泛，在临床中必须加减化裁。高烧加玳瑁、羚羊角粉、生石膏；病变在颜面加菊花，病变在眼眉加谷精珠、青葙子，病变在上肢加姜黄，病变在耳廓加石菖蒲，病变在腰部加桑寄生、杜仲，病变在下肢加川牛膝、青皮；皮肤焮红肿胀加紫草、大青叶、茜草、牡丹皮、水牛角；痒感明显加白鲜皮、地肤子、蝉蜕、蛇蜕；疼痛明显加延胡索、制乳香、制没药。

四妙勇安汤（《验方新编》）

[**组成**] 玄参、金银花各 90g，当归 60g，甘草 30g。

[**功效**] 清热解毒，滋阴活血。

[**主治**] 血栓闭塞性脉管炎。

[**制剂与服法**] 水煎服。

[**浅析**] 本方是治疗血栓闭塞性脉管炎的名方，在临床上广为应用。我应用此方有三个要点：初期未溃加黄芪、南沙参、川牛膝，意在扶正消肿；中期红肿阶段重点在解毒止痛，加金银花炭、蒲公英、白花蛇舌草或者内服西黄丸、蜈蚣胶囊；溃烂后脓水稀薄则应加入甘温扶正之类如党参、炒白术、白蔹、熟地黄及小量制附块。按照这种思路还可将本方扩展应用到冻疮、雷诺氏病、硬红斑、变应性血管炎、白色萎缩等。

炙甘草汤 （《伤寒论》）又名复脉汤

［**组成**］炙甘草 12g，桂枝 6g，生地 30g，人参 6g，阿胶 12g（烊化冲服），麦冬 15g，火麻仁 12g，生姜 6 片，大枣 10 枚。

［**功效**］滋阴养血，益气复脉。

［**主治**］虚劳和心悸动等症。

［**制剂与服法**］水酒各半煎服。

［**浅析**］甘草在《伤寒论》中，见于 63 个方证，《金匮要略》见于 64 个方证，按入方次数计算，《伤寒论》入方 70 次，《金匮要略》入方 88 次，由此可见甘草之用十分广泛。甘草的作用特点与性味有关，甘草性味甘平，蜜炙则性微温，其甘缓之性显出缓急迫、缓急止痛的功效，它能调和诸药，与热药合用可缓其热，同寒药同用可缓其寒，能使补而不至于骤，使泻而不至于速，故黄宫绣言其"入和剂则补益，入汗剂则解肌，入凉剂则泻热，入峻气则缓正气，入润剂则养血"，并能解诸药毒。正因为如此，甘草在《伤寒杂病论》一书中，见于 127 方证，为《伤寒杂病论》诸药之首。在临床上对于结缔组织病后期的恢复阶段均可以此方为基础加减，特别是对中老年人更为重要。

甘草大枣汤 （《金匮要略》）

［**组成**］甘草 6g，淮小麦 30g，大枣 10 枚。

［**功效**］养心安神。

［**主治**］脏躁证。

［**制剂与服法**］水煎服。

［**浅析**］大凡脏阴不足所出现的精神、神经症状以及干燥诸疾均可用之。我在临床中将本方常用于下列三类疾病：一是年过四旬的病人，症见咽干、鼻燥、口渴、阴道干涩，加铁皮石斛、玉竹、菟丝子、桑椹子等；二是长久失眠或者忧郁者，上方加百合、合欢花、萱草花、夜交藤；三是老年性皮肤瘙痒，影响睡眠时也用本方加制首乌、钩藤、夜交藤、酸枣仁、柏子仁等。

扶桑丸 （《医方集解》）又名桑麻丸

［**组成**］嫩桑叶 500g，黑芝麻 120g，白蜜 500ml。

［**功效**］润脏腑，除风湿。

［**主治**］须发早白，体力虚弱。

［**制法与服法**］将芝麻捣碎，熬浓汁，加蜜炼至滴水成珠，再加入桑叶末为丸，每服 9g，早用淡盐汤送下，晚用酒送下。

［**浅析**］该方组成精益，药效平稳，可长期服用。常用于须发早白或者颜面早衰以及体质虚弱者。在皮肤病中对于干性皮脂缺乏或者面部皱纹较多可长期服之，将起到治疗与预防的双重功效。

安宫牛黄丸 （《温病条辨》）

［**组成**］犀角、朱砂、黄连、黄芩、雄黄、山栀、郁金各 30g，珍珠 15g，麝香、梅片各 8g。

［**功效**］清热解毒，开窍安神。

［**主治**］热邪内陷心包，壮热烦躁，神昏谵语。

［**制剂与服法**］研细末，炼蜜为丸。每丸重 3g，金箔为衣，每服 1 丸，小儿减半，温开水送下。

［**浅析**］大凡出现高热、神昏谵语等危笃重症均可用本方，如重症多形红斑、亚急性系统性红斑狼疮、落叶型天疱疮、中毒性表皮坏死松解症，均可配合西药用之，对于改善症状颇有帮助。

紫雪丹 （《外台秘要》）原名紫雪。

［**组成**］生石膏、寒水石、滑石、磁石 1500g，犀角、羚羊角各 150g，青木香、沉香各 150g，玄参、升麻各 500g，炙甘草 240g，丁香 30g，芒硝5000g，硝石 96g，麝香 1.5g，飞朱砂 90g（原方尚用黄金 6000g）。

［**功效**］清热开窍，镇静安神。

［**主治**］邪热内陷心包，神昏谵语及小儿惊风等。

［**制剂与服法**］研细末为散剂，日 2 次，每次 1.5~3g，凉开水送下。

［**浅析**］凡见高热不退、抽搐惊厥，因热盛而引起的均可用之，如系统性红斑狼疮脑侵害症状、猩红热样药疹、红皮病样药疹均可服用。

至宝丹 （《太平惠民和剂局方》）又名局方至宝丹

［**组成**］犀角、朱砂、雄黄、玳瑁、琥珀各 30g，麝香、冰片各 7.5g，金箔（半入药，半为衣）、银箔各 50 片，牛黄 15g，安息香（为末）45g。

［功效］清热开窍，化浊解毒。

［主治］痰热内闭，蒙蔽心窍诸疾。

［制法与服法］蜜丸，每丸重 3g，每服 1 丸，人参汤化下，小儿减量。

［浅析］毒热内陷心包，出现神昏惊厥、四肢逆冷皆可用之。亚急性系统性红斑狼疮出现脑神经损伤时常有高烧不退、突然昏迷、四肢抽搐，此时将药丸研末送下或鼻饲，常能起到退热、开窍、息风的功效。据潘澄濂老先生的经验，紫雪配有四石、三香、升麻、玄参和朴硝，清热、镇静、泻下作用是其所长；至宝丹有安神、利尿之玳瑁、琥珀，此为与紫雪、安宫牛黄丸所不同点，而安宫牛黄丸用山栀、黄芩、黄连、郁金，清三焦之热，泻肝胆之火，为至宝丹、紫雪所未备。故三方均有开窍的功效，而紫雪重在清阳明之热，安宫主泻肝胆之火，至宝长于宁心安神，其功效各有不同，其适应证也有差异，临床应用时应当有所选择，不要盲目乱用。

阳和汤 (《外科全生集》)

［组成］熟地黄 20g，鹿角胶 10g，白芥子 8g，肉桂、甘草各 5g，炮姜炭、麻黄各 3g。

［功效］温阳补虚，散寒通滞。

［主治］阴疽痰核等。

［制法与服法］水煎服。

［浅析］阳和汤是治疗各类阴证的名方，在皮肤科领域，我多用于治疗弥漫性系统性硬皮病初期，凡见肢肿加桑枝；面部硬化轻度肿硬加路路通、威灵仙、秦艽；周身皮肤如绳所缚加地龙、制附块、当归、五加皮等。成人硬肿病也是以本方为基础，加入督脉诸药如菟丝子、肉苁蓉、巴戟天、羌独活、沉香、制附块等。不过本方对早期病人有一定的效果，但对迁延日久者效果欠佳。

当归饮子 (《济生全书》)

［组成］当归、白芍、川芎各 9g，黄芪、制首乌各 6g，防风、生地各 14g，荆芥 8g，生甘草 5g，白蒺藜 12g，生姜 3 片。

［功效］祛风清热，和营活血。

［主治］疮疥瘙痒。

［制法与服法］水煎服。

[浅析]《证治准绳》也载有当归饮子一方，由当归、大黄、柴胡、人参、黄芩、甘草、白芍各30g，滑石15g组成，上药为末，每次服9~15g，用于治疗目泪不止。两方比较，《证治准绳》方适用于风湿病邪在半表半里所致的皮肤瘙痒，《济生全书》方适用于血虚风燥所致的皮肤瘙痒，这是两方之间的主要区别，在临床上一定要辨别孰轻孰重。

当归六黄汤（《兰室秘藏》）

[组成] 当归、生地、熟地黄、黄芩、黄柏、黄连各等份，黄芪倍量。

[功效] 滋阴泻火，固表止汗。

[主治] 阴虚有火，面赤盗汗。

[制法与服法] 研粗末，每服15g或水煎去渣，饭前服。

[浅析] 当归六黄汤在临床上的应用，其注意点有三：一、阴虚内热，汗出用一般的敛汗剂无效时可服之，特别是大手术后尤为适宜；二、变通之法，凡见弥漫性红斑，状如红皮病时，除黄芪外，均可炒成炭剂用之，取其凉血解毒的功效；三、在掌跖部位出现水疱、脓疱、脱皮、瘙痒，如掌跖脓疱病也可以此方为基础方加姜黄、川牛膝、青皮，内服或者外用。

防风通圣散（《宣明论方》）又名防风通圣丸

[组成] 防风、荆芥、连翘、麻黄、薄荷、川芎、当归、炒白芍、白术、焦山栀、酒制大黄、芒硝各15g，生石膏、黄芩、桔梗各30g，甘草60g，滑石90g。

[功效] 疏风解表，泻热通便。

[主治] 风热壅盛，表里俱实证。

[制法与服法] 研粗末，每次9g，或加生姜3片，水煎服。若是丸剂每日2次，每次6g，温开水送下。

[浅析] 防风通圣丸多数用于表里俱实，荨麻疹、皮肤瘙痒、单纯性肥胖症以及大便秘结皆可服用。

还少丹（《杨氏家藏方》）又名真人还少丹

[组成] 熟地黄60g，山药、牛膝、枸杞子各45g，茯苓、杜仲、远志、五味子、楮实子、小茴香、巴戟天、肉苁蓉各36g，石菖蒲15g，大枣30g。

[功效] 补肾养心，益阴壮阳。

[**主治**] 虚损劳伤，心神不足证。

[**制剂与服法**] 研细末，炼蜜为丸，日 2 次，每次 6g。

[**浅析**] 还少丹是阴阳并补、药性平和的名方。不少人常以本方为基础，用作防止未老先衰的保健方。我认为该方对老年人应根据常见的症状予以加减：夜尿频繁加菟丝子、芡实、韭子；腰酸膝软加怀牛膝、金毛狗脊、海马；色素减退如白癜风加桑椹子、巨胜子、沙苑子、白花蛇舌草等；色素加深如黄褐斑、黑变病加制附块（少量）、炒蛇床子、巨胜子等；夜寐欠安或者健忘加生龙牡、酸枣仁、柏子仁、五味子等。另外还有一说，将本方的茯苓换成茯神，加川断名曰打老儿丸，据说一妇人年过百岁，打其老儿子不肯服此丸，由此而得名，说明本方历来被视为预防衰老的良方。

泻黄散《小儿药证直诀》又名泻脾散

[**组成**] 藿香 21g，山栀仁 3g，石膏 15g，甘草 30g，防风 120g。

[**功效**] 泻脾胃伏火。

[**主治**] 热在肌肤，口疮口臭。

[**制法与服法**] 上药同蜜、酒微炒香，研粗末，每服 6g，或水煎去渣服之。

[**浅析**]《王旭高医书六种》说："栀子、石膏泻肺胃之火，藿香辟恶去臭，甘草调中泻热，重用防风者，能发脾中之伏火，又能于土中泻木也。诸药微炒香，则能皆入于脾，用蜜、酒调服，则能缓于中上。盖脾胃伏火，宜徐徐而泻却，非比实火当急泻也。"在临床上用于四种常见的皮肤病。一是多腔性湿疹，以本方为主，随发病部位而加味。病在眼区加青葙子、谷精珠、杭菊花；病在耳区加柴胡、黄芩；病在鼻区加桔梗、枇杷叶；病在口唇区加升麻、土炒白术；病在乳头加青皮、钩藤、柴胡；病在脐区加茵陈、白芍；病在前阴加赤茯苓、炒杜仲；病在后阴加炒枳壳、熟大黄。二是口周皮炎，本方加黄芩、荆芥既清又透，湿化热除，皮损能较快得到控制，使疾病痊愈。三是寻常型痤疮，本方加红花、凌霄花以清泻肺胃之热。四是植物日光性皮炎，本方加青蒿、绿豆衣、冬瓜皮、赤小豆，取其清中有利、导热下行之效，使暑热之邪从下而解。

败毒散《杂病源流犀烛》

[**组成**] 茯苓、连翘、金银花各 10g，甘草、桔梗、薄荷各 3g，枳壳、柴

胡、前胡、羌活、独活、川芎、防风、荆芥各 6g，生姜 3 片。

[**功效**] 清热解毒，佐以解表。

[**主治**] 痈疽疮疡初期。

[**制法与服法**] 水煎服。

[**浅析**] 查阅文献，还有三个不同的败毒散，一是《小儿药证直诀》的败毒散，又名人参败毒散，由柴胡、前胡、川芎、枳壳、羌活、独活、茯苓、桔梗、人参、甘草组成，研粗末，每服 6g，或加生姜、薄荷水煎服。二是《疡医大全》的败毒散，由生地、连翘、牛蒡子、花粉、玄参、金银花、牡丹皮、黄柏、赤芍、生石膏、桔梗、柴胡、甘草、薄荷组成，水煎服。三是《中医大辞典》的败毒散，由升麻、荆芥、苏叶、前胡、川芎、枳壳、羌活、桔梗、甘草、蝉蜕、薄荷、牛蒡子、山楂、地骨皮、紫草、生姜组成，水煎服。这四个败毒散各有侧重，沈氏败毒散重在用于疮疡初期，含有"消"的内涵；钱氏败毒散主要用于正气不足的骤感外邪之证；顾氏败毒散适用于风热骤致的风热之证；《中医大辞典》的败毒散适用于风寒湿邪同时侵入肤表之证。从皮肤科的角度来看，我对四个败毒散主张重新组合，使更适用于多种皮肤病的治疗，定名为新订败毒散，由生地、连翘、牛蒡子、金银花、牡丹皮、蝉蜕、紫草、地骨皮、防风、荆芥组成，并在此基础上针对病情予以加减。风寒所致痒重者加羌活、独活；风热所致瘙痒者加地骨皮、薄荷；皮肤焮红、发痒者加地骨皮、牡丹皮、生石膏；体虚或产后皮肤瘙痒者加沙参、黄芪、石斛、钩藤。

枳术丸（张洁古方）又名枳实丸

[**组成**] 白术 60g，枳实（麸炒）30g。

[**功效**] 健脾消痞。

[**主治**] 脾虚气滞证。

[**制法与服法**] 研细末，荷叶包裹，烧饭为丸。日服 2 次，每次 6g，温开水送下。

[**浅析**] 由枳实、白术为主组成的方剂比较多，如《金匮要略》的枳术汤，由枳实、白术组成；《素问病机气宜保命集》的枳壳汤又名瘦胎饮，由炒枳壳、黄芩、白术组成；《普济本事方》的枳壳散，由炒枳壳、白术、香附、槟榔组成；《千金要方》的枳实汤，由炒枳实、厚朴、附子、党参、白

术、制半夏、干姜、大枣组成。这些方剂主要用于行气健脾，消痞利水，适用于胃脘膨胀或者脾胃虚寒、食欲减退诸证。本方的核心在枳壳、白术，枳壳行气重在通，白术益脾重在补，枳壳主降，白术主升，气机升降有序，则诸疾俱平。依照此思路，在临床上，我有两个变通：一是剂量变通，凡见大便秘结而体虚者，用白术 18g，枳壳 3g，避免用峻泻；二是化裁，加砂仁、赤小豆、防风用于治疗丘疹性荨麻疹。

扁鹊三豆饮（《近代中医流派经验选集》）

［**组成**］绿豆、赤小豆、黑大豆各 12g，金银花 9g，钩藤 18g。

［**功效**］平肝清热，消肿利湿。

［**主治**］癫扑抽搐。

［**制法与服法**］水煎服。

［**浅析**］据原书介绍，本方是治疗子痫的方剂，若煎汤代茶，频频呷服有预防子痫发作的功效。可只用绿豆、赤小豆、黑大豆作为食疗，适用于梅雨季节或者酷暑之季，煎汤代茶，或者加少量糯米煮粥，有除湿扶脾的功效，是各种湿疹、皮炎、汗疱疹等疾病病人的食疗之方。

栀子金花丸（《宣明论方》）又名黄连解毒丸、大金花丸

［**组成**］栀子、黄芩、大黄各 900g，黄柏、花粉各 450g，黄连 36g，知母 288g。

［**功效**］泻火除烦。

［**主治**］三焦火热证。

［**制法与服法**］共研细末，水泛为丸，每次服 6~9g，蜜丸每服 9g，温开水送下。

［**浅析**］本方是治疗一切火毒表里俱实的名方，方中加减变化甚多，崔氏用芩、连、柏、栀子等份，以大苦大寒之药泻其亢盛之火。若去栀子，名柏皮汤，用粥为丸，治三焦之火。本方去芩、连加甘草，名栀子柏皮汤，治胃有郁热的黄疸证。本方去柏、栀子，加酒浸大黄，名三黄泻心汤，治心下痞热。大黄酒蒸九次，炼蜜丸为三黄丸，治三焦积热。本方加石膏、淡豆豉、麻黄名三黄石膏汤，治阳毒发斑。本方水丸，名三黄金花丸，治劳咳骨蒸。由此可见，本方多用于毒热炽盛之证，如丹毒、诸毒疮疡、脓疱疮、多发性疖肿、毒脓血症、无名肿毒等。不过，因本方苦寒药偏多，应中病即

止，防伤胃气。

荆防败毒散 (《摄生众妙方》)

[**组成**] 荆芥、防风、羌活、独活、柴胡、前胡、茯苓各9g，川芎、桔梗、枳壳各6g，薄荷、甘草各3g。

[**功效**] 祛风止痛。

[**主治**] 疮疡肿毒。

[**制法与服法**] 研粗末，每次服15g，或加生姜3片，水煎，去渣温服。

[**浅析**]《外科理例》的荆防败毒散中加人参；《杂病源流犀烛》的荆防败毒散中，将甘草改为人中黄，该方主要用于疮疡初起、寒冷性荨麻疹。由于发病的部位不一，有如下的加减：病在头部加白芷、升麻；病在上肢，加薄荷、桂枝；病在腰骶加杜仲；病在腿足加牛膝、木瓜。

消风散 (《太平惠民和剂局方》)

[**组成**] 荆芥、甘草、川芎、羌活、僵蚕、防风、茯苓、蝉蜕、藿香、人参各30g，厚朴、陈皮各15g。

[**功效**] 消风解毒。

[**主治**] 瘙痒瘾疹。

[**制法与服法**] 研细末，每服6g，茶水送下。

[**浅析**] 在中医文献中记载有四个不同的消风散，《证治准绳》记载的消风散由生石膏60g，防风、羌活、川芎、荆芥、白芷各15g，羚羊角、甘草各6g，菊花、当归、大豆黄卷各30g组成。《医宗金鉴》的消风散由荆芥、防风、蝉蜕、木通、甘草各10g，生石膏30g，当归、生地、苦参、苍术、火麻仁、牛蒡子、知母各20g组成。《杂病源流犀烛》的消风散由茯苓、藿香各10g，蝉蜕、川芎、僵蚕、人参、防风、荆芥、甘草各5g，茶3g组成。《外科正宗》的消风散由当归、生地、防风、蝉蜕、苦参、知母、胡麻仁、荆芥、苍术、牛蒡子、生石膏各3g，甘草、木通各5g组成。文中五个不同的消风散从组成来看，各有侧重，《太平惠民和剂局方》的消风散重在扶正散风，故对鼻塞多涕、风瘙瘾疹效果较好；《证治准绳》的消风散重在平肝散风，故对腮项肿痛有效；《医宗金鉴》的消风散重在疏散风热，对于局部或全身瘙痒，特别是夜间尤甚者有效；《杂病源流犀烛》的消风散重在消风除湿，对于肢体局部或全身湿疹瘙痒有效；《外科正宗》的消风散对风湿浸淫血脉所致的疮

疥瘙痒或风热瘾疹有效。由此可见，古人在组方过程中，十分重视致病的原因和临床表现。这从某一个侧面说明古方也应该与时俱进，应该根据不同的病因或临床表现加以修改与完善。

凉膈散 （《太平惠民和剂局方》）又名连翘饮子

[**组成**] 生大黄、芒硝、生甘草各 60g，黑山栀、薄荷、黄芩各 30g，连翘 120g。

[**功效**] 清热解毒，泻火通便。

[**主治**] 上中焦热毒炽盛证。

[**制法与服法**] 研粗末，每次 9~15g，或加竹叶 7 片，蜂蜜 2g，水煎服。

[**浅析**] 凡面部发红、口舌生疮、便秘尿赤等急性热病，皆可用之。口腔溃疡、颜面再发性皮炎、面部丹毒、面部带状疱疹初期以及体质壮实的聚合性痤疮病人皆可应用。

秦艽丸 （《医宗金鉴》）

[**组成**] 秦艽、苦参、炙大黄、黄芪各 60g，防风、漏芦、黄连各 45g，乌梢蛇 100g。

[**功效**] 祛风胜湿，清热解毒。

[**主治**] 风湿热毒引起的皮肤诸疾。

[**制法与服法**] 研细末，蜜丸，早晚各服 10g。

[**浅析**] 近代名医赵炳南老先生将本方用于治疗多种皮肤病，如慢性湿疹、神经性皮炎、寻常性狼疮、盘状红斑狼疮、皮肤瘙痒等。他认为本方具有扶正与驱邪兼施、搜风入络、清热解毒的功效，特别适合病程日久，正气亏损之证。在晚年，他以本方为基础加白鲜皮、苍白术、川芎等治疗顽固性特应性皮炎；本方加白鲜皮、牡丹皮、干地黄等治疗血热性银屑病；本方加白鲜皮、土茯苓、生槐花等治疗毒热偏重的脓疱性银屑病；本方加鬼箭羽、无患子、白鲜皮、地肤子治疗湿热化毒所致的红斑性天疱疮。由此可见赵老对本方用药的灵活性和化裁加减的技巧性。《证治准绳》也有秦艽丸一方，由秦艽、桑白皮、地骨皮、黄芪、茯苓各 40g，枳壳、人参、炙甘草、犀角、龙胆草、柴胡各 20g 组成。《证治准绳》方虽不及《医宗金鉴》方在临床上应用广泛，但对于血虚生热所致遍身瘙痒的多种皮肤病也有一定的疗效。

逍遥散（《太平惠民和剂局方》）

[**组成**] 柴胡 2g，茯苓、白术、当归各 3g，白芍 6g，炙甘草 2.5g，薄荷 1.5g，煨姜 3 片（一方有陈皮 2.5g）。

[**功效**] 疏肝解郁，养血健脾。

[**主治**] 肝郁血虚证。

[**浅析**] 逍遥散是治疗肝血虚证的名方，临床上以本方为主化裁，应用较多。本方加牡丹皮、栀子名八味逍遥散，治疗怒气伤肝，血少目暗。《外科正宗》的逍遥散由当归、白芍、茯苓、白术、柴胡各 3g，香附 2.4g，牡丹皮 2.1g，甘草 1.8g，薄荷 1.5g 组成，用于治疗室女血弱渐致瘵病以及妇人阴疮、阴蚀、翻花疮、粉刺、游风、乳癖等。在临床上用本方治疗中年妇女的月经不调，其加减如下：伴乳胀加橘核、金橘叶、绿萼梅；伴少腹痛加炒蒲黄、五灵脂；偏寒加沉香；偏郁加桃仁；腰酸加鹿衔草、金毛狗脊；经期拖后加紫石英、制附块、炒蛇床子；月经鲜红量多加女贞子、墨旱莲；月经色泽暗红夹有瘀块加川楝子、焦山楂；月经量少，色淡加鸡血藤、紫河车；经期夜寐欠安加夜交藤、合欢皮、萱草花等。《医宗金鉴》的逍遥散由当归、茯苓、炒白术、陈皮、制香附各 3g，柴胡 2.5g，黄芩、薄荷各 1.5g，生甘草 2g 组成，此方着重于治疗肝胃气滞证，因此凡伴有消化功能不良者皆可以此方为基础，加减化裁。

凌霄花散（《证治准绳》）

[**组成**] 凌霄花、栀子各等份。

[**功效**] 凉血清热。

[**主治**] 酒渣鼻。

[**浅析**] 酒渣鼻通常有三个分期，即红斑期、毛细血管扩张期、鼻赘期。以本方为主，按照皮损的特点予以加味：红斑期加生石膏、黄芩；毛细血管扩张期加鸡冠花、丝瓜络；鼻赘期加桃仁、红花、僵蚕或者加服大黄䗪虫丸。

桑椹子膏（《素问病机气宜保命集》）又名文武膏

[**组成**] 桑椹子。

[**功效**] 补益肝肾。

［**主治**］头发花白，老年精枯便秘。

［**浅析**］古人认为桑椹子是桑之精华所结，是凉血补血益阴的佳品，长久服之能安五脏，镇魂魄，令人聪明。本方是专黑髭须的佳品，治疗老年人精枯便秘还可加入肉苁蓉、火麻仁、郁李仁等。不过膏方不能装入铁器中。此外，文献还记载，本方加熟地黄、山茱萸、五味子、人参为岐天师传密之方，誉之为"实益算仙丹"。但在选药过程中，必须注意桑椹紫者为最佳，红者次之，青者不可用。

海藻玉壶汤 （《医宗金鉴》）又名海藻消瘿汤

［**组成**］海藻、昆布、制半夏、连翘、当归各 9g，陈皮、青皮、贝母、川芎、独活各 6g，甘草节、海带各 3g。

［**功效**］化痰软坚。

［**主治**］瘿瘤。

［**制法与服法**］水煎服。

［**浅析**］本方是治疗颈项、甲状腺之类疾病如甲状腺肿大、甲状腺瘤、瘰疬等的主方。鉴于部位特殊，可酌情加柴胡、白芍以疏肝解郁，加僵蚕、夏枯草、山慈菇以化痰散结。若心情郁闷，还可加香附、神曲、苍术、川芎，仿越鞠丸之意应用。

益母胜金丹 （《医学心悟》）

［**组成**］熟地黄、当归、茺蔚子、香附、白术各 120g，白芍、丹参各 90g，川芎 45g。

［**功效**］补血和血，理气调经。

［**主治**］血虚气滞，月经不调。

［**制法与服法**］上药共研为末，用益母草 240g，酒水各半熬膏，炼蜜为丸，早晚各服 10g。

［**浅析**］益母草根、茎、花、叶、子皆可入药，既可分用也可合用。益母草茎叶味辛微苦；益母草子（茺蔚子）味辛甘微温；花味微苦甘；根味甘。益母草主治风瘙痒、丹毒、粉刺，入面药令人光泽，茺蔚子能顺气活血，养肝通脉，是调理妇人经脉，产后、胎前诸病的良药。调妇人经脉用茺蔚子为好，散风止痒用益母草为优。

柴胡清肝汤（《医宗金鉴》）

[组成] 柴胡、川芎、防风各 6g，生地、赤芍、炒牛蒡子、当归、连翘、黄芩、黑山栀、花粉各 10g，甘草 3g。

[功效] 清热消散。

[主治] 风热毒邪聚结。

[制法与服法] 水煎服。

[浅析] 柴胡清肝汤还有两个不同的版本，《外科正宗》的柴胡清肝汤由川芎、当归、赤芍、生地、柴胡、黄芩、山栀、花粉、防风、牛蒡子、连翘、甘草组成，用于治疗腰胁区域的丹毒、带状疱疹。《证治准绳》的柴胡清肝汤由柴胡、人参、川芎、甘草、桔梗、黄芩、黑山栀、连翘组成，适用于妇人阴疮、阴痒。有鉴于此，临床上多用《医宗金鉴》的柴胡清肝汤治疗头面部的痈疽，用《外科正宗》的柴胡清肝汤治疗中部区域由肝火引起的疮疡，用《证治准绳》的柴胡清肝汤治疗妇人的阴痒、阴疮。三者比较起来各有侧重，临床时，必须从药物的组成中去揣摩原方用药含义，方能做到药到病除。

清瘟败毒饮（《疫疹一得》）

[组成] 生地 15g，生石膏 60g，犀角 1g（磨冲），黄连 6g，栀子、桔梗、黄芩、知母、赤芍、玄参、连翘、竹叶、牡丹皮各 7g，甘草 3g。

[功效] 清瘟败毒，凉血救阴。

主治；高热烦躁，发斑谵语及败血症。

[制法与服法] 水煎服。

[浅析] 该方是治疗瘟疫极期的效方，在皮肤科主要用于治疗红斑狼疮热毒炽盛期、接触性皮炎以及猩红热样药疹。在治疗红斑狼疮热毒炽盛期时，若出现高热不退加服安宫牛黄丸，防止毒陷心包；在高热消退后，酌加南、北沙参以扶助正气，有利于正扶邪去。本方对于流行性腮腺炎也有确切的疗效，方中通常加僵蚕、浙贝以消肿散结，若出现壮热加玳瑁。

麻黄连翘赤小豆汤（《伤寒论》）

[组成] 麻黄 3g，连翘 9g，赤小豆 15g，生梓白皮 6g，杏仁 6g，炙甘草 6g，生姜 3 片，大枣 6 枚。

［**功效**］宣肺疏表，清热利湿。

［**主治**］风湿瘀滞所致肤痒、疮疡浮肿。

［**制法与服法**］水煎服。

［**浅析**］本方组成分两个部分，麻黄、杏仁、生姜辛温宣发；连翘、赤小豆、梓白皮苦寒清热利湿，甘草、大枣甘平和中。由此可见本方实为表里双解之剂，大凡湿热发黄、发痒皆可用本方。在临床上用于治疗慢性肾炎尿少、周身瘙痒时，用本方能达到利小便、开鬼门、洁净府、开外窍、利内窍的功效。此外对一种因虫积而引起的荨麻疹能收到祛风解表、清热止痒之效。生梓白皮只产于南方，北方现已不备，岳美中、刘渡舟等名医认为可用桑白皮代替，清代吴谦主张用茵陈代之。鉴于本方有麻黄、生姜等辛温之药，待表证一除，即应减去，不宜久服。

当归四逆散 (《伤寒论》)

［**组成**］当归 9g，桂枝 6g，白芍 9g，细辛 2g，炙甘草 6g，通草 6g，大枣 8 枚。

［**功效**］温经散寒，养血通络。

［**主治**］四肢逆冷，血栓性脉管炎。

［**制法与服法**］水煎服。

［**浅析**］本方是用于血虚受寒所致的各种皮肤病，尤以血管病居多，如冻疮、脉管炎、指端动脉痉挛症、青春期指端青绀证、白色萎缩以及指端硬皮病等。在具体应用中，略有加减：冻疮加黄芪、地龙、丹参；脉管炎加地龙、金头蜈蚣、黄芪、忍冬藤；指端动脉痉挛症加路路通、三七、苏木、沉香；指端青绀证加姜黄、桑枝、桑叶；白色萎缩在红肿疼痛时加服西黄丸，后期加服阳和丸。

越鞠丸 (《丹溪心法》) 又名芎术丸

［**组成**］苍术、香附、川芎、神曲、炒栀子各等份。

［**功效**］行气解郁。

［**主治**］六郁（气、血、痰、火、湿、食）所主诸症。

［**制法与服法**］研细末，水泛为丸，每次 6~9g，温开水送下。

［**浅析**］越鞠丸是治疗郁证的名方，但在具体应用中，如感部分药物药力不足，可酌情灵活加减。如气郁可加青陈皮、佛手片、厚朴；血瘀可加玫

瑰花、焦山楂，苏木；痰郁加石菖蒲、贝母、瓜蒌仁；火郁加黄芩炭、黄连炭；食郁加鸡内金、二芽；湿郁加茯神、炒薏苡仁、冬瓜子皮。基于此方，《古今医鉴》记载有越鞠保和丸，后世出现逍遥散之类。由此说明在用古方的时候，要注意药证对应的特点，灵活加减。

黑豆汤 （《杂病源流犀烛》）

[**组成**] 黑豆 60g，淡竹叶 15g，甘草 10g。

[**功效**] 解毒安胎。

[**主治**] 误食毒物、毒药并治妇人胎动。

[**制法与服法**] 水煎服。

[**浅析**] 该方药物组成简单，但对于因食物或药毒引起中毒症状，浓煎及时服用有一定的效果。我在临床上，对凡自述因食用不洁食物或者水果所致的腹痛，包括腹型的过敏性紫癜、荨麻疹、药疹、急性皮炎，均在原方的基础上加减应用，疗效颇佳。

黑胆汤 （《实用方剂辞典》）

[**组成**] 附子、党参、玄参、红花、当归、鸡血藤各 10g，黄芪、肉苁蓉各 15g，甘草、枳壳各 6g，龟甲胶、鹿角胶、丹参、广木香、生姜各 3g。

[**功效**] 温阳益气，大补气血，调中消瘀。

[**主治**] 黑变病。

[**制法与服法**] 先将附子、鸡血藤加水 1000ml，煮沸 2 小时，过滤药液至 800ml，再加入黄芪、甘草、党参、玄参、肉苁蓉、丹参、当归、枳实、生姜、广木香，煮沸 30 分钟后纳入龟甲胶、鹿角胶，煮沸 15 分钟，过滤药渣，再加水 350ml，煮沸 30 分钟，合并两次过滤液，分 3 次服用，每日 1 剂。

[**浅析**]《杂病源流犀烛》也有黑胆汤，由茵陈、花粉组成。此外，在《外台秘要》也记载有治疗黑胆的方剂。在临床中，黑变病蔓延至全身时，可以此方作为基础，进行加减治疗。夜寐欠安时加五味子、酸枣仁；性功能减退时加巴戟天、蛇床子、枸杞子、海燕、雄蚕蛾；心慌气短、怔忡加红参、玉竹、麦冬；小便短少加白茅根、茯苓；大便稀溏去肉苁蓉加薏苡仁、芡实、山药；大便秘结加火麻仁、郁李仁、杏仁。此外，对重症黄褐斑也可参照此方治之。

西黄丸 (《外科全生集》) 又名犀黄丸

[**组成**] 犀牛黄 0.9g，麝香 4.5g，乳香、没药各 30g，黄米饭 30g。

[**功效**] 清热解毒，散结止痛。

[**主治**] 多发性脓肿、聚合性痤疮。

[**制法与服法**] 研细末，黄米饭捣烂为丸，每服 3g，黄酒送下。病位在上部，临睡时服；在下部，空腹服。

[**浅析**] 西黄丸在临床上对于红肿热痛诸症，均有良好的效果。聚合性痤疮（以脓疱为主）、急性丹毒、血栓闭塞性脉管炎红肿期、结节性红斑发作期均可加服西黄丸。

温阳通痹汤 (《程门雪医案》)

[**组成**] 黄芪 15g，当归 12g，桂枝、白芍、木通、淡附片、生白术、木防己、秦艽各 9g，炙甘草 4.5g，细辛 3g，大枣 6 枚。

[**功效**] 温阳通痹。

[**主治**] 周痹证。

[**制法与服法**] 水煎服。

[**浅析**] 程门雪先生是近代上海名医，凡因风寒湿三气所致痹证均可以本方为基础，加减治疗之。我在临床治疗弥漫性系统性硬皮病浮肿期和硬化期，均以本方为基础进行加减：浮肿明显时加茯苓、泽泻；硬化明显时加鹿角片、羌活、独活；指端青紫、冰冷加片姜黄、地龙；进食困难加天龙 1 条、鸡内金、佛手片；周身皮肤硬化如绳所缚，加益母草、路路通。

普济消毒饮 (李东垣方)

[**组成**] 酒炒黄芩、酒炒黄连各 15g，橘红、甘草、玄参各 9g，连翘、板蓝根、马勃、牛蒡子、薄荷各 3g，僵蚕、升麻各 2g，桔梗、柴胡各 6g。

[**功效**] 泻火散风。

[**主治**] 大头瘟。

[**制法与服法**] 研粗末，每服 6~15g，食后温水送下，或制成蜜丸，嚼化。

[**浅析**] 凡见头面焮红肿胀，伴有真寒壮热以及腮部肿胀者，均可服用。现代人称本方是治疗流行性腮腺炎的特效方，在皮肤科，对于植物日光性皮

炎、化妆性皮炎、颜面再发性皮炎、光感皮炎也可用之。

犀角地黄汤 *(《备急千金要方》) 又名芍药地黄汤*

[**组成**] 犀角 0.6g，生地 24g，牡丹皮 20g，赤芍 15g。

[**功效**] 清热解毒，凉血散瘀。

[**主治**] 热伤血分所致各种病证。

[**制法与服法**] 水煎服。

[**浅析**] 犀角地黄汤治疗温热之邪入血分所致的各种变证，如衄血、吐血、便血、尿血、妇人倒经等，甚者神昏谵语等危笃之证。在中医文献中有四种不同药物组成的犀角地黄汤。《济生方》的犀角地黄汤由犀角、生地、赤芍、牡丹皮、黄芩、升麻组成，重在轻微泻火，养阴凉血；《证治准绳》的犀角地黄汤由犀角、大黄、生地、黄芩、黄连组成，重在治疗毒热内盛证；《杂病源流犀烛》的犀角地黄汤由犀角、甘草、生地、赤芍、栀子、牡丹皮、黄芩组成，重在凉血消肿。在皮肤科领域，凡见三种情况，均可用犀角地黄汤：一是毒热炽盛所致病证，如丹毒、带状疱疹、猩红热样药疹、红皮病等；二是血热妄行，在肤表出现出血点的疾病，如过敏性紫癜、毒性红斑等；三是温热毒邪逆传心包证，如红斑性狼疮脑病等皆可用之。

礞石滚痰丸 *(《丹溪心法附余》) 又名滚痰丸、沉香滚痰丸、神秘沉香丸*

[**组成**] 大黄（酒蒸）、黄芩各 240g，青礞石 30g，沉香 15g。

[**功效**] 降火逐痰。

[**主治**] 实热顽痰证。

[**制法与服法**] 研细末，水泛为丸，每日 2 次，每次 3~6g。

[**浅析**] 在皮肤科领域常用滚痰丸为基础方加减治疗诸多疾病。如治疗硬红斑，加川牛膝、丹参、青皮、木瓜、路路通等；多发性脂肪瘤，按之如棉者加陈皮、法半夏、浙贝、夏枯草、僵蚕，按之略有坚硬感者加桃仁、苏木、全蝎、制乳香、制没药；多发性神经纤维瘤在出现大便秘结或者智力下降偶有癫痫发作时，加石菖蒲、远志、僵蚕、钩藤、竹茹、竹沥。

鼠粘子解毒汤 *(《张氏医通》)*

[**组成**] 炒牛蒡子、桔梗、升麻、黄芩、花粉、玄参、连翘、山栀、葛根、白术、防风、生地各 9g，青皮、甘草、黄连各 6g。

［**功效**］清热透表解毒。

［**主治**］酒性红斑、急性荨麻疹等。

［**制法与服法**］水煎服。

［**浅析**］本方由三部分药物组成，一是清热药如玄参、山栀、连翘、甘草，二是透表药如牛蒡子、桔梗、防风、葛根，三是解毒药如黄连、甘草、升麻。由此可见，凡见咽喉红肿或者伴有过敏性鼻炎的皮肤病，如急性荨麻疹、血管性水肿、丘疹性湿疹、风热型皮肤瘙痒症者皆可用之。

附 录

外用方药

1. 养阴生肌散（经验方）

牛黄、麝香各 3g，青黛、煅石膏、儿茶、西月石、黄柏、龙胆草各 6g，薄荷 3g。

2. 治白膏 1 号（《中医外科学》）

血竭 40g，马齿苋、生蒲黄各 20g，樟丹 10g，延胡索、枯矾各 5g，凡士林适量。

3. 苦参汤（《疡科心得集》）

苦参 50g，蛇床子、白芷、金银花各 30g，菊花 60g，黄柏、地肤子各 15g，石菖蒲 9g。

4. 塌痒方（《外科正宗》）

苦参、威灵仙、蛇床子、当归尾、狼毒各 15g，鹤虱草 30g。

5. 银杏散（《外科正宗》）

杏仁、轻粉、水银、雄黄各 3g。

6. 珍珠散（《中医外科学》）

煅白石脂 9g，煅石决明 75g，煅龙骨 15g，煅石膏 60g，麝香 1.5g，冰片、煅珍珠各 3g。

7. 月白珍珠散（《医宗金鉴》）

青缸花 1.5g，轻粉 30g，珍珠 3g。

8. 银粉散（《普济方》）

轻粉 3g，铅丹、松香、白胶香各等份。

9. 黄连膏（《医宗金鉴》）

黄连、黄柏、姜黄各 9g，当归 15g，生地 30g，麻油 360ml，白蜡 120g。

10. 玉红膏（《外科正宗》）

当归、白蜡各 60g，甘草 36g，白芷 15g，轻粉、血竭各 12g，紫草 6g，麻油 500ml。

11. 蛋黄油（经验方）

蛋黄 10 到 18 个，煅黑取油。

12. 紫草油（经验方）

紫草 100g，黄芩 50g，麻油 450ml。

13. 青吹口散（《中医外科学》）

煅石膏、煅人中白各 9g，青黛、三梅各 3g，薄荷、黄连各 1.5g，黄柏 2.1g，煅月石 18g。

14. 如玉散（《古今医鉴》）

白芷、藿香、猪牙皂（去皮、子）各 3g，松香、山柰、泽泻、白丁香各 6g，花粉、茯苓、樟脑各 1.5g，杏仁、细辛、密陀僧各 3g，白及少许。

15. 玉露散（《药奁启秘》）

芙蓉叶（去梗茎）。

16. 玉露膏（《药奁启秘》）

芙蓉叶研细末，凡士林调膏。

17. 马齿苋水洗剂（经验方）

马齿苋 120g（鲜品 180g）。

18. 青黛膏（《中医外科临床手册》）

青黛散（青黛、黄柏各 60g，石膏、滑石各 120g）75g，凡士林适量。

19. 二白散（《外科大成》）

铅粉 15g，轻粉 6g。

20. 龟甲散（《中医外科学》）

败龟甲 30g，黄连 10g，红粉 1.5g。

21. 石珍散（《外科正宗》）

煅石膏、轻粉各 30g，青黛、黄柏各 9g。

22. 四黄膏（《中医外科学》）

黄连、黄柏、黄芩、大黄、乳香、没药各等份。

23. 苍肤水洗剂（经验方）

苍耳子、威灵仙、地肤子、艾叶、吴茱萸各 15g。

24. 青白散（《朱仁康临床经验集》）

青黛 30g，海螵蛸 90g，煅石膏 370g，冰片 3g。

25. 九一丹（《医宗金鉴》）

煅石膏 9 份，升丹 1 份。

26. 化毒散（《赵炳南临床经验集》）

黄连、乳香、没药、贝母各 60g，花粉、大黄、赤芍各 120g，雄黄、甘草各 45g，冰片 15g，牛黄 12g。

27. 玉肌散（《外科正宗》）

绿豆 250g，滑石、白芷、白附子各 6g。

28. 冰硫散（《外科正宗》）

硫黄 30g，樟脑、川椒、生矾各 6g。

29. 润肌膏（《外科正宗》）

当归、黄蜡各 15g，紫草 3g，麻油 120g。

30. 当归膏（《中医外科学》）

当归 200g，黄蜡 260g，麻油 500ml。

31. 白屑风酊（《中医皮肤性病学》）

蛇床子、苦参各 40g，土槿皮 20g，薄荷脑 10g。

32. 山豆根油剂（经验方）

山豆根 15g，樟脑油 5ml，橄榄油 100ml。

33. 零陵香油（经验方）

零陵香 10g，五倍子 5g，樟脑油 10g，麻油 100g。

34. 海艾汤（《外科正宗》）

海艾、菊花、薄荷、防风、藁本、藿香、甘松、蔓荆子、荆芥各 6g。

35. 摩风膏（《医宗金鉴》）

麻黄 30g，羌活 60g，防风、升麻各 12g，白及、白檀香各 6g，当归 9g，麻油 310ml，黄蜡 15g。

36. 颠倒散（《医宗金鉴》）

大黄、硫黄各等份。

37. 鹅黄散（《外科正宗》）

绿豆粉 30g，滑石 15g，黄柏 9g，轻粉 6g。

38. 三黄洗剂（《中医外科学》）

大黄、黄柏、黄芩、苦参各等份。

39. 痤疮洗剂（《中医外科学》）

硫黄 6g，樟脑 10g，西黄芪胶 1g，石灰水加至 100ml。

40. 黑布膏（《赵炳南临床经验集》）

黑醋 250ml，五倍子 78g，蜈蚣 1 条，蜂蜜 18ml。

41. 祛斑膏（《朱仁康临床经验集》）

大枫子、杏仁、核桃仁、红粉、樟脑各 30g。

42. 独角莲硬膏（《中医外科学》）

独角莲、皂角刺、白芷、防己、金银花、连翘、生南星、刺猬皮、甲珠、当归、海桐皮、苏木、海带、火麻仁、豨莶草各 45g，干蟾皮 3 个，乳香、没药、血余炭各 35g。

43. 如意金黄散（《外科正宗》）

大黄、姜黄、白芷、黄柏各 2500g，南星、陈皮、苍术、厚朴、甘草各 1000g，花粉 5000g。

43. 紫草膏（经验方）

紫草 30g，黄连 15g，麻油 1000ml。

44. 青吹口油膏（见 13）

45. 皮癣水（《朱仁康临床经验集》）

土槿皮 620g，紫荆皮、苦参、樟脑各 310g，苦楝根皮、地榆各 150g，千金子 50 粒，斑蝥 100g（布包），蜈蚣 30 条。

46. 苦参酒（《朱仁康临床经验集》）

苦参 310g，百部、野菊花、凤仙草各 90g，樟脑 120g。

47. 生肌白玉膏（《中医外科学讲义》）

煅石膏 9g，制炉甘石 1g，麻油或凡士林适量。

48. 透骨草水洗方（经验方）

透骨草 60~100g，王不留行 30~60g，厚朴 15~30g。

49. 脂溢洗方（《朱仁康临床经验集》）

苍耳子、王不留行各 30g，苦参 15g，明矾 9g。

50. 败铜散（《外科正宗》）

化铜旧罐（为末），香油调之。

51. 化毒散软膏（《赵炳南临床经验集》）

化毒散（黄连、乳香、没药、贝母各 60g，花粉、大黄、赤芍各 120g，雄黄 60g，甘草 45g，冰片 15g，牛黄 12g）20g，凡士林 80g。

52. 铁箍散（《中医外科学》）

大青叶 60g，大黄、黄连、黄柏、五倍子、乳香、没药、芙蓉叶各 30g。

53. 黑布化毒散膏（《赵炳南临床经验集》）

黑布药膏、化毒散软膏各等份。

54. 千锤膏（《中医外科学》）

松香 120g，蓖麻子仁 60g，杏仁 9g，铜绿 4.5g，血竭、乳香、没药、儿茶、轻粉各 3g，冰片 2g。

55. 冰石散（经验方）

煅石膏 30g，梅片 0.6g。

56. 太乙膏（《外科正宗》）

玄参、白芷、归身、肉桂、赤芍、大黄、生地、土木鳖各 60g，阿魏 9g，轻粉 12g，柳槐枝 100 段，血余 30g，东丹 1200g，乳香 15g，没药 9g，麻油 2500ml。

57. 芫花洗剂（《医宗金鉴》）

芫花、川椒各 15g，黄柏 30g。

58. 毛苍洗方（《朱仁康临床经验集》）

苍耳子 60g，明矾 30g，雄黄 15g。

59. 冷水丹（经验方）

黄连、白芷、紫草、樟脑各 6g，黄蜡适量，麻油 180ml。

60. 琥珀膏（《医宗金鉴》）

淀粉 30g，血余 24g，轻粉 1.2g，银珠 21 颗，花椒 14 粒，黄蜡 120g，琥珀末 15g，麻油 360ml。

61. 五倍子膏（《朱仁康临床经验集》）

五倍子粉 310g，黄柏粉 90g，轻粉 60g，凡士林 280g，麻油 180ml。

62. 发际散（《朱仁康临床经验集》）

五倍子粉 310g，雄黄粉、枯矾粉各 30g。

63. 紫金锭（《外科正宗》）

山慈菇、五倍子各 60g，大戟 45g，千金霜 30g，麝香、雄黄、朱砂各 9g。

64. 梅花点舌丹（《外科证治全生集》）

熊胆、冰片、腰黄、硼砂、血竭、葶苈子、沉香、乳香、没药各 3g，珍珠 10g，牛黄、麝香、蟾酥、朱砂各 6g。